Petra Kulmer

# Der vegane Topathlet

## Band 1 - Kraft

# Widmung und Danksagung

Ich widme dieses Buch der großen Liebe, die ich für einen Menschen empfinde. Denn gerade diese Liebe brachte mich auf meinen Weg. Nämlich auf den Weg zu erkennen, dass jeder Mensch genauso angenommen und geliebt werden will, wie er ist. Um eine solch ehrliche Liebe finden zu können, bedarf es aber zuerst einer großen Ehrlichkeit zu sich selbst.

Ich widme dieses Buch allen Menschen, die sich – wie ich – auf den Weg gemacht haben, die eigene Wahrheit zu entdecken. All jenen, die in ihrem Menschsein ein Stück größer werden wollen und ich widme es all jenen, die an Gerechtigkeit, Freiheit und an das Gute glauben. All jenen, die daran glauben, dass persönlicher Einsatz sich lohnt und sich letzten Endes für einen selbst und für das Umfeld bezahlt macht.

Von Herzen DANKE sage ich zu meiner mir immer zur Seite stehenden Schwester Iris und meinem Exmann Nik, der mich bei meinen Projekten stets als wahrer Freund unterstützt. Danke möchte ich meinem hochgeschätzten Trainer, den Sportwissenschafter Peter Guttner und meiner lieben Freundin Britta Schmitt sagen, die mir halfen, mein Manuskript Korrektur zu lesen.

Ein großes Danke geht außerdem an Chris Geiser, dem Erfinder von „MyEy" – dem ersten pflanzlichen Ei der Welt. Er entwickelte für dieses Buch geschmackvolle, eiweißreiche Pancake-Rezepte für vegane Kraftathleten.

**DER MENSCH IST NICHT PERFEKT.**

**DOCH ER KANN SICH AUF DEN WEG MACHEN**

**UND EIN STÜCK PERFEKTER WERDEN …**

# Inhaltsverzeichnis

# EINSTIEG UND PRAKTISCHE TIPPS ZUM THEMA KRAFTTRAINING

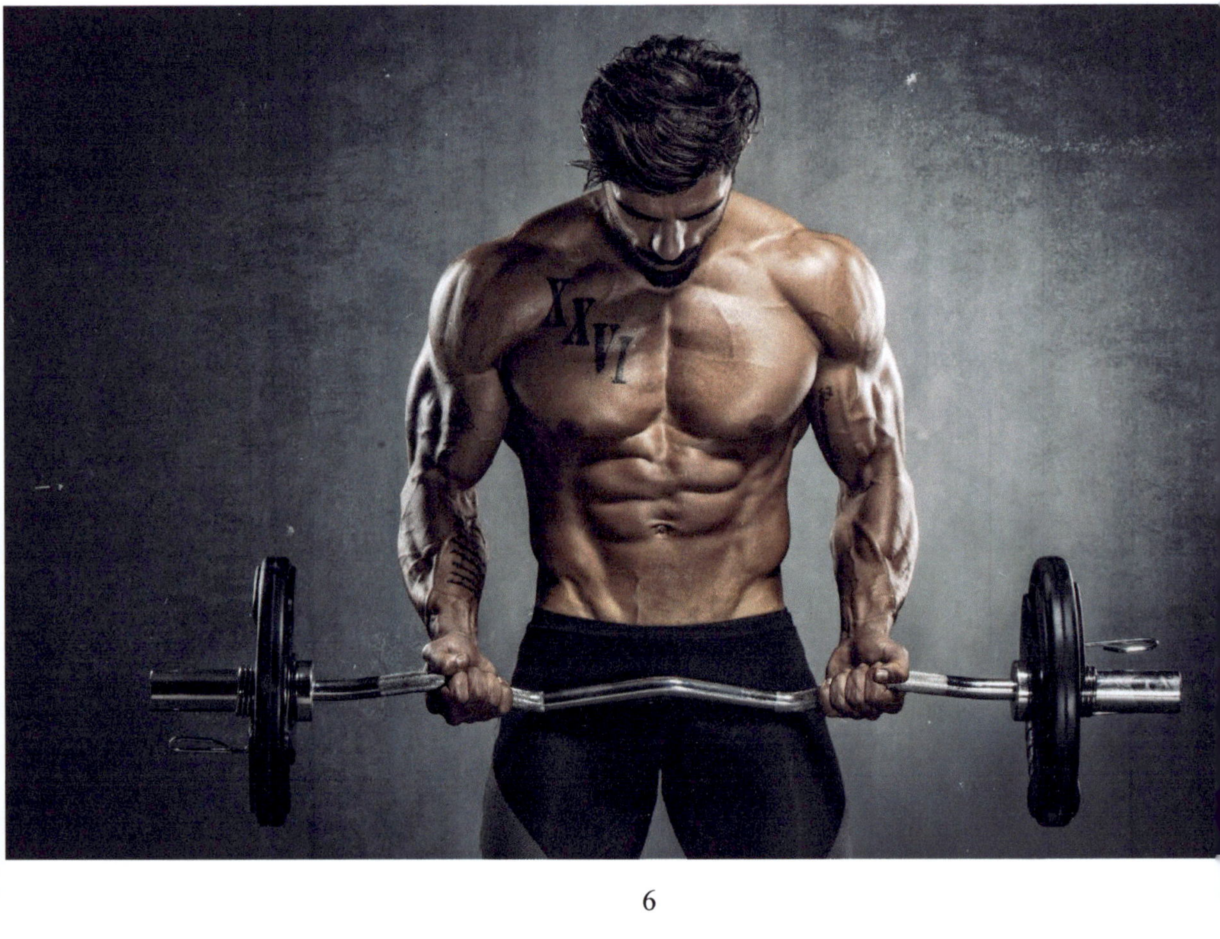

An dieser Stelle möchte ich festhalten, dass ich eine große Verfechterin von Gleichberechtigung und Gender bin. Ich habe mich beim Verfassen dieses Buches entschieden, eine Schreibweise ohne Gender-Formen zu verwenden, weil ich sehr viele Themen behandle und der Umfang des Buches bereits sehr groß ist. Jeder Mann und jede Frau kann ein "veganer Topathlet" bzw. eine "vegane Topathletin" werden. Mein Buch richtet sich gleichermaßen an jeden Mann und jede Frau, die sich auf den Weg dorthin machen wollen. Es lebe die Gleichberechtigung!

## Meine Geschichte:

# Dein Coach stellt sich vor ...

Mein Herz hängt nun bereits seit mehr als 25 Jahren am Fitnesssport. Was mich am Studio-Sport so immens fesselt ist, dass ich niemals auslernen werde und dass ich nach wie vor regelmäßig große Aha-Erlebnisse habe. Denn immer wieder gibt es neue, noch effektivere Übungen an den Kraftgeräten und noch bessere Grundlagenausdauer-Trainingstechniken mit verschiedenen Cardio-Geräten. Oder ein völlig neuer Trainingsansatz wird entdeckt. Im Fitnessstudio findet jeder Mann und jede Frau die Basis für alle Sportarten, die es gibt. Hier trainiert man seine Kraft, Ausdauer, Kraftausdauer, Schnelligkeit, Beweglichkeit und seine Koordination. Immer bestimmt das jeweilige Trainingsziel die ‚Trainingsreise'.

Im Studio gibt es kein *"Ich weiß jetzt alles"*. Wer das von sich behauptet, versteht diesen Sport falsch, denn in Sachen Fitness lernt niemand aus. Auch bin ich von dem breiten Spektrum der Menschen fasziniert, die ich tagtäglich in meinem Studio treffe. Ob Triathlet, Läufer oder Schwimmer. Ob die Hausfrau, die abnehmen will oder die ältere Person, die nach einer Hüft-OP wieder fit werden will. Ob junge Menschen, die viel Wert auf ihre Optik legen oder der Top-Manager, der seinen Kopf beim Training freimachen möchte. Sie alle finden ihr "Zuhause" im Studio.

Meine Anfänge liegen in einem Studio, dass in einem kleinen Haus eingerichtet war. Dort war kein einziges Ausdauergerät, wie beispielsweise ein Laufband, zu finden. Auf den knapp 100 m² standen uns einzig und allein Eisenscheiben, wenige Lang- und Kurzhanteln gemeinsam mit ein paar ohne viel Schnickschnack zusammengeschweißte Geräte für das Krafttraining zur Verfügung.

Aber da war Horst. Der Besitzer und mein allererster Trainer, auf den ich noch heute schwöre. Er coachte damals ein paar junge Männer, die an Bodybuilding-Wettbewerben teilnahmen. Im Nachhinein kann ich nur sagen: Von Horst habe ich mein absolut wichtigstes Basiswissen in Sachen Krafttraining gelernt, das heute noch gilt.

Was eigentlich aus Langeweile begann, weil mein damaliger Freund bereits regelmäßig trainierte und er sein Training wegen mir nicht abbrach, wurde für mich bald zur absoluten Leidenschaft. Ich betrieb mit meiner Trainingskollegin intensives und hartes Krafttraining. Nach ca. einem halben Jahr stellten sich bei mir die ersten sichtbaren Erfolge ein. Die Kombination aus hartem Krafttraining und kurzen Laufintervallen machte sich bezahlt, was mich natürlich noch mehr motivierte. Übrigens legte ich damals noch überhaupt keinen Wert auf gesundes Essen.

Als das Studio, in dem ich trainierte, eine Aerobic-Trainerin suchte, entschloss ich mich, es zu probieren. Damals gab es noch nicht viele Ausbildungen in Sachen Fitness bzw. Aerobic. Ich begann einfach Autodidakt. Und schon bald entdeckte ich meine große Liebe zum Training mit Musik. Die folgenden Jahre brachten mich in viele verschiedene Kursräume. Ich machte jede Menge Ausbildungen in Sachen Group Fitness, Fitness und Ernährung allgemein und für lange Zeit war mein wichtigster Lebensinhalt das gemeinsame Trainieren im Kurssaal mit den unterschiedlichsten Leuten. Alles immer als Nebenjob zu meinem Beruf als Büroangestellte. Ich liebte es, gemeinsam mit meinen Kursleuten zu lässiger Musik abzutanzen bzw. den Körper zu stählen. Allein, wenn ich dir jetzt davon erzähle, kann ich den Flow, der mich und meine Teilnehmer damals regelmäßig durchflutete, wieder spüren. Es waren wunderbare Zeiten!

So zogen die Jahre ins Land. Ich erlebte die vielen Veränderungen in der Fitnessbranche. Von der Muckibude zum Gesundheitsstudio. Ich lernte viele Thesen in vielen Ausbildungen kennen und immer probierte ich alles selbst aus. An mir und an den Leuten, die ich coachte. Unzählig viele und tolle Menschen begleiteten mich in dieser Zeit, aus denen schöne Freundschaften entstanden.

Doch in diesen über 25 Jahren gab es auch diese für mich so wichtigen drei Jahre, die mein Leben bzw. meine Ernährung grundlegend veränderten. In dieser Zeit nahm ich mir wenig Zeit für Fitness.

Meine Prioritäten veränderten sich damals schlagartig, weil ich durch ein einschneidendes Erlebnis mit dem Thema 'Tierrechte' in Berührung kam. Von einem Tag auf den anderen wurde ich vegetarisch und innerhalb kurzer Zeit vegan. Das war nun vor über 14 Jahren. Warum? Plötzlich fiel es mir wie Schuppen von den Augen, dass der Verzicht auf tierische Produkte der einzige Weg ist, damit ich mir weiterhin selbst in den Spiegel schauen kann! Es war für mich ein großes Erwachen. Ich empfand tiefstes Mitleid mit den Millionen und Abermillionen Nutztieren, die von uns Menschen tagtäglich ausgebeutet, gefoltert und schließlich getötet werden.

Zusammen mit meinem damaligen Mann Nik setzte ich mich jahrelang aktiv und lautstark für Tierrechte ein. Diese Zeit war eine sehr arge Zeit. Eine lehrreiche, eine sehr traurige aber gleichzeitig auch eine sehr schöne Zeit. Denn ich lernte Menschen kennen, die - genau wie ich - an die Möglichkeit einer besseren, einer toleranteren und gewaltfreieren Welt glaubten. Es entstanden einzigartige und wunderschöne Freundschaften und ich bin sehr dankbar und stolz, Teil dieser so wichtigen und tollen Bewegung zu sein.

Doch vor rund sechs Jahren kam ich wieder mit meiner sportlichen Leidenschaft in Berührung. Ich lernte Mike Ettl, einen großartigen MMA-Coach und Vorreiter in diesem Hochleistungssport kennen, der zur damaligen Zeit seine Kämpfer mit einem Hardcore-Training in Sachen Kraft, Kraftausdauer und Ausdauer trainierte. Dabei verzichtete er auf teures Equipment. Er verlangte seinen Kämpfern mit wenigen Mitteln ein Maximum an Leistung ab.

Sofort war mein altes Feuer wieder entfacht! Ich entdeckte meine alte Liebe zum Fitnesssport auf neue Art und Weise, denn ich begriff schlagartig, dass mit dieser Art von Training innerhalb kürzester Zeit großartige Trainingserfolge möglich waren.

Mike und ich verstanden uns auf Anhieb. Wir ergänzten uns in unserem Wissen und so entwickelten wir schließlich zusammen mit Nik das Trainingssystem CROSS SPORTS. Ein hartes, an die Grenzen führendes Training, dass sich wieder auf die Essenz des wahren Trainings besann, aber auch die Vorteile eines Fitnessstudios mit einband. Wir bildeten Trainer aus und organisierten das Hardcore-Event "Man of Steel". Es war eine coole, sehr lehrreiche und spannende Zeit. Und wieder lernte ich viel Neues kennen. Zu meinem Wissen über Training kam der mentale Aspekt dazu. Wie man es schafft, über seine eigenen Limits zu gehen und noch mehr zu erreichen, als man jemals von sich geglaubt hätte. Deshalb weiß ich heute: Alles ist möglich - man muss es nur wollen!

Im September 2013 eröffnete ich schließlich gemeinsam mit Nik unser Fitnessstudio "Kulmers". Das "Kulmers" ist ein klassisches Fitnessstudio, in dem wir den freien Gewichten sowie der mentalen Entwicklung unserer Mitglieder viel Raum geben. Dort werke und wirke ich heute. Und zwar mit großer Leidenschaft! Ich liebe die Verschiedenartigkeit unserer Mitglieder. Von jung bis alt, Mädels und Männer, Frauen und Burschen - alle sind bei uns zu finden. So unterschiedlich die Trainingsziele jedes einzelnen dabei sind, treffen sich doch alle aus dem einen wichtigen Grund im Kulmers: Wir nehmen uns Zeit für uns selbst und wollen uns körperlich und mental verbessern. Und das hört nie auf. Nein, wer einmal dem Fitnesssport verfallen ist, weiß, wovon ich rede. Es gibt immer was zu tun ...

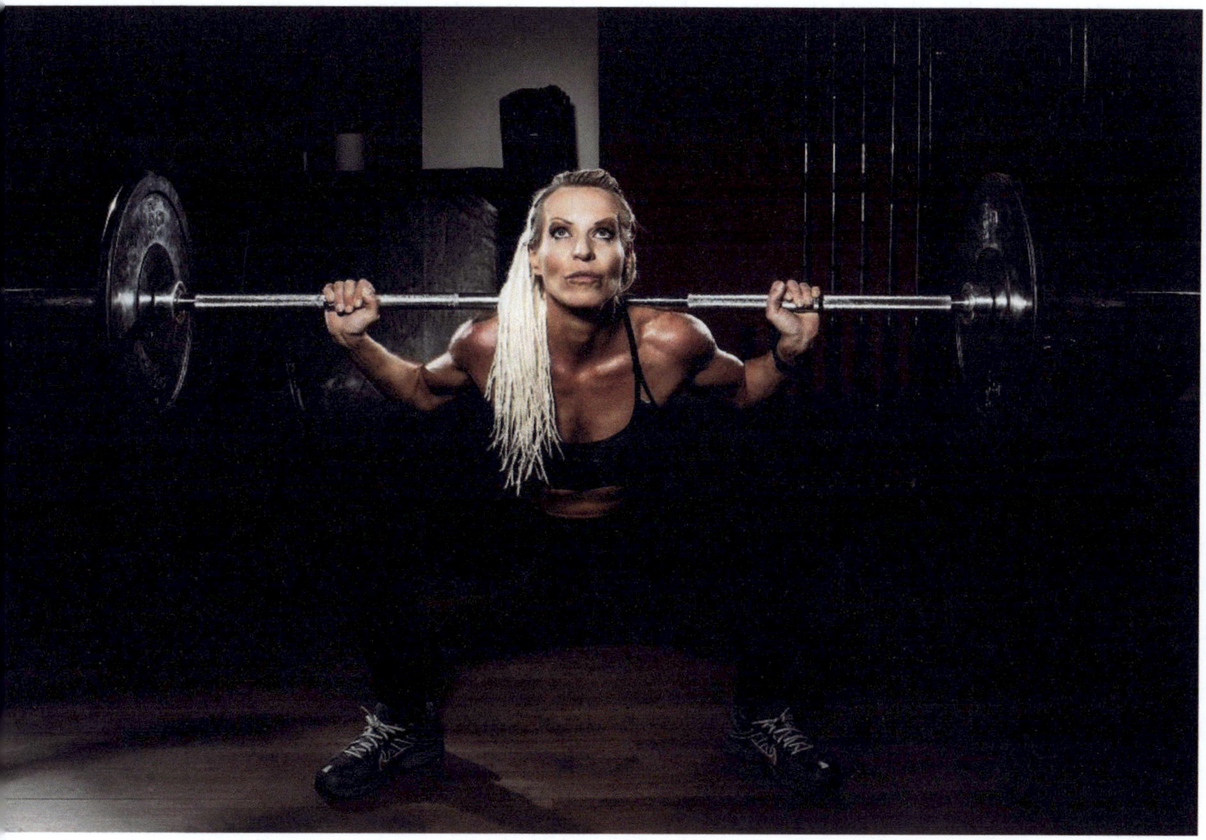

# Was ist ein Topathlet?

Der Titel des Buches heißt "Der vegane Topathlet". Wie du sicher weißt, ist ein Topathlet alles andere als ein Durchschnittstyp. Spricht man von ihm, tauchen im Kopf gleich Bilder von einem perfekten Body, gepaart mit überdurchschnittlichen Leistungen in irgendeinem sportlichen Bereich auf. Die perfekte sportliche Darbietung, die in einem perfekten Körper steckt. Genau das ist der Anspruch, den unsere westliche Welt an das Wort "Topathlet" hat.

Doch für mich hat dieses Wort eine noch viel größere Bedeutung: Für mich ist ein Topathlet mehr als die gerade beschriebene Person. Er ist ein Mensch, der sein Ding nicht nur in sportlicher Hinsicht, sondern einfach in jeder Lebenslage durchzieht. Er ist jemand, der immer sein Bestes gibt. Einer, der niemals aufhört, sich zu verbessern und zwar nicht nur in körperlichen, sondern auch in mentalen Belangen.

Ein Topathlet ist mit sich und seinem Körper zufrieden. Er legt wenig Wert darauf, was andere meinen, denn er glaubt an sich selbst, definiert seine Ziele und marschiert unbeirrbar auf sie zu. Er arbeitet aktiv daran, seine Visionen und Träume in jeder Hinsicht zu verwirklichen. Maximal misst er sich mit den Menschen, die er sich gerade als Maßstab nimmt. Er zieht seine Workouts konsequent und diszipliniert durch, wie übrigens auch all seine täglichen Handlungen viel Konsequenz zeigen. Immer den Blick auf das große Ziel gerichtet, das er gerade verwirklicht.

Ein Topathlet ist ein Mensch, der begriffen hat, dass Sport ihn nicht nur körperlich auf Vordermann bringt. Er weiß, dass er mehr als seinen Körper trainiert. Er weiß, dass er so auch seine mentalen Grenzen sprengt. Mit Hilfe des Sports schafft er einfach in jedem Lebensbereich mehr.

Damit er alles mit einem maximalen Energielevel durchführen kann, achtet er auf eine vollwertige und abwechslungsreiche Ernährung. Ihm ist keinesfalls egal, was er isst oder trinkt. Der vegane Topathlet geht in dieser Richtung noch einen Schritt weiter: Er achtet zusätzlich auf respektvolles Essen und Trinken, wo niemand für ihn zu Schaden kommen musste. Denn er hat begriffen, dass diese Art von Respekt, Toleranz und Mitgefühl ihn als Mensch noch weiterwachsen lässt.

Der vegane Topathlet holt den besten Menschen aus sich heraus, der in ihm steckt. Mit viel Kraft, Ausdauer und einer großen Portion Selbstvertrauen marschiert er durch sein aktives Leben. Er hat die Verantwortung für seinen Körper, seinen Geist und für eine respektvolle Ernährung übernommen. Er hat keine Angst vor Motivationstiefs oder müden Tagen. Er weiß, wie er sich mit Hilfe der richtigen Ernährung und Bewegung wieder aufrichten kann. Ein Topathlet bringt sich selbst große Wertschätzung entgegen, scheut keine Herausforderungen und genau deshalb wird er immer stärker.

Durch seine ständige und konsequente Anstrengung kommt er in seine bestmögliche Kraft.

# Auch du kannst ein Topathlet werden!

Das sind viele erstrebenswerte Charaktereigenschaften, die ich mit dem Wort "Topathlet" verbinde, nicht wahr? Diese Worte sollen dir keine Angst machen – im Gegenteil. Ich möchte dir damit zeigen, dass auch DU das Zeug zum Topathleten hast! Dazu brauchst du nur ein paar Werkzeuge, um auch aus dir das Beste herauszuholen. Diese Werkzeuge sind u.a. Training, Disziplin, Know-How, der Wille zur Veränderung, Zeit und der Glaube an dich selbst.

Ich kann dir vielleicht nicht helfen, der beste Sportler aller Zeiten zu werden. Aber ich kann dir helfen, dass du dein eigener, dein ganz persönlicher Topathlet wirst. So, dass meine Beschreibung eines Topathleten auch dich beschreibt. Du zählst dann zu den Topathleten, wenn du deine Grenzen gesprengt hast, in körperlicher wie in mentaler Hinsicht. Wenn du dir deiner Verantwortung bewusstgeworden bist, dass du dir selbst nur die beste Energie gibst, ohne Kompromisse. Dass du nur noch positive Essens-Energie mit Hilfe einer veganen Ernährung in deinen Körper lässt, weil du auch Rücksicht auf andere Lebewesen nimmst. Denn kein Mensch, der etwas auf sich hält, stopft irgendwas in sich rein und kein Mensch, der Herz hat, will, dass andere für ihn leiden.

Ich will, dass du TOP in Sachen Fitness und veganer Ernährung wirst! Wir holen die schönste Hülle aus deinem Körper heraus. Du wirst ein starker Spitzenathlet in Sachen Kraft, Ausdauer und Cross Sports. Du weißt, welches Essen und Trinken dein Körper braucht. Du nimmst dir Zeit für dich selbst und hast Geduld.

Ja, du kannst es wirklich schaffen, ein veganer Topathlet zu werden. Es hängt einzig und allein von dir ab. Von deinem Einsatz, und wieviel Bereitschaft du deinem Trainings- und Ernährungsprogramm schenkst. Ich kann dir Tipps und Hilfestellungen geben, real werden lassen kannst nur du es. Und auch, wenn du auf dem Weg zum veganen Spitzenathleten zwischendurch pausierst: Jeder Tag ist ein neuer Tag, vergiss das nicht! An jedem neuen Tag kannst du weiter an deinem Ziel arbeiten. Du wirst mit Disziplin und Durchhaltevermögen deine persönliche Transformation Wirklichkeit werden lassen.

Egal, ob du an Masse zulegen, an Gewicht verlieren oder dich definieren willst - mit meinem Programm ist alles möglich. Ich stelle dir hier meine über die vielen Jahre gesammelten und erprobten Erfahrungen als Sportlerin und Trainerin in Sachen Cross Sports, Kraft- und Fitnesssport bei gleichzeitig optimaler veganer Ernährung zur Verfügung. Die Grundlage dafür, dass du deinen persönlich besten Weg in Sachen Training und Nahrung findest.

Es gibt viele Menschen, die bereits sportlich aktiv sind, sich für die vegane Ernährung interessieren und sich umstellen wollen, dabei aber weiterhin ihr hohes Leistungsniveau ohne Einbrüche halten wollen. Und es gibt Menschen, die bereits vegan leben, gerade mit Sport begonnen haben und sich hier optimal vegan versorgt wissen wollen, damit sie von Anfang an ihre bestmögliche Leistung erbringen können. Egal, wie dein Zugang lautet. Ich will dir Hilfe zur Selbsthilfe geben.

Mein Trainingsprogramm hat das Ziel, deine Muskulatur auszubilden und einen athletischen Körper zum Vorschein zu bringen. Deshalb wirst du vorrangig Kraft, Cross Sports (ein hochintensives Training) und mit freien Gewichten wie Lang- und Kurzhanteln trainieren. Natürlich gehören auch Ausdauer-Einheiten zu einem guten Athleten. Eine starke Muskulatur formt einen starken und schönen Körper. Ein schöner Körper steigert das Selbstbewusstsein. Gute Essens-Energie erzeugt optimale Alltags-Energie. Und dass du dir nun Zeit für dich selbst nimmst, lässt dich schließlich begreifen: Wenn ich will, kann ich alles schaffen!

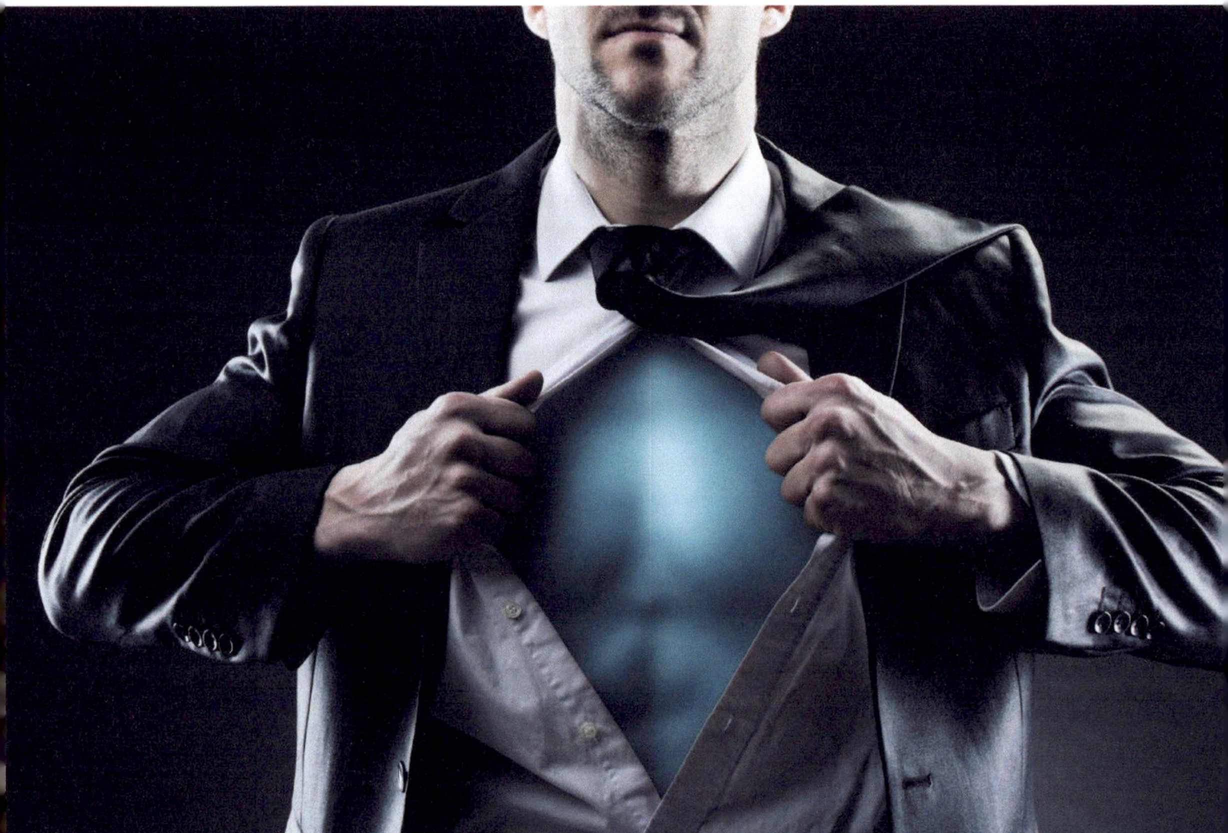

# Wie du das Buch handhaben sollst

Du hast jetzt den ersten Band der Trilogie „Der vegane Topathlet" in deinen Händen. Das erste Buch beschäftigt sich mit dem Thema „Kraft". Hier trainierst du die ersten acht Wochen meines für dich entwickelten und erprobten Trainingsprogramms, dass auf drei Bände aufgeteilt ist. Der zweite Band beschäftigt sich vorrangig mit dem Thema „Ausdauer", der dritte Band mit dem High-Intensity Trainingssystem „Cross Sports". Wenn du das komplette Trainingsprogramm absolvierst, brauchst du dafür mindestens ein halbes Jahr.

In jedem Band meiner Trilogie sind zum jeweiligen Thema die dazu interessanten Informationen zusammengefasst. Das sind sportwissenschaftliche Erkenntnisse, Ernährungsthemen und vor allem viele Tipps aus der Praxis.

So findest du im Band „Kraft" Informationen rund um das Thema Krafttraining, wie z.B. Trainingsarten und -methoden und Kraft-Trainingslehre. Im Abschnitt „vegane Ernährung" gebe ich dir die ersten Tipps und Hilfestellungen für deine dauerhafte Umstellung auf eine vegane und vollwertige Kost sowie das Basiswissen für eine eiweißreiche Kost, weil Kraft im ersten Buch das Hauptthema ist. Aber auch Themen wie Energiebereitstellung im Körper und wie deine Verdauung funktioniert, kannst du hier nachlesen.

Im zweiten Band „Ausdauer" geht das Trainingsprogramm in die zweite Runde. In diesem Buch findest du Tipps und die nötige Theorie zum Thema Ausdauertraining. Im veganen Ernährungsteil hingegen erfährst du viel über Kohlenhydrate, Mineralstoffe & Co sowie deinen optimalen Flüssigkeitshaushalt. Speziellere Informationen zu einer natürlichen und vollwertigen Sporternährung, die als natürliches Doping fungieren, runden das zweite Buch ab.

Der dritte Band beschreibt das hochintensive Trainingssystem „Cross Sports". Du trainierst hier den dritten und letzten Teil meines Trainingsprogramms und erfährst viel, wie du mit Hilfe von Cross Sports immer wieder deine Leistungsgrenzen sprengen kannst, die dich am besser werden hindern. Viele zusätzliche Workout-Varianten, Leistungstests und Tipps aus der Praxis werden dir maximale Möglichkeiten dieses erprobten Trainingssystems geben. Es geht hier bereits vorrangig um das Trainieren mit freien Gewichten, wie Lang- und Kurzhanteln. Der vegane Sporternährungsteil geht dabei verstärkt auf „Powerfood", „Superfood" und „Wettkampf-Ernährungspläne" ein.

## Warum soll man überhaupt vegan leben?

# Vegan ist eine Entscheidung & Lebenseinstellung

Dieses Buch zu schreiben, war für mich eine echte Wohltat. Warum? Weil ich es bis vor ein paar Jahren nicht für möglich gehalten hätte, dass sich einmal so viele Menschen ernsthaft für die vegane Lebensweise interessieren. Doch jetzt ist es soweit und ich freue mich enorm darüber. Aber, warum soll man sich überhaupt vegan ernähren?

Ich wurde vegan, weil für mich anfangs der ethische Aspekt die Hauptrolle spielte. Heute sind für mich noch viele andere, sehr wichtige Faktoren dazu gekommen. Meiner Meinung nach muss uns nämlich allen bewusst sein, dass heutzutage - im Zeitalter der Spezialisierung, Profitmaximierung und der großen Konzerne, die die kleinen Landwirte immer mehr verdrängen – die Gesundheit der Menschen immer weiter in den Hintergrund gedrängt wird.

Ich finde es sehr traurig, dass wir unseren Lebensmitteln immer weniger vertrauen können. Obst und Gemüse werden mit unzähligen Giften behandelt. Menschen werden als Billig-Lohnkräfte ausgebeutet. In den Regalen der Supermärkte finden wir häufig mehr Lebensmittel aus dem Ausland, als von unseren regionalen Anbietern. Ich habe kein Problem mit der Globalisierung, nur gilt eben: andere Länder, andere Gesetze und so wissen wir eigentlich nicht wirklich, was wir da genau essen bzw. wie die Lebensmittel zuvor behandelt wurden. Dazu kommen die weiten Transportwege, die sich negativ auf unsere $CO_2$-Bilanz auswirken.

Wir als Konsumenten müssen immer mehr darauf achten, wo etwas herkommt bzw. wie die Lebensmittel zuvor behandelt wurden. Was selbstverständlich sein sollte – nämlich, dass man sich gesund ernähren kann - ist heute beinahe zur unlösbaren Aufgabe geworden.

Abgesehen davon ist es eine Frage des Respekts. Denn die Spezialisierung und Profitmaximierung in der Landwirtschaft hat unserem Mit-Lebewesen Tier furchtbare Lebensumstände gebracht. Unter dem Sammelbegriff ‚Nutztiere', werden in unseren Breitengraden vor allem Schweine, Rinder, Hühner, Puten und noch andere Tierarten exzessiv ausgebeutet. Da diese Tiere als „Ware" betrachtet werden, sind sie unvorstellbarem Grauen und großen Qualen ausgesetzt. Ich gehe in diesem Buch nicht tiefer auf dieses Thema ein. Viele gute Bücher befassen sich intensiv mit den Themen Ethik und Tierrechte und diese möchte ich dir dringend ans Herz legen.

Lass uns zu unseren übervollen Supermarkt-Regalen zurückkommen. Wir leben in unserer westlichen Zivilisation im absoluten Überfluss. Egal, in welches Geschäft du gehst: du kannst jederzeit zwischen hunderten Produkten der gleichen Art wählen. Es gibt unzählige Schokoladesorten, bei Brot und Gebäck weiß man schon gar nicht mehr, was man nehmen soll und die unüberschaubaren Nudel-, Reis- oder Mehl-Sorten, um nur ein paar zu nennen, machen die Wahl zur Qual.

Es ist uns meiner Meinung nach überhaupt nicht bewusst, wie gut es uns geht. Im Gegenteil: Anstatt sich das Richtige aus dieser Überflussfülle herauszusuchen, legen die meisten Menschen so gut wie gar keinen Wert auf qualitativ hochwertige Lebensmittel. Sie pfeifen auf Qualität und ziehen lieber die Menge vor. Nach dem Motto *"... Hauptsache es schmeckt und macht ordentlich satt ..."* wird gefuttert, was das Zeug hält. Oder das Gegenteil ist der Fall: Für die Konfektionsgröße Zero wird Essensverzicht auf hohem Niveau gelebt und dem Körper so ständig nur ein Dauer-Mangel-Dasein gewährt. Der Großteil der Menschen hadert also ständig nur mit der Figur, anstatt für die große Fülle an Lebensmitteln dankbar zu sein.

Warum? Ich glaube, weil den meisten Menschen gar nicht bewusst ist, dass die Lebensmittel, für die sie sich entscheiden, genau die Energie liefern, mit der sie durch den Tag gehen. Wenn man sich nur „Müll" kauft und gar nicht darauf achtet, wo etwas herkommt bzw. wie es zuvor behandelt wurde, gibt man dem Körper sicher nicht das Beste. Die Bio-Szene hat in der Zwischenzeit zwar an Stärke gewonnen und zunehmend werden sich immer mehr Menschen sehr wohl bewusst, dass sie darauf achten müssen, was sie kaufen, doch noch immer handelt es sich dabei um eine Minderheit. Oft werden Bio-Lebensmittel auch nur deshalb gekauft, um sich im Bekannten- und Freundeskreis profilieren zu können bzw. um dem Trend zu folgen. Es ist also kein echtes Bedürfnis dieser Menschen, sich gut und gesund zu ernähren.

Vegan zu leben ist eine großartige Möglichkeit, viele gesundheitliche Risiken auszuschalten. Gerade kleinere Unternehmen, die vegane Nahrungsmittel herstellen, sind selbst meist große Verfechter einer gesunden, gentechnikfreien und biologisch korrekten Ernährung. Sie stellen ihre Produkte mit großem Idealismus her, so dass du diesen Lebensmitteln im Vorhinein als Konsument einen großen Vertrauensvorschuss geben kannst.

Bei der veganen Ernährung wird auf jedes tierische Produkt verzichtet: Keine Eier, keine Milch, kein Käse, kein Honig, keine Wurst und auf gar keinen Fall Fleisch. Natürlich zieht sich die Entscheidung, vegan zu sein, bis dorthin durch, dass kein Leder, kein Pelz und keine Wolle getragen bzw. verwendet wird. Im Klartext heißt vegan also: Ich verzichte aus Respekt den Tieren gegenüber auf alles, was von ihnen stammt. Damit ich sicher sein kann, dass für mich kein Tier persönlich leiden oder sterben musste.

Besonders der Verzicht auf Fleisch und Milchprodukte ist ein wirklich großes Thema. Die Werbung und die mächtige Tierindustrie-Lobby möchte uns zwar vorgaukeln, dass alles *„perfekt und human"* bei der Behandlung bzw. Tötung der Tiere abläuft, doch der mündige Mensch weiß einfach, dass das nicht stimmt! Wer kann mir garantieren, dass den Tieren wirklich keine Hormone oder argen Medikamente verabreicht wurden? Wie kann man verantworten, dass unzählige Tonnen Fleisch Tag für Tag einfach im Müll landen? Was ist mit den vielen Meldungen über schwerste Misshandlungen von Tieren? Dazu kommt der Fakt, dass unsere ‚Nutztiere' mit jeder Menge gentechnisch veränderten Soja-Produkten gefüttert werden.

Das als kurze Erklärung. Und deshalb jetzt das so wichtige und richtige Argument für eine vegane Ernährung: Ich kann mit einer veganen Ernährung einfach am besten kontrollieren, dass ich mich wirklich gesund ernähre. Schließlich will sich doch jeder Mensch selbst nur Gutes tun, oder?

Tja, das sollte man meinen. Hier kommen wir zu dem Punkt, der leider in meinen Augen überhaupt nicht bis wenig stimmt. Ich habe mich schon oft gefragt, warum es vielen Menschen so schwerfällt, auf etwas zu verzichten. Warum so viele Menschen mit ihrer Figur hadern, wenn ihnen doch angeblich ein gutes Aussehen und ein toller Körper so wichtig sind.

Ich bin in meiner Laufbahn als Trainerin vielen Leuten begegnet, die zu mir kamen und über ihr Zuviel an Gewicht klagten. Nebenbei bemerkt, ist das eines der Hauptmotive, warum sich Menschen entschließen, ins Fitnessstudio zu gehen.

Ehrlich gesagt, bin ich mittlerweile immun gegenüber diesem Klagen geworden. Bei diesen Menschen ist meistens etwas oder jemand schuld, dass sie zu viel auf die Waage bringen. Keine Zeit, die Kinder oder *"... ich esse schon fast nichts mehr ..."*. Es gibt nichts, was ich nicht an Ausreden gehört habe. Denn: Das alles SIND Ausreden!

Seien wir doch einmal ehrlich: Im Grunde will jeder irgendjemandem gefallen. Jeder will sich in irgendeiner Weise profilieren. Besser sein als andere. Besser dastehen. Dazu gehört natürlich auch ein schöner Körper. Eine gute Figur zieht Blicke auf sich. Man fühlt sich einfach toller. Und hier trennt sich die Spreu vom Weizen. Einen tollen Body kann man sich nicht kaufen, obwohl wir uns sonst in unserer Konsumgesellschaft alles für Geld kaufen können. Nein, für die gute Figur muss man etwas tun – und zwar mit viel Konsequenz und persönlichem Einsatz.

Die wenigsten sind nämlich mit einem Traumbody gesegnet. Nebenbei bemerkt ist auch ein angeborener Traumkörper zeitlich begrenzt, denn irgendwann verlangt auch dieser seine Aufmerksamkeit. Und diese Aufmerksamkeit heißt einfach Bewegung und gesunde Ernährung, um so lange wie möglich fit, schön und gesund zu bleiben.

So braucht es oft ein einschneidendes Erlebnis, damit ein Mensch ernsthaft seine persönliche Körper-Veränderung in Angriff nimmt. Er braucht sozusagen den sprichwörtlichen Hieb mit der Keule. Dieses Erlebnis kann eine Krankheit oder eine plötzliche körperliche Einschränkung sein. Oder eine Begegnung mit einem Menschen, die einem den letzten Anstoß gibt, sich ab sofort zu verändern. Es kann auch sein, dass die persönlichen Lebensumstände gerade so sind, dass man dringend etwas für sich zum Positiven verändern muss, damit man nicht in ein Tief verfällt bzw. damit man aus einem Tief wieder herauskommt. Es gibt hier die verschiedensten Motive für den Hieb mit der Keule.

Was auch immer dir gerade den Anstoß gibt, dass du dich mit Hilfe meines Buches ernsthaft verändern willst. Begrüße diesen Willen in dir! Denn eines kann ich dir jetzt schon versprechen: Du wirst die Arbeit und die Umstellung niemals bereuen. Denn dieser – sicher nicht immer leichte – Weg in dein neues Leben wird dich zu dem Punkt bringen, wo du dir Sport, eine gesunde vegane Ernährung und die damit verbundene unvorstellbar coole Lebensqualität nicht mehr aus deinem Leben wegdenken kannst. Du wirst dich dann einzig und allein fragen: Warum habe ich nicht schon früher damit begonnen ...?

Ja, du hast dich mit diesem Buch entschieden, deine Transformation ernsthaft in die Tat umzusetzen. Du bist dir bewusst, dass du ohne Eigenverantwortung und ohne Disziplin nur eines erreichen wirst – nämlich NICHTS! Aber ich glaube an dich – das ist mein Vertrauensvorschuss in dich. Jeder kann es schaffen, wenn er es will und genau deshalb schenke ich dir schon jetzt mein Vertrauen. Ich werde dich mit meinem Wissen und mit dem Wissen, dass ich zusammengetragen habe unterstützen, dass du deinen perfekten Körper erreichst, mit ihm rundum zufrieden bist und dich nur noch mit guter veganer Essens-Energie versorgst.

Die meisten Menschen nehmen sich selbst nicht wichtig genug. Aber DU tust es, stimmt das? DU startest nun durch. Und auch, wenn dein Start-Motiv gerade heißt, dass du jemanden beeindrucken willst. Wir beide landen dort, wo du dein Training und deine gesunde vegane Ernährung für niemand anderen mehr machen wirst, außer für dich selbst. Das ist unser Ziel. Und dafür lohnt sich jede Anstrengung, glaube mir.

Ich kann dir nämlich die besten Workouts und die tollsten Tipps liefern. Wenn du nicht wirklich mit deinem Kopf, deinem Herzen und vor allem mit deinem Einsatz dabei bist, werden mein Programm und meine Tipps sinnlos für dich sein. Doch das schließen wir gleich von Anfang an aus. Ich glaube an dich und deine Verwandlung zum Positiven, denn genau das bewirkt Training und eine gesunde, respektvolle Ernährung.

Denn: Wie kannst du nur glauben, dass du dir selbst wahren Respekt entgegenbringen kannst, wenn du es deinen Mit-Lebewesen nicht tust ...?

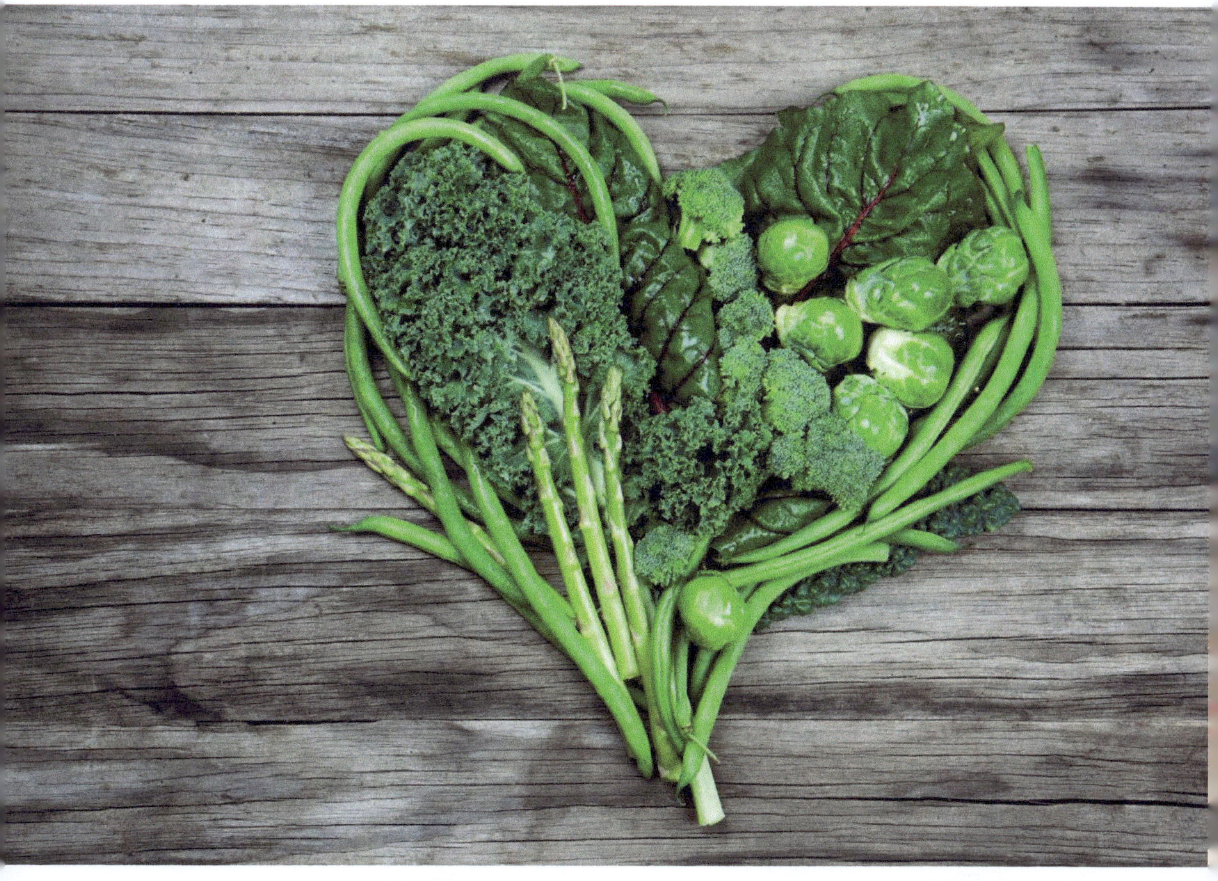

## Der vegane Topathlet kommt in seine Kraft

Ursprünglich sollte es nur ein kleines Buch über vegane Ernährung im Fitnesssport werden. Daraus wurde jetzt eine Buch-Trilogie. Je tiefer ich in meine Alltags-Materie eintauchte, umso mehr Punkte tauchten auf, die ich als wichtig empfand, sie dir zu erzählen. Dazu kam das Trainingsprogramm, dass ich selbst entwickelt und ausprobiert habe. Die Mindest-Trainingsdauer dieses Kraft- und High Intensity-Fitnessprogramm erstreckt sich über ein halbes Jahr, ist sehr anspruchsvoll, es ist aber auf jeden Fall zu schaffen. Es ist für Menschen konzipiert, die einen muskulös-athletischen Körper in möglichst kurzer Zeit anstreben.

Das Training im Studio. Es begleitet mich nun seit mehr als 25 Jahren. Ich empfinde großes Glück, dass ich diesen Beruf ausüben kann. Die Menschen, die zu mir kommen, wollen, dass ich ihnen helfe, das Beste aus ihrer Trainingszeit zu machen. Es ist die Zeit, die sie sich selbst schenken. Sie wollen bei mir alles andere als Stress bzw. Leistungsdruck. Aber sie wollen Hilfe, damit sie mit sich zufriedener werden. Ich habe also große Verantwortung in meinem Beruf und das ist mir vollends bewusst. Mein Job hilft Menschen – das ist das Wundervolle daran.

Die drei Bände „Der vegane Topathlet“ gehören zusammen, denn kein Thema im Fitnesssport steht isoliert für sich alleine da. Die Themen Kraft, Ausdauer und Cross Sports greifen ineinander, wenn man das Beste aus sich holen will. Du hast aber natürlich die Wahl, in welches Thema du persönlich tiefer eintauchen willst. Solltest du aber mein komplettes Trainingsprogramm trainieren wollen, wird die Reihenfolge Band eins bis drei unerlässlich für dich sein.

## Was ist Krafttraining eigentlich?

Viele Menschen denken beim Wort Krafttraining gleich an überdimensionierte, muskelbepackte Männer, die sich lautstark im Fitnessstudio breitmachen und mit den Gewichten herumwerfen. Und natürlich gibt es sie noch. Diese gute alte Riege der Muskelprotze, die gerne von früher erzählen, als sie nur ein paar Gewichte und Maschinen in kleinen Kellerstudios zur Verfügung hatten.

Doch die Zeiten haben sich stark verändert, was den Kraftsport im Studio anbelangt. Heute wissen viele Menschen, dass Krafttraining viel mehr als Bodybuilding ist, auch, wenn sich zurzeit die Bühnen der Bodybuilding-Wettbewerbe wieder stark füllen.

Das Bild des Kraftathleten hat sich gewandelt. Kraft kann auf so vielfältige Weise trainiert werden und genau so wird das heutzutage in einem klassischen Fitnessstudio betrieben bzw. werden in Reha-Institutionen verletzte Menschen mittels Krafttraining wieder fit für den Alltag gemacht. Gut informierte Ausdauersportler wissen heutzutage, dass sie zusätzliche Kraft-Workouts in ihre Trainingspläne einbauen sollten, um stärker und besser in ihrer jeweiligen Ausdauerdisziplin zu werden. Und aufgeschlossene ältere Menschen haben entdeckt, dass sie sich mit Hilfe des Krafttrainings um vieles jünger fühlen und lange fit halten können.

Um Krafttraining in einem Satz zu erklären: Krafttraining ist das Training mit zusätzlichem Gewicht. Dabei ist es egal, ob man entsprechende Kraftmaschinen verwendet oder ob man mit freien Gewichten, wie z.B. Lang- und Kurzhanteln arbeitet. Das Krafttraining ist neben dem Ausdauertraining die zweite wichtige Basissäule in Sachen Bewegung.

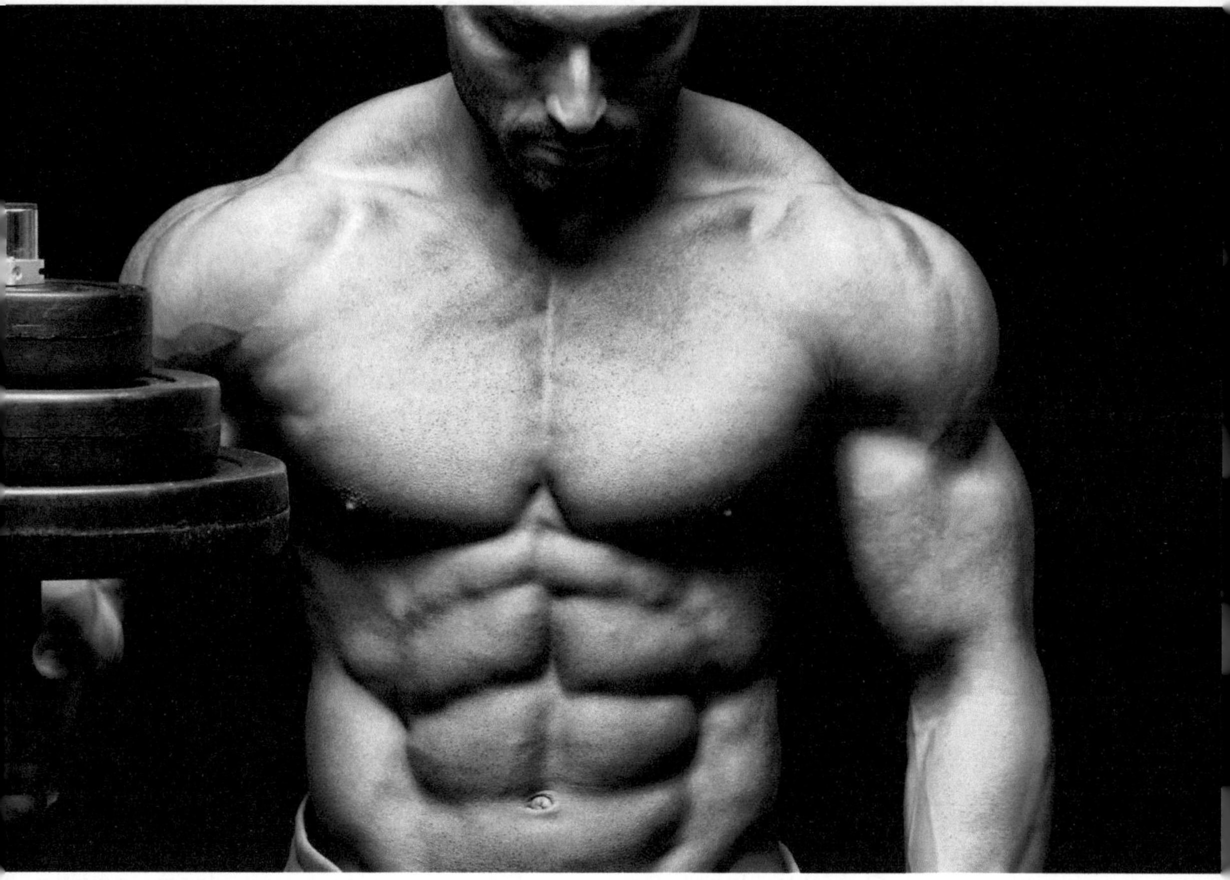

# Warum Krafttraining auch für Frauen wichtig ist

Vielleicht zählst du bereits zu den begeisterten Kraftsport-Athleten, vielleicht aber auch nicht. Fakt ist, dass Krafttraining echt viel bringt:
- Es macht Knochen und Muskeln stark und man verfügt über mehr Kraft.
- Krafttraining hält einen bis ins hohe Alter jung, stark und aufrecht.
- Mit Krafttraining kann man seinen Körper optisch so "stylen", wie man will.

An dieser Stelle ist mir wichtig, mit einem Vorurteil aufzuräumen, das mir nach wie vor fast täglich im Studio begegnet. Viele Frauen glauben noch immer, dass sie sich innerhalb kürzester Zeit in monströse Muskelpakete verwandeln. Diese Frauen möchte ich beruhigen: Man mutiert nicht innerhalb kurzer Zeit zum Muskelberg. Muskeln setzen wirklich harte Arbeit voraus.

Zudem hat eine Frau ganz andere Körpervoraussetzungen als ein Mann. Generell baut man als Frau schwerer Muskelmasse auf, was am Hormon Testosteron liegt. Davon haben Männer in der Regel einfach mehr. Genau dieses Testosteron ist aber ein wichtiger Faktor für die Muskelmasse.

Doch die Angst des weiblichen Geschlechts vor den Gewichten bleibt. Dabei brauchen gerade wir Frauen das Krafttraining mehr als ein Mann! Es gibt da eben diese gewissen Frauenstellen, wie z.B. Trizeps, Po und Beine es sind, um nur ein paar zu nennen. Wir Frauen sind einfach weicher gebaut, darum erfordert es anstrengende Kraft-Workouts, um diese Schwachstellen in starke und straffe Körperteile umformen zu können.

Mir ist dieses Thema deshalb so wichtig, weil ich oft Frauen an den Kraftmaschinen sitzen sehe, die sich gar nicht anstrengen. Aus Angst vor zu vielen Muskeln absolvieren sie ihre Krafteinheiten als eine Art Zeitvertreib. Dabei fragen sie sich insgeheim sicher gelangweilt, was denn Krafttraining bringen soll. Ja, in diesem Falle kann ich nur beipflichten. Denn wenn ich mich ständig mit zu wenig Gewicht unterfordere, habe ich wirklich nicht viel vom Training. Beim Krafttraining muss ich das Gewicht auf jeden Fall ordentlich spüren! Sonst wird sich an meinem Körper nicht viel verändern. Zu wenig Gewicht ist ein unterschwelliger Trainingsreiz und deshalb praktisch wirkungslos.

Also, liebe Frauen – ich sage euch als selbst krafttrainierende Frau: Habt keine Angst vor den Gewichten. Im Gegenteil! Wer intensiv und regelmäßig gezielt seine Kraft trainiert, bekommt eine Top-Figur, die einem sehr lange erhalten bleibt.

# Die Vielfältigkeit des Krafttrainings

Krafttraining ist aber mit Sicherheit nicht das übermenschliche Abrackern mit schweren Gewichten. Vielmehr bestimmt dein Ziel, wo deine Kraftreise hingeht. Es gibt unzählige Möglichkeiten, wie du dein Kraft-Workout gestalten kannst.

Sagen wir, dein aktuelles Ziel heißt ‚Abnehmen'. In diesem Fall wirst du hauptsächlich im Kraftausdauer-Bereich trainieren, das meist über hohe Wiederholungszahlen gesteuert wird. Oder du willst z.B. in den Wintermonaten an Muskelmasse zunehmen. Dann wirst du deine Trainingseinheiten mit vielen Sätzen und schweren Gewichten, dafür mit weniger Wiederholungen durchführen. Dein Ziel, das sich übrigens jederzeit ändern kann, bestimmt, wie dein Kraftakt ausschaut.

Doch als Anfänger bzw. wenn du eine längere Pause gemacht hast, gibt es eine grundsätzliche Regel: In den ersten Wochen trainiere deine Kraft auf jeden Fall im Kraftausdauer-Bereich, egal, wie dein großes Ziel heißt.

Gerade zu Beginn deiner Karriere ist es enorm wichtig, dass du deinen Körper auf den Faktor Kraft einstimmst. Im Klartext heißt das: Du machst in den ersten Trainingswochen deine Bänder und Sehnen stark. Die brauchen ca. 6-8 Wochen, bis sie sich an das Trainieren mit Gewichten gewöhnt haben.

## Die ersten Hinweise auf mein Trainingsprogramm

In meinem Trainingsprogramm gehe ich davon aus, dass du ein Anfänger in Sachen Kraft bist. Aber auch, wenn du kein absoluter Neuling mehr bist, lege ich dir ans Herz, dass du all meine Trainingspläne – auch den ersten Plan – trainierst. Glaube mir, es zahlt sich aus, ab und zu „back to the roots" zu gehen, damit deine Grundkraft einmal mehr festbetoniert wird. Vor allem bestimmst du mit der Gewichtswahl immer und jederzeit die Intensität deiner Krafteinheiten.

Ich habe während meiner mehr als 25-jährigen Trainer-Laufbahn viele Menschen getroffen, die hochmotiviert viel zu schnell zu Gewichten gegriffen haben, die noch zu schwer für sie waren. Entweder fielen diese Leute dann trotz meiner Hinweise nach ein paar Wochen verletzungsbedingt aus oder sie nahmen sich wegen dieses unnötigen „High-Trips" ihre Motivation. Darum bitte: Wähle immer das richtige Gewicht. Es soll dich nicht unterfordern, aber auch nicht überfordern!

Und ich weiß. Am Schwierigsten ist es für Menschen, die vor längerer Zeit bereits sehr gute Fortschritte im Krafttraining erzielt hatten, aus irgendeinem Grund aber pausieren mussten. Sie erinnern sich wehmütig an die guten Leistungen früherer Tage, was sie dazu verleitet, gleich in der ersten Einheit nach der Pause zum alten Gewichtslevel zu greifen. Genauso sind aber Verletzungen vorprogrammiert, was eine neue Zwangspause nach sich zieht. Nach einer längeren Trainingspause gilt einfach: Akzeptiere dein momentanes Kraftlevel und nimm weniger Gewicht! Wenn du dranbleibst, hast du deine alte Form bestimmt bald wieder.

In meinen Trainingsplänen werden Bauch und Rücken in jeder Einheit trainiert. Das Ziel meines Programmes ist schließlich das Training mit freien Gewichten und nur eine starke Mitte garantiert dabei ein sicheres und effektives Training. Deshalb wirst du zu Beginn und immer wieder an den Kraftmaschinen arbeiten. Auf diese Weise erhöhen wir deine Kraft, was die perfekte Vorarbeit für das Training mit freien Gewichten ist.

Als Beginner hat man meist stärkere und schwächere Körperteile. Es kann z.B. der rechte Arm durch eine oft durchgeführte

Arbeit stärker sein als der linke. Ein weiterer Vorteil des regelmäßigen Krafttrainings ist, dass du dir solche Dysbalancen mit der Zeit einfach wegtrainierst. Durch die gleichmäßigen und kontrollierten Beanspruchungen arbeiten deine Körperpartien nach einiger Zeit wieder mit einem symmetrischen Kraftlevel.

Wenn du mein Trainingsprogramm durchziehst, steht auf jeden Fall fest: Dein Körper wird um vieles stärker, du fühlst dich absolut fit und kraftvoll in allem was du sonst noch tust und du hast jede Menge eigener Grenzen gesprengt. Es ist egal, wie alt du bist. Man kann in jedem Lebensalter seine Muskulatur aufbauen. Es kommt einzig und allein auf deinen persönlichen Trainingseinsatz an.

Dir sollte außerdem bewusst sein, dass ein Jahr Krafttraining praktisch „nichts" ist. Damit du also in einem halben Jahr wirklich sichtbare Erfolge verbuchen kannst, verlange ich dir in meinem Trainingsprogramm so einiges ab.

Vergiss bitte nicht, dass es auch eine Frage deiner genetischen Anlagen ist. Vielleicht bist du ein „Muskeltalent", vielleicht eher nicht. Aber eines steht fest: Du wirst mit meinen Trainingsplänen auf jeden Fall Muskelmasse aufbauen! Von dir sind Disziplin, Beharrlichkeit und Geduld erforderlich. Das ist das Erfolgsrezept – auch für dich.

Du kannst mein Trainingsprogramm zum Abnehmen, für den Aufbau deiner Muskelmasse oder zur Definition deiner Muskulatur verwenden. Es ist auf diese drei Hauptanforderungen abgestimmt. Das sehr intensive, immer wieder neue Trainingsreize setzende Programm führt dich zu deinem Körper-Erfolg. Dazu brauche ich von dir Zeit. Zeit, die du dir für das Training nimmst.

Solange du deine Körperoptik verändern willst, solange gibst du deinen maximalen Einsatz. Wenn du nur halbherzig trainierst, darfst du dich nicht beklagen, wenn du keine Fortschritte machst. Alles liegt an dir. Du selbst bist für deinen Erfolg verantwortlich.

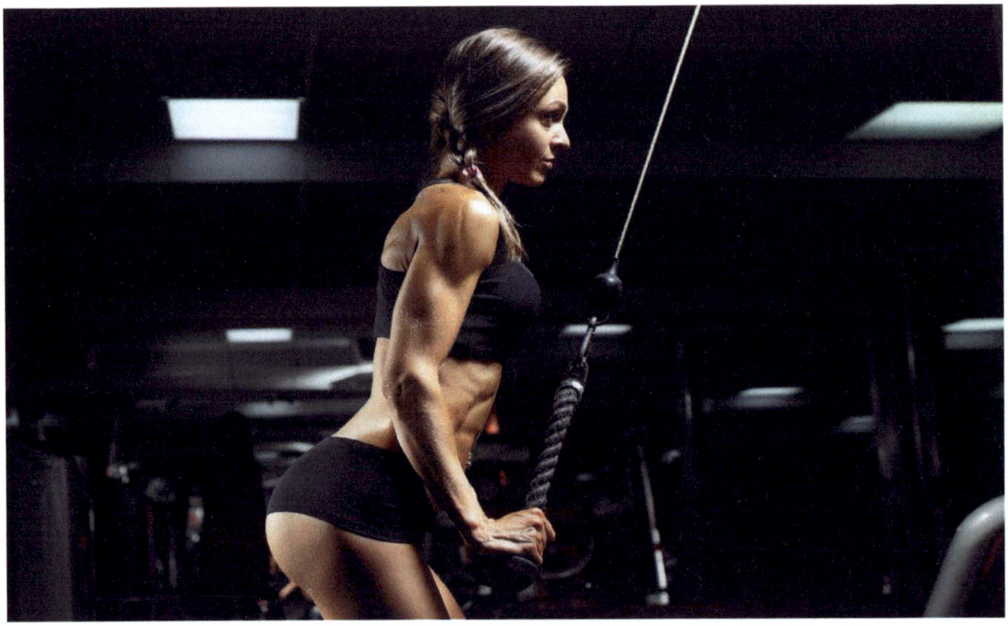

## Das richtige Definieren von Zielen:

# Realistische Ziele, damit du dich nicht enttäuschst

Ich bin eine absolute Verfechterin des Sprengens der eigenen Körpergrenzen mit Hilfe eines starken Willens und einer großen Portion Disziplin. Deshalb versteht es sich von selbst, dass ich in meinem Buch nur Dinge behandle, die auf natürliche Weise mit Sport bzw. Ernährung erreichbar sind.

Nur auf diese Weise kann man sich meiner Meinung nach stolz im Spiegel anschauen. Jeder, der „Hilfsmittel" wie z.B. verbotene Anabolika bzw. Steroide verwendet, um körperlich besser dazustehen, hat in meinen Augen keinen Orden verdient. Diese Art des Trainings hinterlässt bei mir nur den Gedanken *„... das ist eine halbe Sache ...".*

Schließlich hat jener Mensch es nicht alleine geschafft. Dieser Mensch kann nie wirklich zu 100% stolz auf sich selbst sein. Er weiß gar nicht, wie weit er ohne diese unterstützenden Mittel gekommen wäre. Er kann nie wirklich und wahrhaft von sich selbst überzeugt sein – wie denn auch. Er holte sich schließlich verbotene Hilfe.

Ich will, dass du das Bestmögliche aus deinem Körper holst. Ohne irgendwelche Verfälschungen. Einzig und allein durch deinen Willen und deinen Einsatz. Und das in Sachen Training und veganer Ernährung. Nur so kannst du irgendwann stolz auf deine Transformation zurückblicken. Du weißt dann, du hast viele Durststrecken überstanden und viele Motivationstiefs durchtaucht. Doch du bist drangeblieben. Du hast einfach weitergemacht und das hat dich stärker gemacht. Weil du gelernt hast, an DICH zu glauben. Genau das ist eine großartige Belohnung für dich am Ende des Weges. Glaube mir!

Verstehe bitte folgende Tipps als Richtwerte, damit du deine Ziele zeitlich realistisch festlegen kannst. Es wäre nämlich ein herber Rückschlag für dich, wenn du dir zu viel in zu kurzer Zeit vorgenommen hättest. Du würdest dir damit deine eigene Motivation stehlen. Gib dir lieber mehr Zeit für das Erreichen deiner Ziele. So kannst du dich vielleicht sogar zusätzlich positiv überraschen, wenn du ein Ziel schneller als geplant erreichen konntest.

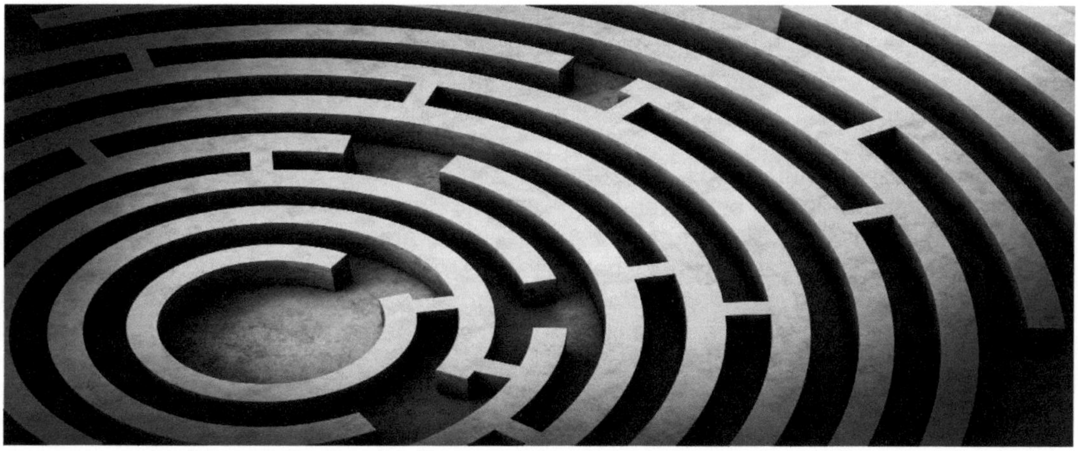

# Wie geht Abnehmen am schnellsten?

Es fasziniert mich als Trainerin immer wieder, wie ungeduldig viele Menschen sind. Sie kommen in mein Studio und sagen z.B.: „Ich möchte in zwei Monaten 15 kg abnehmen". Darauf kann ich allerdings nur mit einem Lächeln antworten.

Ich verstehe ja diese Ungeduld. Schließlich sind wir in unseren westlichen Ländern daran gewöhnt, uns viele Dinge schnell und unkompliziert kaufen zu können. Doch in Körpersachen funktioniert das einfach nicht. Das Zuviel an Kilos hat sich auch nicht über Nacht im Körper verteilt.

Wie schnell man abnehmen kann, hängt immer von der jeweiligen Person ab: Wieviel Zeit nimmt sie sich für Sport und Ernährungsumstellung? Wie intensiv und wie konsequent trainiert sie?

Im Großteil der Literatur geht man davon aus, dass ein bis zwei kg Gewichtsverlust pro Woche ideal ist/sind. Man sollte übrigens nie weniger als 1.200 kcal pro Tag essen bzw. niemals weniger, als der persönliche Grundumsatz ausmacht! Das anfangs oft rasante Kilopurzeln bei Trainingsbeginn und Ernährungsumstellung lässt die Motivation bei vielen Menschen in den Himmel wachsen. Doch diese Motivation schlägt sich rasch in Mutlosigkeit um, wenn dieses anfängliche Kilo-Verlieren plötzlich aufhört.

Wenn du aber weißt, dass dieser schnelle Kiloverlust oft mit einem ersten Wasserverlust zu tun hat, wirst du geduldiger werden. Dieser Wasserverlust hat mit den Kohlenhydraten in deinem Körper zu tun. Kohlenhydrate brauchen nämlich zur Einlagerung viel Wasser. Besonders die „schnellen Kohlenhydrate" speichern Wasser sehr gut. Durch eine Ernährungsumstellung auf gesunde Kohlenhydrate – also ein Mehr an komplexen Kohlenhydrate – verliert das Wasser praktisch an Bedeutung und verabschiedet sich deshalb aus dem Körper.

Wenn du dir selbst klarmachst, dass du dein Traumgewicht nicht innerhalb weniger Monate erreichst, gehst du realistischer an die Sache heran und du wirst geduldiger durchhalten. Genau das ist der Punkt. Der Körper reagiert nicht immer gleich schnell bzw. im gleichen Ausmaß, auch wenn du noch so diszipliniert trainierst und weniger isst. Im Laufe der Zeit wirst du merken, dass du immer wieder an sogenannte „Plateaus" stößt – das sind die Zeiten, in denen dir vorkommt, es tut sich rein gar nichts, obwohl du vollen Einsatz zeigst.

In diesen Zeiten hilft nur: Augen zu und durch. Schalte auf Durchzug und bleibe weiter dran. Dann kommt garantiert der Tag, an dem es scheint, als ob dir jemand über Nacht viele Kilos gestohlen bzw. an deinen Proportionen „geschnitzt" hat.

Der zweite wichtige Punkt ist, dass bei einem Menschen, der regelmäßig mit Gewichten trainiert, die Waage an Bedeutung verliert. Besonders Frauen nehmen sich ihr Gewicht immer wieder als Maßstab aller Dinge. Muskelmasse ist aber schwerer als Körperfett. Deshalb wird es mit der Zeit so sein, dass du zwar mehr Kilos auf die Waage bringst bzw. dein Gewicht gleichbleibt, doch deine Proportionen verändern sich – und das natürlich zum Positiven!

Es ist OK, wenn du zu Beginn deiner Umstellung auf Sport und vegane Ernährung die Waage zu Hilfe nimmst, doch gib ihr bitte nicht mehr die Priorität, die sie vielleicht bisher in deinem Leben hatte. Du würdest dir nur unnötige Motivationstiefs an Bord holen, wenn du weiterhin am Ablesen der Gewichtsanzeige deinen Erfolg festmachen würdest. Anstatt die Waage zu verwenden, ist es besser, du nimmst einmal pro Woche – z.B. am Montag – deine Maße, wie wir es bei deiner ersten Bestandsaufnahme machen. So kannst du dich viel besser beobachten und sehen, was sich körperlich bei dir tut. Du findest eine dementsprechende Vorlage zum Eintragen deiner Maße und Werte im Trainingsteil.

Die einzige Wahrheit beim Abnehmen lautet – und das zeigen auch die neuesten Studien: Deine Energiebilanz muss stimmen! Das heißt, du musst weniger essen, als du verbrauchst. Du brauchst eine negative Kalorienbilanz! Dabei musst du dich nicht jeden Tag kasteien – übrigens soll es überhaupt keine Quälerei sein!

Nimm dir z.B. den Zeitraum einer Woche her. Du kennst deinen Kalorien-Bedarf pro Tag. Wie du ihn dir ausrechnen kannst, findest du im Veganteil des Buches. Sagen wir weiters, du kennst inzwischen nun bereits in etwa den Kaloriengehalt deiner Speisen und Getränke und du weißt, wie viele Kilokalorien du beim Training verbrauchst. So kannst du selbst mit deiner Energiebilanz perfekt jonglieren. Wenn du z.B. weißt, ein Familienessen steht am Sonntag am Plan, kannst du an den Tagen vorher oder nachher an Kalorien einsparen. So bekommst du einen gesunden Zugang zum Essen und genau das ist unser Ziel. Es ist wirklich der einzige Weg, dauerhaft an Gewicht zu verlieren und es auch halten zu können.

Eine Möglichkeit, wenn du dazu neigst, zu große Portionen zu essen ist „FdH = Friss die Hälfte“. Das heißt, du isst bei jeder Mahlzeit immer nur die Hälfte der Portion. Hier ist aber nicht die Hälfte einer Pizza gemeint. Voraussetzung für den Erfolg ist hier, dass du einen ausgewogenen und vollwertigen Speiseplan (z.B. eher im mediterranen Stil) verfolgst. Das gewährleistet deinen Bedarf an essenziellen Nährstoffen. Sollte ein Hungergefühl kommen, obwohl du deinen heutigen Kalorien-Bedarf schon erreicht hast, trinke! Und zwar hauptsächlich Wasser, Mineral oder ungezuckerten Tee. Das kann dir an dem einen oder anderen Tag helfen.

## Wieviel Muskelmasse-Aufbau ist möglich?

Wer hingegen an Gewicht und Muskelmasse zulegen will, hat es schwerer. Masse aufzubauen ist schwieriger als abzunehmen. Damit haben oft junge Männer zu kämpfen.

Jeder Mensch ist verschieden und deshalb gibt es auch diejenigen, die über einen „schnelleren Stoffwechsel" als andere verfügen. Sie tun sich einfach schwer, das Gegessene als Gewicht in ihrem Körper zu behalten. Dazu kommt, dass die persönliche genetische Veranlagung eine große Rolle spielt, wieviel man überhaupt an Muskelmasse zulegen kann.

Es gibt ein paar hilfreiche Modelle, mit denen man herausfinden kann, wieviel Muskulatur man tatsächlich aufbauen kann. Grundsätzlich sagt man, dass ein Mann im Schnitt maximal ca. 20 kg Muskelmasse aufbauen kann, wenn er intensives Bodybuilding betreibt. Eine Frau hingegen soll im Schnitt maximal ca. 10 kg Muskelmasse aufbauen können.

Ich stelle dir im Folgenden zwei Modelle von zwei international bekannten Experten vor. Suche dir eines aus, an dem du deine Ziele und Teilziele misst. Sämtliche Modelle gehen davon aus, dass du hart und diszipliniert trainierst und dich intelligent ernährst. Und sie gehen davon aus, dass du NUR Kraft trainierst – also wirklich Bodybuilding betreibst! Was nicht der Fall ist, wenn du mein Trainingsprogramm absolvierst.

Es gibt noch weitere Modelle dieser Art, doch die beiden sind gängig und anerkannt. Deshalb habe ich mich für sie entschieden.

### Lyle McDonald Modell

Hier wird davon ausgegangen, dass du noch keine signifikante Muskulatur aufgebaut hast.

| | | |
|---|---|---|
| Jahr 1 | 9,0 – 11,0 kg | (Muskelaufbau: ca. 1,0 kg pro Monat) |
| Jahr 2 | 4,5 – 5,5 kg | (Muskelaufbau: ca. 0,5 kg pro Monat) |
| Jahr 3 | 2,3 – 2,7 kg | (Muskelaufbau: ca. 0,2 kg pro Monat) |
| Jahr 4+ | 1,0 – 2,0 kg | (Muskelaufbau: fast nichts mehr pro Monat) |

Du siehst also, dass besonders in den ersten Jahren der meiste Muskelaufbau möglich ist. Dieses Modell besagt, dass das genetische Maximum an antrainierter Muskelmasse bei rund 20-22 kg liegt. Ein Anfänger erreicht mit gutem Training im ersten Jahr maximal 11 kg Muskelzuwachs. Im zweiten Jahr kommen ca. fünf kg an Muskelmasse dazu, im dritten Jahr nur rund 2,5 kg und im vierten Jahr ist praktisch das maximal Mögliche erreicht.

Nach vier bis fünf Jahren durchgehendem intelligentem und diszipliniertem Training kann man also sein genetisches Limit erreichen. Die Betonung liegt hier auf "intelligentem" und "durchgehendem" Training. Mit dem Auslassen von z.B. Beintraining, weil du dich vorrangig nur auf deine Bizeps- und Brustmuskulatur konzentrierst, wirst du niemals dein maximales Potenzial ausschöpfen können! Auch häufige und mehrwöchige Pausen sowie Alkohol oder wenig Wertlegen auf deine Ernährung werfen dich zeitlich immer wieder zurück. Das muss dir klar sein.

Fängst du mit dem Training also z.B. mit 60 kg Mager- bzw. Muskelmasse (= Gewicht minus Körperfett) an, kannst du nach vier Jahren und mehr damit rechnen, dass du rund 78-81 kg an Muskelmasse erreichen kannst. Wenn du dabei 10% Körperfett hättest, würdest du also 86-89 kg wiegen.

## Alan Aragon Modell

Auch bei diesem Modell wird davon ausgegangen, dass du noch keine nennenswerte Muskulatur aufgebaut hast.

| *Einteilung* | *Möglicher Zuwachs an Muskelmasse* |
|---|---|
| Anfänger | 1,00 – 1,5% des Körpergewichts pro Monat |
| Fortgeschrittener | 0,50 – 1,0% des Körpergewichts pro Monat |
| Profi | 0,25 – 0,5% des Körpergewichts pro Monat |

Alan Aragon zufolge kann ein Anfänger mit ca. 70 kg Startgewicht zwischen 0,7 und 1 kg Muskelmasse pro Monat – das sind 8,4-12 kg pro Jahr – zunehmen. Nach einem Jahr intelligentem und hartem Training reiht er sich in den Status „Fortgeschrittener" mit ca. 80 kg ein, wo er jetzt nur noch 0,4-0,8 kg pro Monat an reiner Muskelmasse zunehmen kann. Das wären dann 4,8-9,6 kg pro Jahr.

Als Profi wird er anschließend kaum noch Fortschritte machen. Er würde bei diesem Modell bei 85-90 kg stehen, wenn wir von einem Körperfettanteil von 10% ausgehen. Das bedeutet eine Magermasse von rund 78-81 kg. Dieses Modell ähnelt dem Modell von Lyle McDonald sehr stark, wie du siehst.

Ob du die auf diese Weise berechneten Werte erreichst, hängt von mehreren Faktoren ab. Wichtig ist, dass du deine Ernährung und die Punkte Training und Regeneration optimal für dich abstimmst. Aber auch deine Lebensumstände und deine Genetik spielen eine wichtige Rolle. Ein interessanter Anhaltspunkt, wieviel du an Muskelmasse erreichen kannst, könnte deine Verwandtschaft sein: Sind deine Verwandten eher stabil und muskulös gebaut? Oder haben sie eher schmale Gelenke und du würdest sie keinesfalls als muskulös bezeichnen?

Noch wichtiger ist: Wie siehst du persönlich aus? Warst du schon stark, als du zum ersten Mal ein Gewicht gestemmt hast? Konntest du sofort dein doppeltes Körpergewicht vom Boden ziehen? Wenn das bei dir der Fall ist, zählt die Disziplin Kraft zu deinen Talenten und du wirst mit gezieltem und intensivem Training sicher weit kommen!

## Kritik an solchen „Muskelmasse-Modellen“

Leider sind solche Modelle nach wie vor mehr auf Männer abgestimmt. Eine Frau ist körperlich anders gestrickt als ein Mann.

Einzig das McDonald-Modell macht einen Verweis, dass Frauen mit 50% der Werte für Männer rechnen können.

## Der FFMI (Fat Free Mass Index)

Mit dem Fat Free Mass Index kannst du zwar keinen Blick in deine körperliche Zukunft werfen, dafür ist er aber aussagekräftiger als der gut bekannte Body Mass Index (BMI).

Der FFMI dient zur aktuellen Bestimmung deiner Körperzusammensetzung. Hier wird versucht, deine derzeitige Muskelmasse in Relation zu deiner Körpergröße und deinem Gewicht zu setzen, wobei du allerdings deinen Körperfettanteil kennen musst. Vielleicht hast du ja eine Waage mit der Funktion „Körperfettanteil“ zuhause oder du machst in deinem Studio eine „BIA“, eine Bioimpendanzanalyse.

Auf der Seite www.einfach-ausrechnen.de/ffmi.html findest du z.B. einen solchen FFMI-Rechner. Dazu ein Beispiel: Ein 1,78 m großer Mann mit 70 kg Körpergewicht hat einen Körperfettanteil von 12%. Nach Eingabe seiner Daten kommt ein FFMI-Wert von knapp 20 heraus.

Der Fat Free Mass Index besagt nun grundsätzlich, dass man maximal einen FFMI-Wert von 25 erreichen kann. Alles, was darüber hinausgeht, ist nicht auf „Natural-Basis“ möglich.

Der 1,78 m große Mann würde also mit rund 90 kg und einem gleichen Körperfettwert von 12% einen FFMI-Wert von 25,12 erreichen. Damit hätte er laut FFMI seine genetische Grenze erreicht.

Das Ganze ist zwar sehr theoretisch, doch ein paar erfolgreiche Kraftathleten geben dem FFMI ihre Anerkennung und meinen, dass man sich an ihm orientieren kann.

## Der Punkt, an dem du noch mehr erreichen willst ...

Wer schon lange und gerne Sportler ist, wird den Punkt kennen: Es muss noch mehr gehen. Egal, ob er im Ausdauerbereich oder im Kraftsport zuhause ist. Wir sind zu Leistungsmenschen erzogen worden und so ist es nur zu selbstverständlich, dass man sich mit einem erreichten Ziel oft nicht lange zufriedengibt.

Doch es gibt bei jedem Menschen einen Punkt, wo der Körper sagt: STOPP. Das ist dein natürliches Limit. Das körperlich Machbare ist erreicht. An dieser Grenze angekommen, werden ehrgeizige Sportler oft verführt, zu Hilfsmitteln zu greifen. Doch glaube mir: Das ist nicht wirklich Sinn und Zweck des Lebens. Es geht darum, alles mit Maß und Ziel zu sehen und gewisse Sachen einfach akzeptieren zu lernen. Wenn man tatsächlich all seine Grenzen ausgereizt hat und das in allen Bereichen, hat man erstens sicherlich bereits Jahre des intensiven Trainings hinter sich und viele Erfolge gefeiert und zweitens hat man enorme mentale Stärke dazu bekommen. An der obersten persönlichen Grenze gilt es zu erkennen und zu akzeptieren, dass man das Beste aus seinem Körper geholt hat. Wer das von sich behaupten kann, ist mit Sicherheit ein großartiger Athlet! Er hat sich mehr als genug bewiesen. Meinst du nicht auch?

## Mein Tipp

Ich will dich anspornen, deinen Körper maximal zu transformieren. Doch es ist wichtig, dass du deinen Körper sich selbst auf natürliche Weise entwickeln lässt, was für dich bedeutet, dass du Geduld brauchst.

Wir visieren mit meinem Trainingsprogramm eine athletische Figur an – also nicht ein Maximum an Muskelpacks. Deshalb schulen wir auch deine Ausdauer und Kraftausdauer, damit du mehr Luft bekommst, was gleichzeitig heißt, dass nicht alle Energie in deinen Muskelaufbau geht. Gib deiner Körperumformung Zeit. Am Ende wird es mit Sicherheit dein schönster Körper sein – du wirst sehen. Obwohl die Zahlen in der Literatur teils stark abweichen, geht man davon aus, dass die Ernährung rund 60-80% und Training nur ca. 40-20% ausmacht! Deshalb bekommen die Ausdrücke „intelligentes Training“ und „intelligente Ernährung“ eine wichtige Bedeutung.

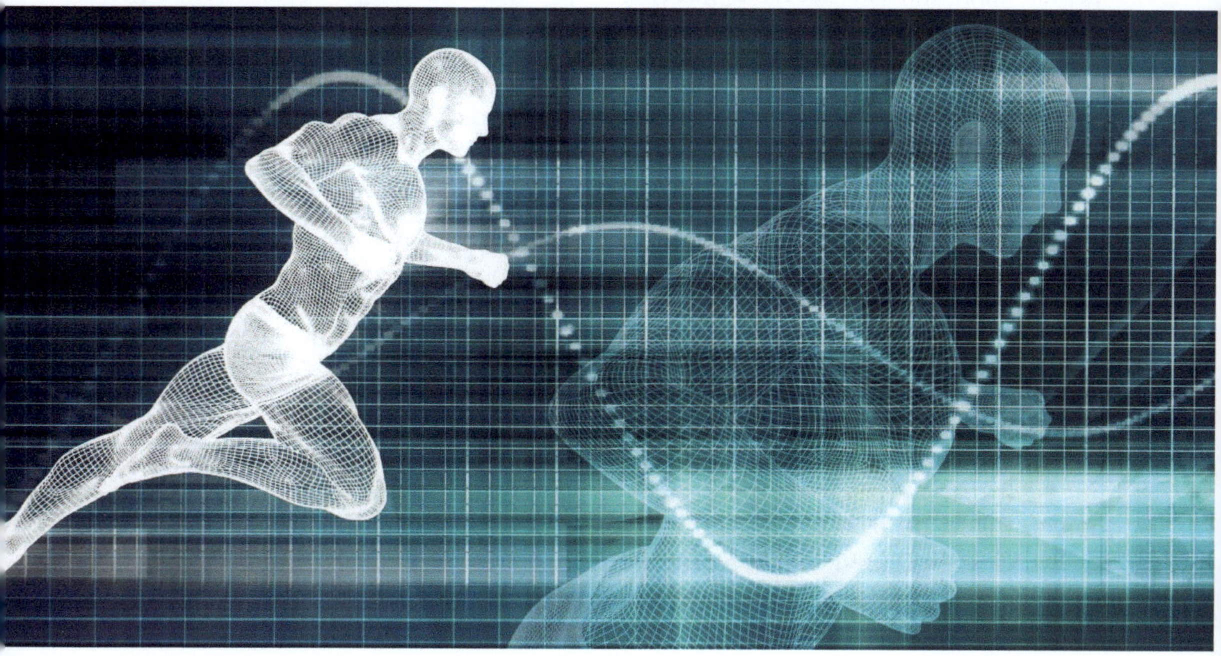

## Wähle gut - es wird schließlich dein zweites Zuhause:

# Wie findest du das richtige Fitness-Studio?

Ich kenne den Satz nur allzu gut: *"Das ist aber schon teuer …"*. Oft höre ich diesen Satz von Leuten, die ins Studio kommen und einfach noch keine Ahnung haben, was es heißt, Mitglied in einem Fitness-Studio zu sein.

Wenn ich diese Worte höre, weiß ich in gewisser Weise schon, wen ich vor mir habe: Einen Menschen, der seiner Gesundheit und seinem Wohlbefinden keinen großen Wert beimisst. Ich weiß in diesem Moment sofort, dass dieser Mensch noch einen langen Weg vor sich hat, bis er (hoffentlich) begreift, dass ein gesunder und trainierter Körper unbezahlbar ist und dass nur er selbst dafür die Verantwortung trägt.

Weißt du, der Abo-Preis in einem Studio ist nur dann wirklich ausschlaggebend, wenn du über ein Mini-Monatsbudget verfügst. Das heißt aber auch nicht, dass du dich gleich in einem First-Class-Studio eintragen musst. Ich wette, es gibt in deiner Umgebung Studios, die dir zu einem fairen Preis gute Beratung und gute Geräte anbieten.

Ein viel wichtigerer Faktor als der Preis ist, ob du dich in dem Studio wohlfühlst! Deshalb solltest du unabhängig vom Preis auf jeden Fall ein Probetraining in den Studios machen, die für dich in die engere Auswahl kommen. Das bieten dir heutzutage fast alle Studios kostenlos an. Höre dabei wirklich auf dein Bauchgefühl. Fühlst du dich auf Anhieb wohl? Fühlst du dich in dem Studio angenommen oder in irgendeiner Weise gehemmt? Sagen dir die Leute zu, die dort trainieren? Und wie wirken die Trainer auf dich? Sind sie dir sympathisch?

Die Antworten auf diese Fragen sind die wichtigen Entscheidungshilfen, wenn es um deine Mitgliedschaft geht. Denn schließlich soll das Studio für dich eine Art zweites Zuhause werden. Mein Programm verlangt jedenfalls nach jeder Menge Geräte und Equipment. Suche dir ein Studio, wo du abschalten kannst, wo du nette Leute triffst, wo du dich einfach wohlfühlst. Und denke bitte dran: Der Mitgliedsbeitrag in einem Studio im Mittelpreissegment macht ca. die Hälfte des Preises einer guten Markenjeans aus …

Wählst du dein Studio nur aufgrund des günstigen Preises und fühlst du dich dort nicht gut aufgehoben, wirst du garantiert nicht oft hingehen. Dann ist das Studio auf jeden Fall zu teuer, auch wenn es sehr günstig ist. Der Abbruch deines Trainings wäre also bereits vorprogrammiert. Und das wollen wir natürlich auf keinen Fall!

Ein weiterer wesentlicher Punkt, auf den du achten solltest, ist, dass dein Studio maximal eine Viertelstunde von deinem Zuhause entfernt liegt. Sonst kommt leicht der Faktor *"… das ist mir heute zu weit …" ins* Spiel.

In den meisten Fitnessstudios zählt es heute bereits zum Standard, dass jedem Mitglied eine Chipkarte bzw. sehr großzügige Öffnungszeiten angeboten werden. So kannst du deine Trainingszeiten wirklich flexibel gestalten. Wir wollen schließlich allen Ausreden einen Riegel vorschieben.

Dass die Trainer in deinem Studio kompetent, sympathisch und zuvorkommend sind, setze ich voraus. Denn auch, wenn du glaubst, du weißt schon alles über Training und kannst alles selbst, wird dir ein Trainer vor Ort immer helfen können, deine Techniken zu perfektionieren bzw. dich zu inspirieren. Wie gesagt, auch ich habe in mehr als 25 Jahren noch nicht im Fitnesssport ausgelernt.

Wenn du all diese Kriterien berücksichtigst, schaltest du viele Quellen aus, die dich vom Training abhalten könnten.

Es kann natürlich sein, dass du dir vorgenommen hast, mein Programm bei dir zuhause durchzuziehen. Das kannst du gerne – vorausgesetzt, du hast das nötige Equipment daheim. Denn genau das ist der springende Punkt: Du wirst zuhause NIEMALS die Geräte und das Equipment eines Fitness-Studios haben! Das beginnt damit, dass du höchstwahrscheinlich keine Profi-Kraftgeräte im Keller stehen hast und endet bei den umfangreichen Gewichtsmöglichkeiten für Lang- und Kurzhanteln, die dir ein Studio bietet.

Glaube mir, eine Studio-Mitgliedschaft macht sich wirklich bezahlt. Abgesehen von der viel umfangreicheren und professionelleren Einrichtung hast du dort die Möglichkeit einer tatsächlichen Auszeit. Mit dem Ortswechsel bekommst du wirklich Abstand zum Alltag. Außerdem lernst du viele nette Leute kennen. Die Trainingszeit im Studio ist deine Zeit – nimm sie dir!

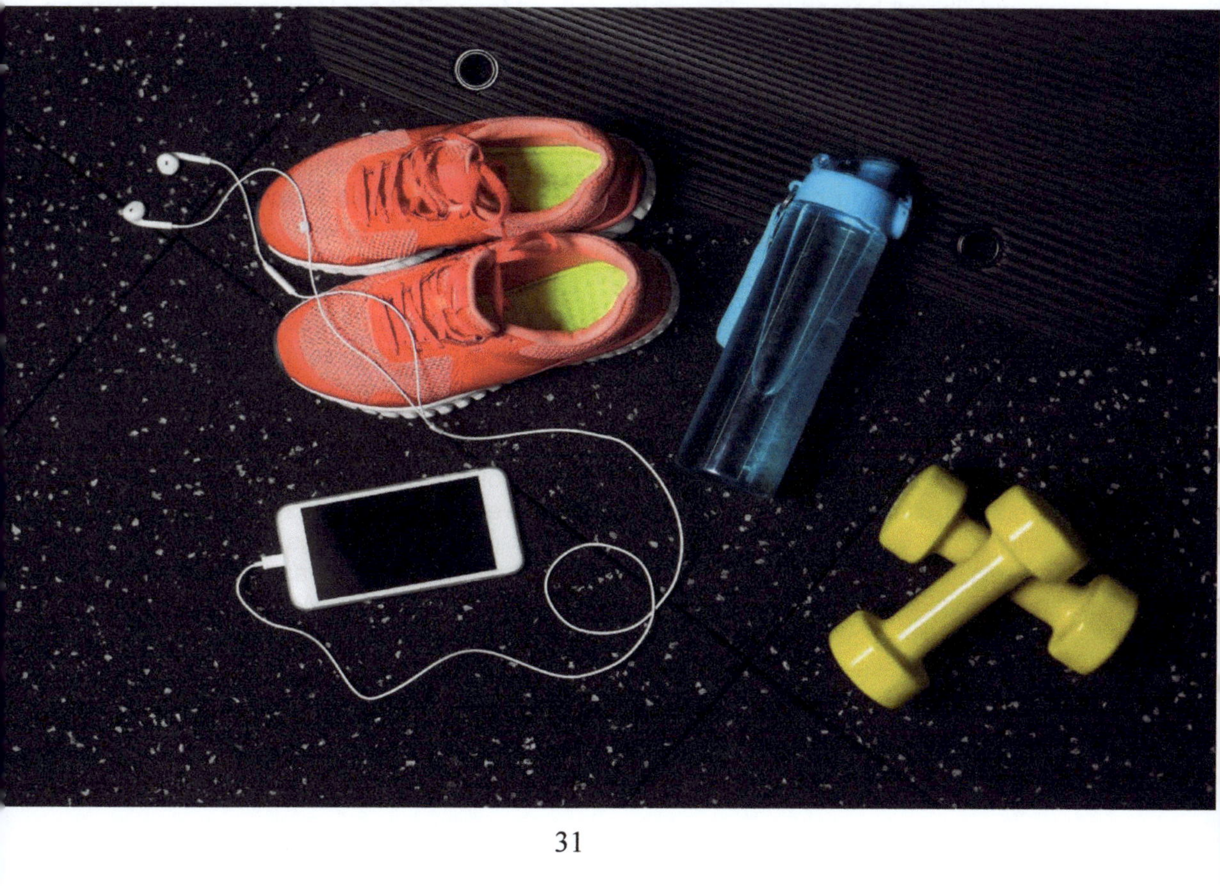

# Allgemeine Regeln im Training

## Bewege dich JEDEN Tag – besonders am Anfang

Besonders, wenn du erstmals oder nach langer Zeit wieder zu trainieren beginnst, ist es wichtig, dass du den Faktor Bewegung als regelmäßigen Lebenspunkt in deinen Alltag integrierst. Das geht umso schneller, je öfter du das übst. Meine Erfahrung hat mir gezeigt, dass es am besten ist, wenn du jeden Tag Bewegung machst. Besonders für die ersten Monate ist das ein guter Tipp. Das heißt, dass du z.B. an trainingsfreien Tagen trotzdem eine Stunde lang spazieren gehst. Einfach um der Bewegung willen. So wird das Training bald zum selbstverständlichen Teil in deinem Leben. Und genau darum geht es. Das Training begleitet dich ab jetzt dein Leben lang.

## Zeit spielt keine Rolle – und schon gar nicht am Anfang.

Ich weiß: Viele Menschen haben nur begrenzt Zeit. Der ständige Druck, der auf dem Großteil von ihnen lastet, macht sich immer und überall bemerkbar. Die meisten Menschen haben heutzutage sogar schon ein schlechtes Gewissen, wenn sie sich mal ein bisschen Zeit für sich selbst nehmen. Das ist sehr bedenklich und ich hoffe, du zählst nicht zu diesen Menschen. Denn wenn du dir keine Zeit für dich selbst nimmst – wer macht das dann? Aber auch, wenn du dich dazuzählst, sei beruhigt: Ich habe ein Rezept gefunden, dass dir schlagartig jede Menge Zeit verschafft. Dieses Rezept heißt: FERNSEHER WEG!

Ja genau, das TV-Gerät ist ein großer Zeiträuber. Unzählige Menschen verbringen tagtäglich viel Zeit vor dem Fernseher. Nicht nur, dass er Zeit stiehlt, er lähmt auch, indem er die Menschen an die Couch fesselt. Dazu kommt, dass genau das Fernsehen zu übermäßigem Essen verleitet. Diese Argumente hören viele sicher nicht gerne, doch sie sind leider Fakt. Der Fernseher zählt zu den Geißeln unserer Zeit.

Deshalb lautet mein Tipp: Fernseher weg – zumindest testweise für die nächsten Monate und siehe da, plötzlich steht jede Menge Zeit zur Verfügung, um etwas anderes tun zu können. In deinem Falle als angehender Topathlet heißt das, Zeit für Training und die dauerhafte Umstellung auf vegan zu haben. Und auch, wenn es sich anfangs komisch anfühlt, ohne Fernsehen zu leben – schließlich ist man es ja gewohnt. Du wirst entdecken, wie wertvoll es ist, dass du dir selbst mehr Zeit widmest und dem, was du verwirklichen willst, anstatt diese Zeit wie bisher der Glotze zu schenken.

Jetzt aber zum eigentlichen Thema des Trainings-Grundsatzes „Zeit spielt keine Rolle“: Es wäre sehr kontraproduktiv, wenn du dir gleich zu Beginn deiner Trainingslaufbahn massiven Zeitdruck aufbauen würdest. Das wäre der Fall, wenn du dir für deine Workouts jedes Mal ein Zeitlimit setzt.

Denn die oberste Priorität meines Trainingsprogrammes ist, dass du die Trainingsvorgaben fertigmachst und nicht, dass du sie in kürzester Zeit absolvierst.

Darum gilt: Es ist egal, wie lange du für das jeweilige Training brauchst. Wichtig ist, dass du alles laut Plan beendest. Das heißt, nimm dir ausreichend Zeit für das Training. Zu Beginn jedes neuen Trainingsplans wirst du übrigens meist mehr Zeit brauchen, weil die Übungen bzw. Varianten neu für dich sind. Erst die Übung macht schließlich den Meister.

Je öfter du ein bestimmtes Training wiederholst, umso schneller wirst du damit fertig werden, weil sich dein Körper an den Ablauf der Workouts gewöhnt.

## Es gilt, das Training nach Vorgabe zu beenden – koste es was es wolle.

Genau das hat oberste Priorität! Du kannst nur stolz auf dich sein, wenn du das dir vorgenommene Training auch tatsächlich beendest: Alle Übungen, alle Sätze und alle Wiederholungen, die am Plan stehen. Solltest du einmal einen leistungsschwächeren Tag haben, variiere beim Gewicht. Beende genau das Training, das du dir vorgenommen hast. Das hat Priorität – nicht die Zeit.

## Du sollst dich nicht überschätzen, aber auch nicht unterschätzen.

Zu Beginn deiner Trainingslaufbahn wirst du wahrscheinlich sehr motiviert sein. Du hast die dir gesteckten Ziele noch übermächtig vor Augen und du merkst, wie gut dir das Training tut. Aber auch wenn du dich so fühlst, als ob du alle Bäume dieser Welt ausreißen könntest: Halte dich stets an die Trainingsvorgaben und überfordere dich nicht.

Eines ist nämlich so gut wie fix: Wer mit zu großem Eifer beginnt und sich gleich zu Beginn all seine Kräfte abverlangt, dem wird mit hoher Wahrscheinlichkeit auf halber Strecke die Luft ausgehen. Du kannst zwar z.B. eine zusätzliche Ausdauer-Einheit pro Woche einbauen, aber eben nicht viel mehr. Schließlich soll deine Motivation erhalten bleiben, um dein Ziel zu erreichen. Ein „Mit-Ellbogen-und-Druck-jetzt-durch“ bringt dich mit hoher Wahrscheinlichkeit nicht dorthin.

Du sollst dich aber auch nicht unterfordern! Es kann sein, dass du dir jetzt einfach noch nicht zutraust, dass du stark bist. Ich sage dir aber jetzt: Du bist bestimmt stark! Du hast es nur noch nicht ausprobiert.

Es gilt generell: Wenn du keine wirkliche Anstrengung beim Training spürst, hast du entweder zu wenig Gewicht gewählt oder du solltest mehr Einsatz in deinen Ausdauer-Einheiten zeigen. Sonst machst du nichts anderes, als dir die Zeit zu vertreiben. Die Devise lautet: Nicht unterfordern und nicht überfordern!

## Übe dich in Geduld – diese Tugend hast du zu lernen.

Wie du ja weißt, wurde Rom nicht an einem Tag erbaut. Tja, und dein Traumkörper wird nicht in zwei Monaten daher schweben. Das ist die harte Realität, die du in deinem Kopf verankern musst. Nur wenn du hart arbeitest und konsequent dranbleibst, wirst du dein Ziel erreichen. Also, hab Geduld mit deiner Transformation.

## Akzeptiere, dass es gute und schlechte Tage gibt.

Beim Training ist es wie im Leben: Es gibt nicht nur die guten Tage. An einem Tag kannst du mehr Gewicht nehmen und an einem anderen fragst du dich, warum du so schwach geworden bist. An einem Tag könntest du „bis zum Himalaja rennen", am anderen Tag ist es einfach nur mühsam. Training ist wie der Herzschlag - es geht mal rauf und mal runter. Ich kann dich trösten: So geht es jedem Athleten zwischendurch! Dem Spitzensportler und dem Beginner. Bleibe einfach am Ball und alles wird gut, OK?

## Dein Termin mit dir selbst hat Vorrang.

Genau das ist es, was du mir bitte versprichst: Egal, ob du das Date deines Lebens hast oder ob du beruflich gerade extrem eingespannt bist: Du nimmst dir die Zeit für dich bzw. die Zeit für dein Training, OK? DU bist dir jetzt am wichtigsten, wenn du deinen Körper wirklich transformieren willst. Genau deshalb hat dein geplantes Training absoluten Vorrang. Nichts und niemand kann dich daran hindern, denn du machst jetzt dein Ding!

## Glaube an dich!

Auch wenn es dir an manchen Tagen schwerfallen wird, an dich und deinen Erfolg zu glauben. An diesen Tagen gilt: Schalte auf Durchzug und mache deine Workouts! Nur durch aktives Tun verändert sich dein Körper, durch nichts anderes. Glaube an deinen Erfolg. Glaube daran, dass deine Transformation möglich ist! Wenn du das gerade nicht kannst, dann denke einfach nicht großartig darüber nach. Im TUN liegt der Schlüssel.

## Gib deinem Körper zwischen den Workouts die richtige Pause.

In diesem Grundsatz geht es darum, dass du deinem Körper zwischen den einzelnen Trainingseinheiten die richtige Pause gibst. Ich weiß, dass ich dir mit meinem Trainingsprogramm einen enorm hohen Einsatz abverlange. Das ist gewollt, um deine Transformation so rasch wie möglich zur Wirklichkeit werden zu lassen.

Doch wenn du z.B. merkst, dass du dich nach ein paar Monaten hartem Training nur noch schwach und ausgelaugt fühlst, mache eine mindestens einwöchige Pause! Damit meine ich nicht das normale Rauf-Runter, wenn du dich zwischendurch mal einen Tag lang oder zwei Tage hintereinander müde fühlst.

Wenn deine Kraft und Energie über Tage hinweg nicht kommen will und du z.B. schlecht schläfst, kann es sein, dass du im Übertraining bist. Da mein Trainingsprogramm eine konstant hohe Intensität hat, könnte der Zustand des Übertrainings auftreten. Nimm dir in diesem Falle Zeit für die Regeneration deines Körpers – am besten mit aktiver Erholung: Gehe z.B. in dieser „Zwangspause" jeden Tag spazieren und/oder in die Sauna. Bleibe also trotzdem in Bewegung und lege dich nicht auf die Couch! Jetzt ist einfach „Erholungs-Bewegung“ angesagt.

Zusätzlich hilft dir energiereiches Essen. Iss viele Vitamine und Mineralstoffe. Achte in dieser Zeit umso mehr auf deine Ernährung bzw. könntest du diese ruhigere Zeit dazu nutzen, dass du dich weiter in die vegane Ernährung vertiefst.

Wie gesagt: Es könnte sein, dass durch mein Programm ein Übertrainings-Zustand auftritt, es muss aber nicht sein! Ich rede hier von einem körperlichen Zuviel und nicht von einem psychischen Motivationstief. Wenn du zwischendurch mal in ein Motivationstief kommst, bleibe trotzdem am Training dran.

## Setze dir Trainingsziele – auch, damit du mehr Kraft entwickelst.

Das Setzen von kurz- und langfristigen Trainingszielen – also dein Hauptziel und die dazugehörigen Teilziele – ist ein wichtiger Punkt. Ein Schiff macht sich auch nicht auf den Weg, ohne seinen Zielhafen zu kennen. Ziele helfen einem, dass man es bis ans Ende schafft. Dass man durchhält. Auf dem Weg zum großen Ziel sind einem dabei die kleineren Teilziele behilflich. Sie sind praktisch die „Labestationen“ wie bei einem Marathon, die einem kurze Verschnaufpausen verschaffen und so die Motivation neu aufbauen. Das Erreichen eines Teilzieles ist ein persönlicher „Schulterklopfer“. Diese kleineren Ziele helfen, auf dem Weg zum noch weit entfernten Hauptziel zu bleiben. Ohne sie kann man leichter vom Weg abkommen.

Ein wichtiges Ziel beim Krafttraining heißt: Stärker werden! Nehmen wir z.B. das Bankdrücken her: Um hier immer mehr Gewicht bewältigen zu können, ist neben einer starken Brustmuskulatur auch die Schultermuskulatur wichtig. Außerdem wird dabei der Trizeps stark beansprucht. Doch der Trizeps ist nun mal ein kleinerer Muskel und wird deshalb mit Sicherheit die „Schwachstelle“ bleiben. Um ihn trotzdem stärker für das Bankdrücken zu machen, kannst du ihn einfach mehr trainieren. Mit solchen zusätzlichen Workouts wirst du große Gewichtssteigerungen beim Bankdrücken realisieren können. Dieser Tipp gilt übrigens generell für jede Anforderung, die du an dich stellst.

Wichtig ist, dass du immer wieder selbst überlegst, wie du noch besser werden kannst. So bekommt der Ausdruck „intelligentes Krafttraining“ nun wirklich Bedeutung, nicht wahr?

## Wenn du dich verletzt, höre sofort mit dem Training auf.

Es kann passieren, dass du dich eines Tages beim Training verletzt – z.B. hast du dich nicht genügend aufgewärmt und plötzlich spürst du einen Schmerz in der Schulter. Das einzig Richtige, was du in diesem Falle tun kannst ist: Beende sofort dein Training! Der Körper teilt dir in diesem Moment nämlich mit, dass etwas nicht stimmt. Wenn du dieses Körpersignal ignorierst und einfach weitertrainierst, kann es sich in den kommenden Wochen und Monaten bitter rächen. Denn vielleicht verschärfst du durch dein Ignorieren die Verletzungstiefe und du fällst aufgrund dessen für die nächste Zeit aus. Es macht wirklich Sinn, aufzuhören, wenn der Körper schreit.

## Sorge dafür, dass du ausreichend Schlaf bekommst.

Genug Schlaf ist die halbe Miete. Das gilt nicht nur für einen ausgeglichenen Lebenswandel, sondern auch für deinen Trainingserfolg. Es ist individuell, wie viel Schlaf du brauchst – du selbst weißt am besten, wann du dich ausgeruht fühlst.

Der Muskelaufbau findet zum größten Teil während des Schlafes statt. Im Theorieteil findest du zum Thema „Superkompensation" mehr Informationen.

Wenn du beim Training ständig alles gibst und alles für deine Kraftsteigerung tust, du aber ständig zu wenig Schlaf bekommst, vergeudest Du unnötig viel an Energie, die dich schon früher zu deinem Erfolg bringen könnte. Richte dir dein Leben so ein, dass du jeden Tag so lange schlafen kannst, dass du dich am nächsten Tag ausgeruht und fit fühlst. Du wirst über die positiven Auswirkungen beim Training überrascht sein.

## Suche dir wenn möglich einen stärkeren Trainingspartner.

Es wäre für dich ein großer Vorteil, wenn du einen Trainingspartner hättest, der stärker ist als du. Er motiviert dich, weil du auch dasselbe schaffen willst wie er. Jemand der stärker ist als du, lässt dich über deine Leistungsgrenzen gehen. Hier hat unsere Leistungsgesellschaft etwas Gutes: Man will auf jeden Fall mithalten können.

## Trainiere hart und schwer und verschwende nicht deine Zeit.

Man kann ins Studio gehen und das Training als Zeitvertreib absolvieren oder man geht ins Studio, um für seine Zukunftserfolge zu arbeiten.

Auch wenn es oft schwer ist, sich zu überwinden, spätestens nach dem Training weiß man wieder, warum man gerne seine Zeit und seinen vollen körperlichen Einsatz ins Workout investiert hat: Man fühlt sich einfach grandios und man weiß, dass man sich einmal mehr bewiesen hat. Ich gehe davon aus, dass du ins Studio gehst, um dein lange gehegtes Ziel zu erreichen.

Natürlich triffst du im Studio auch Leute, die du magst und mit denen du dich austauschen willst. Doch bitte erst nach dem Training. Denn in erster Linie geht es um dein persönliches Ziel, um nichts anderes.

# Wichtige Grundsätze beim Krafttraining

## Wärme dich vor jedem Workout auf.

Im Trainingsteil gehe ich näher auf die Themen Warm-Up, Mobilisation und Stretching ein, weil ein grundsätzliches Aufwärmen bzw. mindestens die Mobilisation deiner Gelenke wirklich vor keinem Training fehlen sollte. Auch nicht vor deinem Kraft-Workout. Es braucht nicht viel Zeit und ist enorm wichtig, um Verletzungen vorzubeugen.

## Erlerne die korrekte Ausführung der Übungen.

Viele, die noch nicht mit dem Kraftsport vertraut sind glauben, dass man beim Training an den Geräten gar nichts falsch machen kann. Doch es gibt hier wichtige Punkte, auf die man unbedingt achten sollte.

Es gibt die verschiedensten Kraftgeräte und genauso viele verschiedene Bedienungsmöglichkeiten. Doch es gibt grundsätzliche Fragen, die du dir vor dem Benützen einer Kraftmaschine stellen sollst: Passt die Sitzhöhe/-position? Habe ich den richtigen Griff an der Maschine montiert? Habe ich das richtige Gewicht gewählt?

Wenn du dir bei einem Gerät unsicher bist, hole einen Trainer und lasse dir die Übung und Handhabung zeigen. Und bitte denk dran, wenn du öfter als einmal Hilfe brauchst: Bei den vielen verschiedenen Maschinen kann man sich nicht alles auf Anhieb merken. Frage lieber einmal zu viel als einmal zu wenig.

## Lasse dir neue Geräte vom Trainer zeigen.

Vielleicht traust du dich nicht, eine Kraftmaschine auszuprobieren, weil du sie noch nicht kennst? Das wäre wirklich schade. Die Trainer im Studio sind u.a. doch genau dazu da. Und sie achten darauf, dass jedes Mitglied alle Geräte sicher und effektiv bedienen kann. Lasse dir also neue Geräte vom Trainer zeigen. Denn vielleicht ist die neue Maschine genau die, die du in Zukunft nicht mehr missen möchtest.

## Achte bei jeder Wiederholung auf das richtige Tempo.

Das richtige Ausführungs-Tempo gehört zu einem effektiven Krafttraining wie das Amen zum Gebet – und zwar bei jeder Wiederholung. Es gilt: Du kontrollierst das Gewicht in jeder Lage und das heißt, du führst die Übung in jedem Stadium mit einem gleichmäßigen und kontrollierten Tempo aus. Dazu ein Tipp von mir, der sich in der Praxis gut bewährt hat: Wenn du z.B. den Latzug machst, zähle beim Herunterziehen der Stange "1+2" im Sekundentakt. Du lässt die Stange dann nicht einfach hochschnellen, sondern lässt die Stange wieder mit diesem „1+2" hoch. Dieses 2-Sekunden-Zählen kannst du bei allen Kraftmaschinen anwenden.

## Beim Krafttraining kommt es auf das richtige Atmen an.

Atme bei der Anstrengung aus – egal bei welcher Übung. Meist ist das Ausatmen dort zuhause, wo du das Gewicht bewältigst. Das richtige Atmen beim Krafttraining ist sehr wichtig, denn du wirst es immer mehr brauchen, je mehr Gewicht du schaffst. Deshalb gewöhne es dir so rasch wie möglich an. Das richtige Atmen soll sich bei dir automatisieren. Wenn du dir bei manchen Übungen unsicher bist, frage einen Trainer in deinem Studio. Mit dem richtigen Atemrhythmus bewältigst du nicht nur mehr Gewicht, du kommst dadurch auch in deine Ruhe bzw. Konzentration. Ein Beispiel: Beim Latzug atmest du aus, wenn du das Gewicht zu dir herunterziehst. Beim Schulterdrücken atmest du aus, wenn du das Gewicht hochstemmst. Du atmest also immer dann aus, wenn es „schwer" wird.

## Die richtige Pause zwischen den Sätzen.

Es gibt viele Tipps, wie lange die Pause zwischen den einzelnen Sätzen dauern soll. Und es gibt verschiedenste Trainingsprogramme. Wenn man das Training an den Geräten als Kraftausdauer-Einheit nutzt, werden die Pausen kürzer sein, damit man ordentlich ins Schwitzen kommt. Wenn ich meine Maximalkraft trainiere, werde ich lange Pause machen, bis ich fühle, dass meine Kraft wieder hochgefahren ist. Es gibt also nicht „die eine Zeitangabe", wie lange die Pause zwischen den Sätzen dauern soll.
Ausschlaggebend für die richtige Pausenlänge ist dein Trainingsziel und wie du dich vor dem nächsten Satz fühlst. Du sollst merken *„OK, ich bin jetzt wieder bereit für die nächsten Wiederholungen."*.

Vermeide auf jeden Fall zu lange Pausen zwischen den Sätzen bzw. während deines gesamten Krafttrainings. Dadurch würde die Effektivität des Workouts verloren gehen. Ich verstehe ja, dass du dich z.B. freust, wenn du einen guten Freund im Studio triffst und ihr euch viel zu erzählen habt. Aber anstatt euch gegenseitig vom Training abzuhalten, könntet ihr euch einfach nach dem Training an der Bar auf einen Shake treffen.

## „Reiße" nicht an den Gewichten herum.

Das ist ein wirklich wichtiger Grundsatz. Wenn ich jemanden sehe, der das Gewicht mit Schwung bewältigt, weiß ich sofort, dass dieser Jemand einfach zu viel Gewicht aufgelegt hat. In einem guten, effektiven und sicheren Training kontrolliert man das Gewicht in jeder Lage!

## Trainiere den größtmöglichen Bewegungsradius.

Stretching ist oft ein „Stiefkind" beim Training. Deshalb kannst du gewisse Kraftmaschinen gut nutzen, um deine Beweglichkeit zu fördern. Das heißt, mache bei allen Übungen stets den größtmöglichen Bewegungsradius. Um beim Latzug zu bleiben: Ziehe das Gewicht herunter, bis die Stange den Nacken berührt und lasse sie dann so weit nach oben, bis die Arme vollständig durchgestreckt sind. So vermeidest du, dass du dich durch zu kurze Bewegungsabläufe selbst verkürzt.

## Denke dich in die Muskelgruppe hinein, die du gerade trainierst.

Wie das richtige Atmen ist auch das „Dabeisein beim Training“ wichtig. Damit meine ich, dass du während des Krafttrainings nicht an 1000 andere Sachen denkst, sondern dass du dich wirklich auf dein Workout konzentrierst. Du machst schließlich gerade etwas für deinen Körper und somit für dich. Sei also bitte auch mit deinem Kopf dabei. Du kannst dich z.B. auch ins Hier und Jetzt holen, indem du beim Latzug daran denkst, wie sich gerade deine Rückenmuskeln bewegen. Denke dich einfach in die jeweilige Muskelgruppe hinein. So bekommst du mit der Zeit eine immer bessere Körperwahrnehmung.

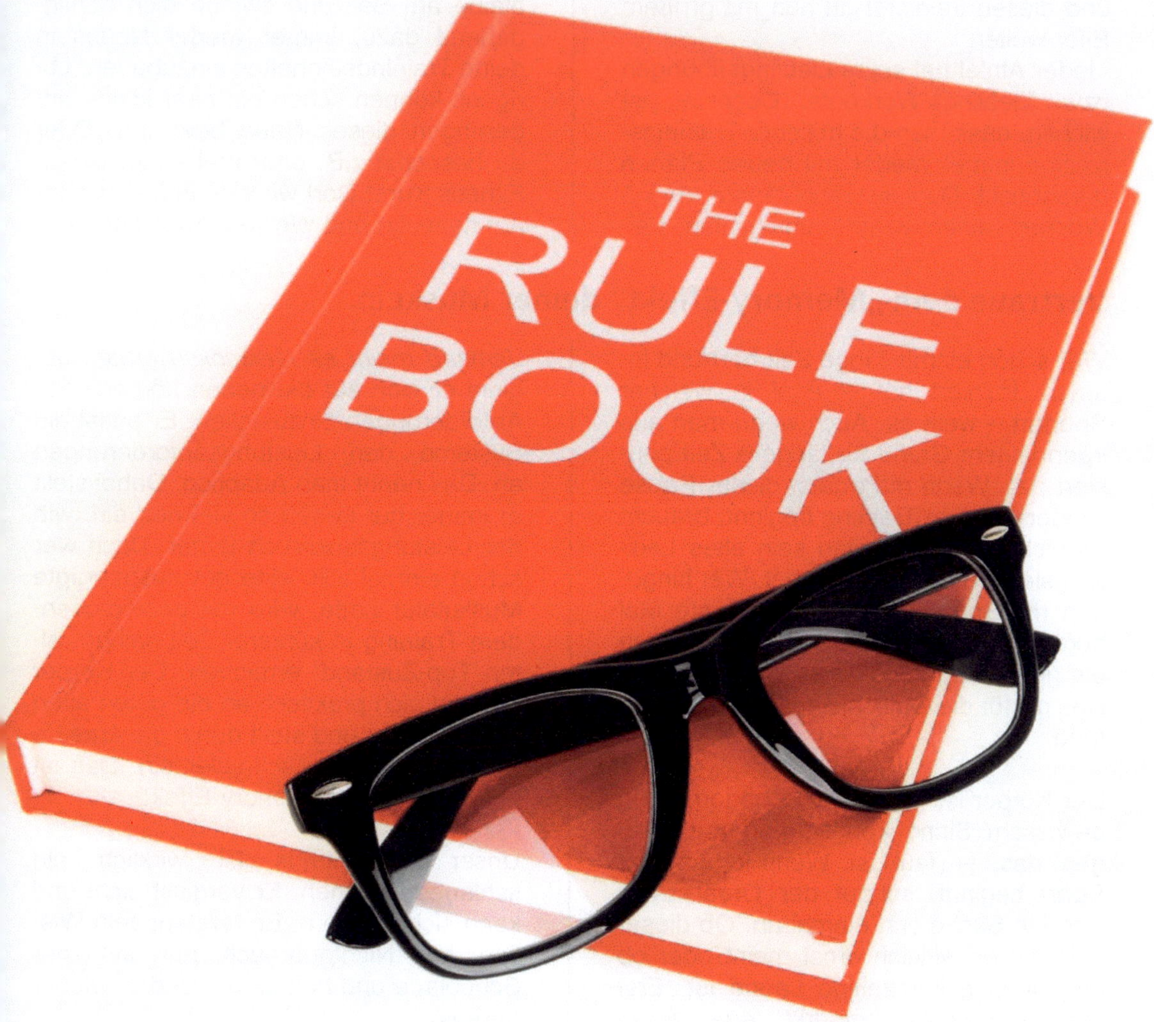

# Allgemeine Regeln für Fortgeschrittene

## Bleibe neugierig und offen für neue Trainingspläne.

Irgendwann bist du mit meinem Trainingsprogramm fertig. Dann willst du höchstwahrscheinlich andere Trainingspläne ausprobieren und das ist gut so. Doch es kann auch sein, dass sich in der Zeit, die du mit meinen Trainingsplänen verbracht hast, speziell einer als dein „Lieblingsplan“ herauskristallisiert hat und diesen trainierst du nun mit großem Eifer weiter.

Jeder Athlet hat seine Lieblingsübungen bzw. Lieblings-Workouts. Doch es ist wichtig, dass man die geliebte Trainingsroutine immer wieder mit neuen Plänen durchbricht. Du sollst nicht länger als 6-8 Wochen einen Kraft-Trainingsplan trainieren. Es ist wichtig, dass du in irgendeiner Form immer wieder neue Trainingsreize setzt, damit du dich auch weiterhin verbesserst.

Wenn du deinem Körper ständig nur die gleichen Workouts abverlangst, gewöhnt er sich daran. Du wirst nicht viele bis gar keine Fortschritte mehr machen. Also, bleibe am Ball und zwinge dich richtiggehend dazu, immer wieder Neues in deine Trainingseinheiten einzubauen. Übrigens können schon ein paar kleine Änderungen dieses Neue bewirken. Oder du besuchst z.B. öfter mal einen Group Fitness Kurs? Dort wirst du immer wieder auf neue Art und Weise herausgefordert.

## Vertraue dem „Memory-Effekt“ deiner Muskeln.

Wer schon einmal lange Zeit hart und intensiv trainiert hat – egal in welcher Sportart – weiß es. Auch wenn man aus irgendeinem Grund für längere Zeit pausiert hat. Wenn man nach dieser Pause wieder mit dem Training beginnt, braucht es nicht lange, bis man sein altes Leistungslevel wieder erreicht hat. Wer hingegen mit Sport überhaupt das erste Mal beginnt, braucht längere Zeit, bis er sich ein gewisses Fitnesslevel aufgebaut hat. Das gilt für die Optik als auch für die Leistung.

Der Körper ist wirklich ein Phänomen. In gewissem Sinne könnte man auch sagen, dass er „faul“ ist. Wenn jemand mit Sport beginnt, schaut der Organismus sich die Sache erst einmal an. Ob dieser Jemand es wirklich ernst meint oder ob es nur eine kurzzeitige Laune ist. Erst wenn der Körper bemerkt *„Aha, dieser Jemand meint es tatsächlich ernst“*, beginnt er sich auf die neuen körperlichen Anforderungen einzustellen. Er passt die Systeme den Leistungsanforderungen an. Das nennt man Adaption. Dabei stellt er immer nur genau so viel neu ein, wie der Leistungsanspruch lautet. Doch wer schon einmal z.B. eine gut ausgeprägte Muskulatur hatte, wird mit entsprechendem Training in kürzerer Zeit seinen „alten Top-Zustand“ erreichen. Der Körper erinnert sich praktisch an die guten alten Muskelzeiten und stellt durch die erneute Anforderung alles schneller ein. Das ist der sogenannte „Memory-Effekt“.

Unser Organismus ist wirklich ein schlaues Kerlchen. Er vergisst nicht und kann sich erinnern. Er verstaut sein Wissen bei Nichtgebrauch nur in einer Schublade und holt es bei Bedarf wieder heraus.

# Verschiedene Arten des Krafttrainings

Es gibt unzählige Arten, wie man seine Kraft trainieren kann. Also immer wieder neue Möglichkeiten, um immer wieder neue Trainingsreize zu setzen. Ja, so faszinierend ist Kraftsport. Ich stelle dir ein paar Trainingsarten vor, die meiner Erfahrung nach zu den effektivsten gehören. Die Liste ist aber sicherlich nicht komplett.

## Ganzkörper-Krafttraining

Das Krafttraining für den ganzen Körper ist ideal, wenn man Neueinsteiger in den Kraftsport ist oder (wieder einmal) längere Zeit pausiert hat. Obwohl diese Art von Training den Körper sehr fordert, wird es niemals so intensiv wie z.B. ein Kraftsplit sein. Deshalb, weil man viele Übungen braucht, um den gesamten Körper zu trainieren. Darum wird man wahrscheinlich nur eine, maximal zwei Übungen pro Muskelgruppe machen. Ein Ganzkörper-Krafttraining bietet sich außerdem gut dafür an, ein bestimmtes Kraftlevel zu halten.

Ein grundsätzlicher Tipp von mir: Beginne immer mit der Übung, die für dich am schwersten ist. Auf diese Weise hast du genug Kraft, die schweren Übungen sehr gut bewältigen zu können und du wirst bei diesen Übungen kontinuierlich besser und stärker. Dieser Tipp gilt übrigens auch für pulstreibende Übungen, wie es z.B. Deep Squats oder Knee-Up & Sprawl sind. Mache solche fordernden Übungen gleich zu Beginn deiner Einheit.

## Split-Training

Das Split-Training ist eine der bekanntesten Trainingsarten im Kraftsport. Dabei lautet das Ziel, die jeweiligen Muskelgruppen bis zur muskulären Erschöpfung zu trainieren, damit die persönliche Kraft maximal zunimmt.

Ein Kraftsplit ist hart und deshalb brauchen die beanspruchten Muskelgruppen lange Zeit zum Regenerieren. Diese lange Erholungszeit ist bei dieser Art des Trainings aber oft schon grundsätzlich gewährleistet, wie dir das folgende Beispiel eines klassischen 3er-Splits zeigt:
1. Tag = Brust & Bizeps
2. Tag = Beine & Po
3. Tag = Schulter, Rücken & Trizeps

Durch die Aufteilung der Muskelgruppen auf verschiedene Trainingstage entsteht automatisch mehr Pause für die einzelnen Muskelgruppen vor der nächsten Beanspruchung. Übrigens arbeitest du mit diesem Split-Training teilweise auch in meinem Trainingsprogramm.

Wie du im Beispiel siehst, werden am ersten Tag Muskelgruppen des Oberkörpers stark beansprucht, deshalb wird in der nächsten Einheit die untere Körperpartie trainiert. Am dritten Trainingstag sind wieder Muskelgruppen des Oberkörpers dran. Natürlich wirst du bei der einen oder anderen Übung auch Muskelgruppen trainieren, die du bereits beim Training zuvor intensiv bearbeitet hattest. Doch das passiert nicht in derselben hohen Intensität und deshalb ist die Regeneration gegeben.

## Pyramidentraining

Eine weitere, sehr bekannte Trainingsmethode ist das Pyramidentraining. Dabei gibt es verschiedene Varianten der Pyramiden:

Beim **klassischen Pyramidentraining** wird ein maximaler Kraftzuwachs angestrebt. Die Trainingssätze beginnen mit vielen Wiederholungen bei geringerem Gewicht. Bei jedem Satz werden die Wiederholungen weniger, dafür steigert sich das Gewicht.

Ein Beispiel:
- Du startest mit 12-15 Wiederholungen, wählst dementsprechend dein Gewicht
- Beim nächsten Satz machst du 10 Wiederholungen, dein Gewicht wird schwerer
- Der nächste Satz verlangt nur 8 Wiederholungen, das Gewicht wird wieder schwerer
- So kannst du dich bis zu 3 Wiederholungen mit entsprechendem Gewicht hochschrauben.

Wie du dein Pyramidentraining gestaltest, bleibt dir überlassen.

Diese Methode bringt viel Abwechslung in dein Workout, denn wie wäre es z.B. mit einer **doppelten Pyramide?** Wie bei der klassischen Pyramide trainierst du dich zum Gewicht hoch, danach trainierst du die Pyramide wieder rückwärts, bis du erneut bei z.B. 12-15 Wiederholungen angekommen bist.

Oder du gehst die **Pyramide verkehrt** herum an: Vom Maximalgewicht und wenigen Wiederholungen arbeitest du dich zu vielen Wiederholungen mit weniger Gewicht vor. Beim Pyramidentraining rate ich dir, dass du dir einen Trainingspartner nimmst. So geht garantiert mehr beim Gewichte auflegen.

Die Grundregel beim Pyramidentraining heißt nämlich: Das Gewicht wird bei jedem Satz gewechselt! Koste es, was es wolle ...

## Supersätze

Du hast wahrscheinlich schon einmal von Supersätzen gehört. Ein Supersatz ist, wenn man zwei Übungen ohne viel Pause dazwischen kombiniert – z.B.: Du machst den ersten Satz der Übung mit den vorgenommenen Wiederholungen und wechselst ohne Pause zum ersten Satz der zweiten Übung. Erst dann ist ein Satz abgeschlossen.

Diese Methode eignet sich ausgezeichnet, wenn du deine Trainingsintensität steigern willst. Ob du dabei beide Übungen zum Beispiel deiner Schulterpartie widmest, um sie intensiver zu trainieren oder ob du z.B. eine Übung der Brust, die andere Übung dem Rücken widmest, bleibt dir überlassen. Auf alle Fälle sind Supersätze die Garantie für ein intensives Training, weil gewisse Pausen fehlen.

Ein **Tri-Set** ist übrigens, wenn drei Übungen miteinander kombiniert werden.

## Gleiche Muskelgruppen an zwei aufeinanderfolgenden Tagen

Diese Art des Trainings kann man u.a. gut dafür verwenden, seine Problemzonen loszuwerden. Angenommen, du willst einen knackigen Po oder eine gut aufgebaute Brustmuskulatur:

1. Tag: Po intensiv – mit mind. 4 Sätzen / 25-30 Wiederholungen pro Satz
2. Tag: Po intensiv – wieder mind. 4 Sätze / aber nur 6-12 Wiederholungen pro Satz

Die geringeren Wiederholungszahlen bedeuten aber nicht, dass du weniger arbeitest. Du nimmst am zweiten Tag entsprechend mehr Gewicht für die Übung. Die mindestens vier Sätze besagen, dass du auch mehr Gewicht nehmen kannst. Du sollst nämlich jedes Mal wirklich zu deinem Belastungs-Aus kommen.

Diese Trainingsmethode solltest du nur ab und zu einbauen und nur, wenn du schon fortgeschritten bist bzw. gerade an einem Plateau zu knabbern hast. Nach diesen harten zwei Tagen solltest du dir genügend Pause gönnen. Wie du mit dieser Methode spielst, bleibt deiner Kreativität überlassen.

## Rest-Pause-Training

Beim „Rest-Pause-Training“ steht das Ziel im Vordergrund, dass man mehr Wiederholungen mit einem bestimmten Gewicht in einem Satz schafft.

Ein Beispiel:
*Stand der Dinge:* Du schaffst beim Latzug acht Wiederholungen mit Ach und Krach mit 45 kg. Nächste Woche sollst du aber dein Gewicht bei gleicher Wiederholungszahl steigern. Momentan glaubst du: Das ist einfach unmöglich!

*So schaffst du es:* Du machst beim Latzug 2-3 Wiederholungen mit 50 kg, danach eine kurze Pause – nicht zu lange. Nur bis du merkst, du hast wieder genug Kraft. Jetzt machst du wieder ein paar Wiederholungen mit diesem Gewicht und wieder Pause. Das ganze so lange, bis du die geforderten acht Wiederholungen geschafft hast. Das ist ein sogenannter 'Rest-Pause-Satz'.

Der Vorteil dabei ist, dass du einfach mehr leistest, auch wenn es länger dauert. Die geforderten Muskelgruppen werden überladen und somit wird dein Körper zum Muskelmasse-Aufbau angeregt.

Wenn du wirklich viel an Muskelmasse aufbauen willst, hier noch ein Tipp: Nimm z.B. beim Bankdrücken so viel Gewicht, dass du insgesamt gerade 4-6 Wiederholungen schaffen würdest. Jetzt machst du nur zwei Wiederholungen und dazwischen max. 20s Pause. Nun die nächsten zwei, wieder Pause, etc.

So schraubst du deine Wiederholungen auf ein Maximum hoch, was bei dieser Methode auch Priorität hat (z.B. 30 Wiederholungen). Du wirst nach kurzer Zeit den großen Push bemerken, den dir dieses Training bringt. Weil dieses Training sehr intensiv ist, solltest du aber nur einen Satz pro Übung machen.

## Wechselspiel von Kraft und Kraftausdauer in einem Trainingsplan

Der Mensch ist ein Gewohnheitstier. Wenn er einmal etwas als richtig erkannt hat, glaubt er, das ist die einzige Wahrheit. So ist es auch mit den Trainingsplänen. Wenn man eine gute Erfahrung mit einem bestimmten Plan gemacht hat, bleibt man gerne an diesem hängen. Dazu kommt, dass sich gewisse Übungen als persönliche Lieblings-Übungen herauskristallisieren.

Deshalb trainieren viele Menschen oft Wochen und Monate dasselbe. Immer die gleichen Übungen mit den gleichen Satz- und Wiederholungszahlen. Immer in der gleichen Reihenfolge. Wer abnehmen will, hält sich meist an hohe Wiederholungszahlen, wer Muskelmasse aufbauen will, macht meist nur wenige Wiederholungen pro Satz.

Aber genau das ist verkehrtes Denken, denn so hält man sich selbst auf einem bestimmten Leistungs-Niveau gefangen. Je vielfältiger man seine Muskulatur herausfordert, desto mehr verwirrt man den Körper. Er muss sich aufgrund dieser „Verwirrung" viel mehr bemühen, den immer neuen Anforderungen gerecht zu werden. Wenn du dich an mein Programm hältst, ist eine solche Trainingsroutine ausgeschlossen. Aber du wirst nicht immer mit mir trainieren.

Deshalb mein Tipp, wenn du wirklich einen Lieblings-Trainingsplan hast, den du einfach gerne trainierst und der monatelang auf deiner Trainingsagenda steht: Spiele mit den Wiederholungen und mit den Gewichten! Das heißt, wenn auf deinem Plan ständig 6-12 Wiederholungen (Low-Volume-Training) stehen, baue zwischendurch immer wieder Tage oder eine ganze Woche ein, wo du mit z.B. 20 oder 30 Wiederholungen – also einer hohen Wiederholungszahl – trainierst (High-Volume-Training), dafür mit weniger Gewicht. Auch so kannst du nämlich Plateaus überwinden, weil dein Körper abwechselnd im Kraft- und im Kraftausdauer-Bereich gefordert wird.

Du förderst auf diese Weise deine Muskelausdauer, was sich später auch beim Low-Volume-Training positiv bemerkbar machen wird: Du wirst mehr Gewicht auflegen und weiter an Muskelmasse zulegen können.

## „Drop-Sets" für einen maximalen Wachstumsreiz

Die berühmt-berüchtigten Drop-Sets. Sie sind Hardcore, bringen aber auf jeden Fall z.B. deine Brustmuskulatur zum Wachsen. Bei den Drop-Sets machst du so gut wie gar keine Pause zwischen den Sätzen.

Ein Beispiel:
- Du trainierst Kurzhantel-Drücken auf der Schrägbank und schaffst mit einem bestimmten Gewicht 10 Wiederholungen.
- Nach diesen 10 Wiederholungen nimmst du sofort leichtere Kurzhanteln und machst die Übung solange, bis gar nichts mehr geht.
- Danach wechselst du sofort zum nächstleichteren Gewicht und spielst das Ganze noch einmal.
- Du solltest mindestens vier Sätze machen, mehr sind immer erwünscht. Du pumpst dich praktisch so richtig aus!

Die Drop-Sets bieten sich gut als letzte Übung(en) deines Workouts an. So verlangst du dir auch noch den letzten Rest ab und du schaffst dir einen maximalen Wachstumsreiz. Wie du dir vorstellen kannst, überlasten die Drop-Sets die so trainierten Muskelgruppen extrem! Hier ist ein Trainingspartner oder ein Trainer, der dir hilft, sehr zu empfehlen.

## "Halbe Wiederholungen" (Partial Reps)

Je fortgeschrittener du im Krafttraining wirst, umso schwieriger wird es, deinen Körper über bestimmte Plateaus zu bringen. Damit meine ich lange Zeiträume – z.B. eben Jahre des regelmäßigen Trainings. Wenn man also bereits sehr gut trainiert ist und man sich am absoluten Limit-Plateau fühlt, gibt es z.B. die Partial Reps, die einem über diese Grenze helfen können.

Halbe Wiederholungen sind ein weiterer Griff in die Trickkiste, um das Wachstum der Muskulatur weiter auszureizen.
Ein Beispiel:
- Du schaffst z.B. beim Bankdrücken nur 8 der vorgenommenen 10 Wiederholungen im Satz mit einem bestimmten Gewicht – es geht einfach nicht mehr.
- Du brichst den Satz jetzt nicht ab, sondern du drückst stattdessen weiter, auch wenn du nur mehr 2/3 der kompletten Bewegung schaffst. Hier ist nämlich nicht deine Brustmuskulatur schuld, dass du die Wiederholungen nicht komplett ausführen kannst. Es ist dein Trizeps, der dich im Stich lässt. Mit der 2/3-Bewegung schaltest du den Trizeps aus. So kannst du deine Brustmuskulatur bis zur kompletten Erschöpfung trainieren.

Ein Tipp: Wenn du an der Multipresse oder einer Brustmaschine arbeitest, mache so viele Wiederholungen mit vollem Bewegungsradius, wie du schaffst. Höre dann aber nicht auf, sondern trainiere mit ¾-Bewegungen weiter – und zwar so lange, bis du das Gewicht nur mehr bis zur Hälfte stemmst.

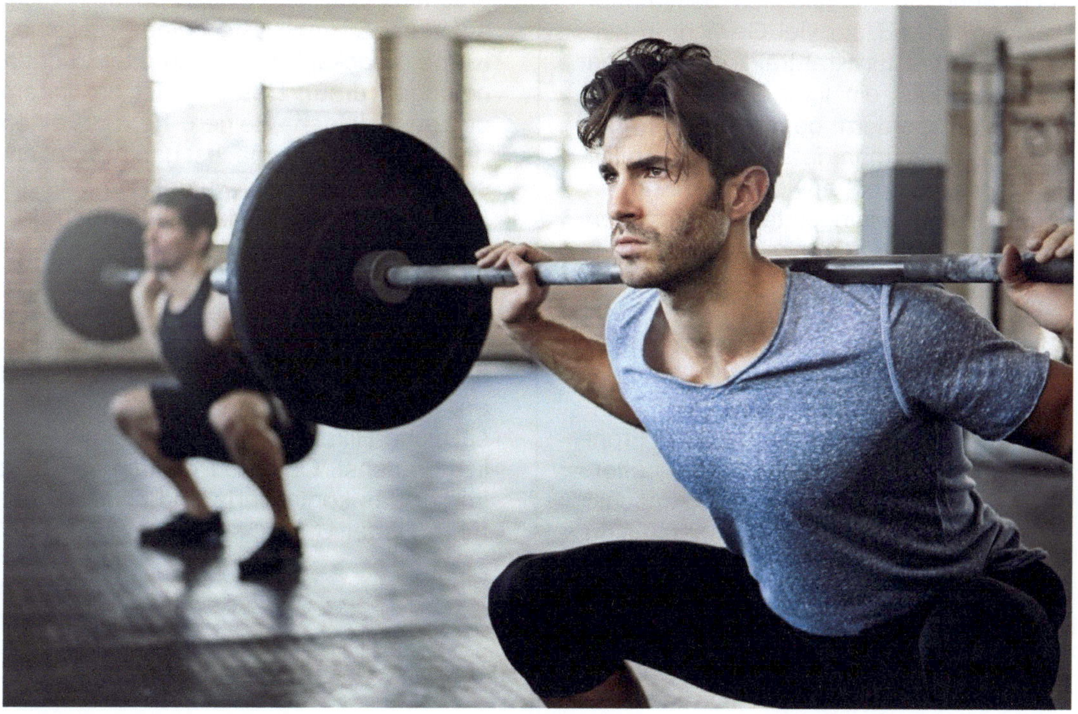

# Maßnahmen, um „Kraft-Plateaus“ zu überwinden

Wie du im Kapitel *„Wieviel Muskelmasse-Aufbau ist möglich?“* gesehen hast, baut der Körper in den ersten Jahren bei regelmäßigem und intensivem Training am meisten an Muskulatur auf. Danach folgt eine Zeit, wo die Fortschritte nur mehr in kleinen Steps und nur mit intelligentem Training möglich sind.

Die Zeiten der Kraft-Plateaus werden also länger. Das sind harte Zeiten, die einem enorme Willenskraft abverlangen, um dranzubleiben. Es gibt aber einige Tipps, wie man trotz dieser harten Zeiten weiterhin Fortschritte erzielen kann. Hier ein paar dieser Vorschläge für das Krafttraining.

## Mehr Sätze

Eine Möglichkeit ist, die Intensität des Kraft-Workouts durch mehr Sätze zu steigern. Die gleichen Übungen nur mit mehr Sätzen verlängert allerdings die Trainingszeit. Wichtig ist, dass du dir bei dieser Methode auch längere bzw. die richtigen Regenerationszeiten für deine Muskelgruppen gönnst.

Diese Methode kannst du zwischendurch für ein paar Wochen einbauen, nicht länger. Neben der Quantität und Intensität steht beim Krafttraining auf jeden Fall auch das Setzen immer wieder neuer Trainingsreize im Vordergrund.

## Abfälschen bzw. Schummeln

Auch wenn das Abfälschen bestimmter Übungen mit z.B. zu viel Gewicht in keinem Ratgeber für Krafttraining zu finden ist, ist es doch ein fixer Bestandteil bei vielen Kraftsportlern, besonders im Bodybuilding. Wenn man das Abfälschen bzw. Schummeln korrekt anwendet, kann man dadurch die Trainingsintensität erhöhen und damit seine Grenzen weiter nach oben verschieben.

Abfälschen schaut z.B. so aus: Man macht so viele Wiederholungen wie möglich in absolut korrekter Ausführung. Nehmen wir als Beispiel die Übung „Front Shoulder Press“ – das frontale Schulterdrücken mit der Langhantel. Du machst so lange korrekte Wiederholungen bis du erschöpft bist. Jetzt hörst du aber nicht auf, sondern mit Hilfe deines restlichen Körpers packst du noch ein paar Wiederholungen drauf. Das schaffst du, indem du aus deinen Beinen heraus einen „Push“ nach oben machst und mit diesem so entstehenden Schwung kannst du die Langhantel weitere Male nach oben drücken.

Dabei solltest du immer einen wichtigen Punkt berücksichtigen: Nutze die Technik des Abfälschens nicht schon von Beginn an. Das Abfälschen tritt erst dann als zusätzliche Hilfe in Kraft, wenn du sie wirklich brauchst. Oberste Priorität hat zuerst immer das kontrollierte und richtige Ausführen jeder Übung.

## Negative Wiederholungen

Damit du besser verstehst, was mit negativen Wiederholungen gemeint ist, schweife ich kurz in die Trainingstheorie ab. Wird ein Muskel auseinandergezogen – das heißt, während sich Ansatz und Ursprung des Muskels voneinander entfernen – versucht der Muskel, die Bewegung abzubremsen.

Ein Beispiel dazu: Wenn du den Körper nach einem Klimmzug wieder herunterlässt, bremst der Bizeps durch sein Zusammenziehen (Kontraktion) die Bewegung ab. Das nennt man dann eine exzentrische Kontraktion. Es gibt noch andere Fachausdrücke für diese Bewegungsbeschreibung: nachgebend oder NEGATIV-DYNAMISCH.

Und so sind wir jetzt bei den negativen Wiederholungen. Eine negative Wiederholung wirkt dem Widerstand (Gewicht) entgegen. Das heißt, du konzentriert dich z.B. beim Bankdrücken auf den Rückweg der Langhantel in Richtung Brust. Hier hältst du länger dagegen. Effektiv negativ trainieren kann man allerdings nur mit einem Trainingspartner. Der dir im Falle des Bankdrückens z.B. hilft, die Stange nach oben zu bringen, weil du in der Regel mehr Gewicht aufpackst. Es geht schließlich vorrangig um das langsame Herunterlassen des Gewichts – ein Richtwert wäre dabei, bis sechs zu zählen, erst dann erreicht die Langhantel die Brust.

Eine andere sehr gute Methode ist das Training mit einem elektronischen Kraft- bzw. Kraftausdauer-Zirkel, die es bereits in vielen Studios gibt. Hier trainierst du grundlegend positiv wie negativ. Das spart dir nicht nur Trainingszeit, sondern ist eine sehr gute, auf dich persönlich abgestimmte Art des Trainings. Vor allem, wenn man wenig Zeit hat.

## Erzwungene Wiederholungen

Erzwungene Wiederholungen sind praktisch nur mit einem Trainingspartner möglich. Er hilft dir, dass du noch ein paar weitere Wiederholungen schaffst, indem er dir bei den letzten zwei Wiederholungen hilft, den „Weg" fertigzumachen.

Wichtig ist, dass du alles gibst und dir dein Trainingspartner nicht zu viel vom Gewicht abnimmt. Er soll dich wirklich nur leicht unterstützen.

## Variationen der Übungen

Mit Übungsvariationen ist nichts anderes gemeint, als dass du statt einer Übung für eine bestimmte Muskelgruppe einfach eine andere Übung nimmst.

Wenn du z.B. deine Schulter meistens mit der Übung Schulterdrücken mit Kurzhanteln im Sitzen trainierst, ersetze diese Übung doch einmal durch Schulterdrücken mit der Langhantel.

Obwohl du hauptsächlich die gleichen Muskelgruppen trainierst, wird deine Muskulatur doch wieder anders beansprucht und du forderst dich durch konstantes und regelmäßiges Variieren der Übungen stets körperlich und mental neu. Du sollst deinem Körper immer wieder neue Aufgaben geben. Er soll in Alarmbereitschaft bleiben, damit er ständig Anpassungen vornimmt.

## Spezialisierung

Mit Hilfe der Spezialisierung kannst du einen schwächeren Körperteil aufbauen, bis alle Proportionen perfekt sind. Ein Beispiel: Du möchtest deine Rückenmuskulatur besser definieren und mehr aufbauen. Du wirst also eine Zeitlang mehr Übungen für den Rücken in deine Workouts einbauen, vielleicht für diesen Körperbereich zusätzliche Sätze einbauen oder mit den Wiederholungszahlen spielen.

## Erkenne deine Schwächen

Jeder Mensch hat stärkere und schwächere Seiten bzw. Körperpartien. Vielleicht liegt dir z.B. das Beintraining mehr als das Training deines Oberkörpers.

Darum heißt es jetzt für dich, deinen Oberkörper stärker zu machen, damit die Kraftverteilung deines ganzen Körpers „symmetrisch" wird. Das erreichst du, indem du dem Training deines Oberkörpers mehr Aufmerksamkeit schenkst bzw. ihn mit mehr Übungen trainierst.

Das könnte ein zusätzliches Training sein, das du speziell für deine schwächeren Muskelgruppen einbaust. Diese zusätzliche Priorität behältst du solange bei, bis es kein „schwächer/stärker" mehr gibt.

## Training nach dem „Vorermüdungs-Prinzip"

Wenn du eine Muskelgruppe komplett „schocken" willst, kannst du zwischendurch nach dem Prinzip der Vorermüdung trainieren.
Nehmen wir z.B. an, du willst eine stärkere Oberschenkelmuskulatur: Du machst einen Satz Beinstrecker bis zum Muskelversagen. Also solange, bis du keine einzige Wiederholung mehr schaffst. Jetzt gehst du nahtlos zu Kniebeugen über, erst danach machst du Pause. Nun folgt der nächste Satz, beginnend mit Beinstrecker, dann wieder Kniebeugen.

Hier ein paar Kombinationsmöglichkeiten für das Trainieren im Vorermüdungsprinzip:
- Oberschenkel: Beinstrecken + Kniebeugen
- Beinbizeps: Beinbeuger + Kreuzheben mit durchgestreckten Beinen
- Brust: Kurzhantel „Flieger" (Flachbank) + Bankdrücken
- Schultern: Seitheben + Rudern mit Langhantel
- Rücken: Latzug + Klimmzüge, breiter Griff
- Bizeps: Curls auf der Scottbank + Curls mit Langhantel
- Trizeps: Trizeps Push-Ups + Bankdrücken, eng

## Mammutsätze (Giant Sets)

Bei Mammutsätzen werden vier oder mehr Übungen hintereinander gemacht, ohne oder mit nur wenig Pause dazwischen.

Dabei kann man entweder vier Übungen für die gleiche Muskelgruppe wählen oder vier Übungen für vier verschiedene Muskelgruppen.

Diese Methode soll nur selten und für kurze Zeit angewandt werden, da sie äußerst intensiv ist. Sie ist aber empfehlenswert, wenn man gewisse „Schwachstellen" innerhalb kürzester Zeit stark machen will. Giant Sets eignen sich z.B. gut für das Ausarbeiten deines Sixpacks, also für deine perfekte Bauchmuskulatur.

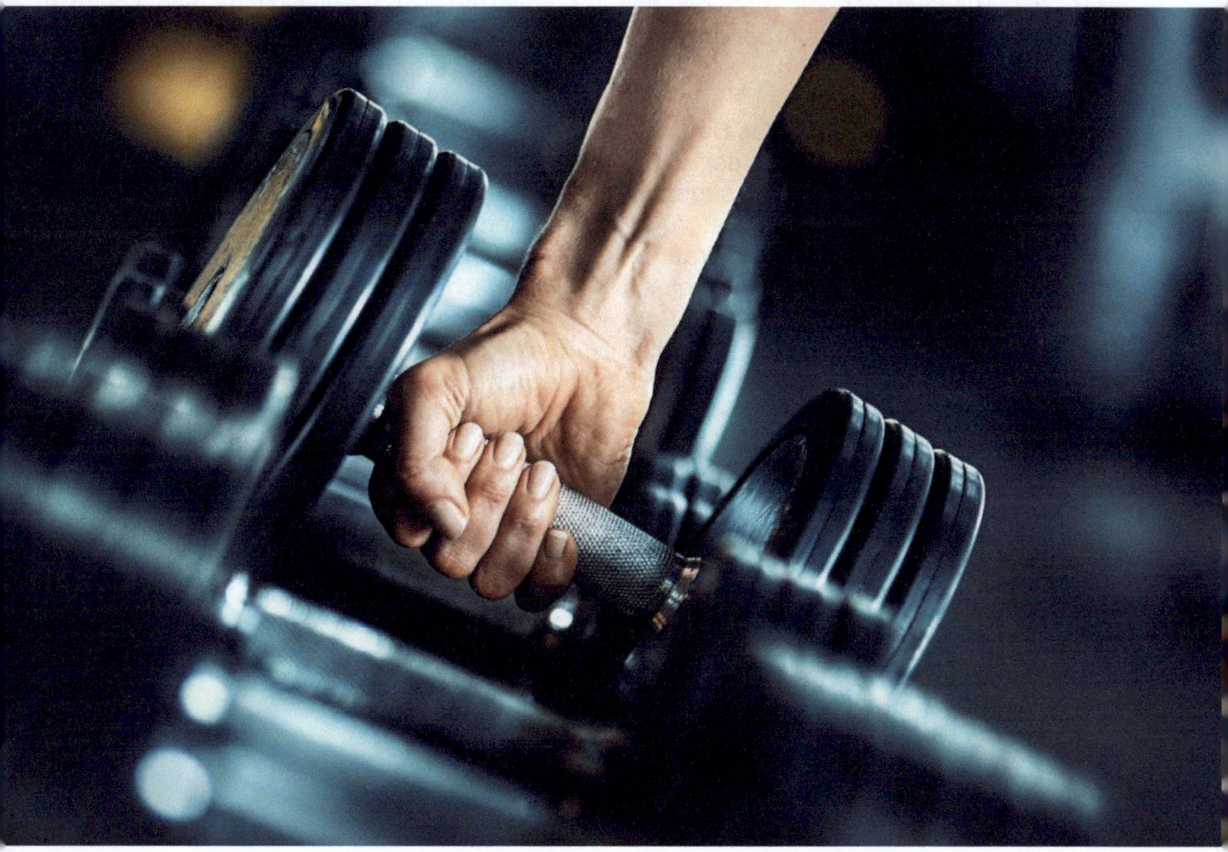

# Ermittlung deiner Maximalkraft – dein 1er-Rep ist gefragt!

Ich wette, du bist gespannt, wie stark du zurzeit bist. Das ist verständlich, wenn man tiefer ins Thema Kraft eintaucht. Es gibt ein paar Krafttests, mit deren Hilfe du deine Leistungen im Laufe der Zeit miteinander vergleichen kannst. Die Kraft ist allerdings schwieriger zu messen, als es z.B. die Ausdauer ist, da man bei der Kraft nur gewisse Muskelgruppen in einem Test abfragen kann.

Eine beliebte Messgröße ist das Bankdrücken oder die Kniebeuge mit der Langhantel. Um diesen Krafttest aussagekräftig durchführen zu können, musst du allerdings bereits Erfahrung im Krafttraining haben. Denn als Anfänger gleich sein maximal mögliches Gewicht bei der Kniebeuge abfragen zu wollen, ist alles andere als ratsam! Zuerst muss einfach die Technik bzw. die richtige Ausführung der Squats sitzen.

Einen Krafttest mit der Langhantel empfehle ich dir also erst, wenn du schon einige Zeit regelmäßig deine Kraft trainierst und du die abzufragenden Übungen einwandfrei durchführen kannst.

In einigen Studios gibt es aber z.B. elektronische Trainingszirkel, bei denen du bereits als Anfänger deine Kraft abfragen kannst. Das wird an diesen Geräten sogar gebraucht, um deine persönlichen Trainings-Einstellungen am Gerät vornehmen zu können. Das wäre eine hervorragende Möglichkeit für dich, schon zu Beginn deiner Trainings-Laufbahn deine Kraft zu messen.

Spätestens nach Absolvieren meines Trainingsplans bist du in der Lage, deinen persönlichen Krafttest mit der Langhantel zu machen. Es gibt dazu sogenannte Kraftstandard-Tabellen, die von verschiedenen Institutionen bzw. Athleten entwickelt wurden.

Ich stelle dir im Folgenden die Kraftstandards aus dem Buch "Starting Strength" von Rippetoe/Kilgore vor. So kannst du dich später mit Hilfe der Langhantel-Krafttests in dein aktuelles Kraftlevel einreihen. Vielleicht motivieren dich diese Tests grundlegend, an deiner Maximalkraft maximal zu feilen.

# Kraftstandards für Männer und Frauen

Die folgende Erklärung gibt dir die nötige Grundlage, damit du besser über die Einreihungskriterien der Tabellen Bescheid weißt. Es wird bei diesen Tabellen davon ausgegangen, dass es sich immer um einen gesunden Menschen handelt, der die jeweilige Technik der Übung korrekt beherrscht und die Übungen regelmäßig und intensiv trainiert. *(Quelle: „Practical Programming" – Kilgore, Rippetoe and Pendlay)*

**Untrainiert:** Ein völlig untrainierter Mensch

**Anfänger:** Ein Mensch, der regelmäßig seit ca. 3-9 Monaten trainiert.

**Fortgeschrittener:** Ein Mensch, der regelmäßig zwei Jahre und mehr trainiert und die Technik der jeweiligen Übung bereits perfektioniert hat.

**Profi:** Ein Mensch, der über viele Jahre Trainingspraxis verfügt, regel mäßig trainiert und dessen vorrangiges Ziel Wettkämpfe sind.

**Elite:** Ein Mensch, der Kraftsport wettkampfmäßig betreibt. Zur Elite gehören übrigens nur rund 1% aller Kraftsportathleten.

## Bankdrücken - Frauen (Bench Press)

| Körper-gewicht | Untrainiert | | Anfänger | | Fortge-schrittener | | Profi | | Elite | |
|---|---|---|---|---|---|---|---|---|---|---|
| | lbs | kg | lbs | kg | lbs | kg | lbs | kg | lbs | kg |
| 44 kg | 49 | 22 | 63 | 29 | 73 | 33 | 94 | 43 | 116 | 53 |
| 48 kg | 53 | 24 | 68 | 31 | 79 | 36 | 102 | 46 | 124 | 56 |
| 52 kg | 57 | 26 | 73 | 33 | 85 | 39 | 109 | 49 | 133 | 60 |
| 56 kg | 60 | 27 | 77 | 35 | 90 | 41 | 116 | 53 | 142 | 64 |
| 60 kg | 64 | 29 | 82 | 37 | 95 | 43 | 122 | 55 | 150 | 68 |
| 67 kg | 70 | 32 | 90 | 41 | 105 | 48 | 135 | 61 | 165 | 75 |
| 75 kg | 76 | 34 | 97 | 44 | 113 | 51 | 146 | 66 | 183 | 83 |
| 82 kg | 81 | 37 | 104 | 47 | 122 | 55 | 158 | 72 | 192 | 87 |
| 89 kg | 88 | 40 | 112 | 51 | 130 | 59 | 167 | 76 | 205 | 93 |
| 90 + kg | 92 | 42 | 118 | 54 | 137 | 62 | 177 | 80 | 217 | 98 |

## Bankdrücken - Männer (Bench Press)

| Körper-gewicht | Untrainiert | | Anfänger | | Fortge-schrittener | | Profi | | Elite | |
|---|---|---|---|---|---|---|---|---|---|---|
| | lbs | kg | lbs | kg | lbs | kg | lbs | kg | lbs | kg |
| 52 kg | 84 | 38 | 107 | 49 | 130 | 59 | 179 | 81 | 222 | 101 |
| 56 kg | 91 | 41 | 116 | 53 | 142 | 64 | 194 | 88 | 242 | 110 |
| 60 kg | 98 | 44 | 125 | 57 | 153 | 69 | 208 | 94 | 260 | 118 |
| 67 kg | 109 | 49 | 140 | 64 | 172 | 78 | 234 | 106 | 291 | 132 |
| 75 kg | 119 | 54 | 152 | 69 | 187 | 85 | 255 | 116 | 319 | 145 |
| 82 kg | 128 | 58 | 164 | 74 | 201 | 91 | 275 | 125 | 343 | 156 |
| 90 kg | 135 | 61 | 173 | 78 | 213 | 97 | 289 | 131 | 362 | 164 |
| 100 kg | 142 | 64 | 183 | 83 | 225 | 102 | 306 | 139 | 381 | 173 |
| 110 kg | 149 | 68 | 190 | 86 | 232 | 105 | 316 | 143 | 395 | 179 |
| 125 kg | 153 | 69 | 196 | 89 | 239 | 108 | 325 | 147 | 407 | 185 |
| 144 kg | 156 | 71 | 199 | 90 | 244 | 111 | 333 | 151 | 416 | 189 |
| 145 + kg | 159 | 72 | 204 | 93 | 243 | 110 | 340 | 154 | 425 | 193 |

## Kniebeuge - Frauen (Squat)

| Körpergewicht | Untrainiert | | Anfänger | | Fortgeschrittener | | Profi | | Elite | |
|---|---|---|---|---|---|---|---|---|---|---|
| | lbs | kg | lbs | kg | lbs | kg | lbs | kg | lbs | kg |
| 44 kg | 46 | 21 | 84 | 38 | 98 | 44 | 129 | 59 | 163 | 74 |
| 48 kg | 49 | 22 | 91 | 41 | 106 | 48 | 140 | 64 | 174 | 79 |
| 52 kg | 53 | 24 | 98 | 44 | 114 | 52 | 150 | 68 | 187 | 85 |
| 56 kg | 56 | 25 | 106 | 48 | 121 | 55 | 160 | 73 | 199 | 90 |
| 60 kg | 59 | 27 | 110 | 50 | 127 | 58 | 168 | 76 | 211 | 96 |
| 67 kg | 65 | 29 | 121 | 55 | 141 | 64 | 185 | 84 | 232 | 105 |
| 75 kg | 70 | 32 | 130 | 59 | 151 | 68 | 200 | 91 | 256 | 116 |
| 82 kg | 75 | 34 | 139 | 63 | 164 | 74 | 215 | 98 | 268 | 122 |
| 89 kg | 81 | 37 | 150 | 68 | 174 | 79 | 229 | 104 | 288 | 131 |
| 90 + kg | 85 | 39 | 158 | 72 | 184 | 83 | 242 | 110 | 303 | 137 |

## Kniebeuge - Männer (Squat)

| Körpergewicht | Untrainiert | | Anfänger | | Fortgeschrittener | | Profi | | Elite | |
|---|---|---|---|---|---|---|---|---|---|---|
| | lbs | kg | lbs | kg | lbs | kg | lbs | kg | lbs | kg |
| 52 kg | 78 | 35 | 144 | 65 | 174 | 79 | 240 | 109 | 320 | 145 |
| 56 kg | 84 | 38 | 155 | 70 | 190 | 86 | 259 | 117 | 346 | 157 |
| 60 kg | 91 | 41 | 168 | 76 | 205 | 93 | 278 | 126 | 369 | 167 |
| 67 kg | 101 | 46 | 188 | 85 | 230 | 104 | 313 | 142 | 410 | 186 |
| 75 kg | 110 | 50 | 204 | 93 | 250 | 113 | 342 | 155 | 445 | 202 |
| 82 kg | 119 | 54 | 220 | 100 | 269 | 122 | 367 | 166 | 479 | 217 |
| 90 kg | 125 | 57 | 232 | 105 | 285 | 129 | 387 | 176 | 504 | 229 |
| 100 kg | 132 | 60 | 244 | 111 | 301 | 137 | 409 | 186 | 532 | 241 |
| 110 kg | 137 | 62 | 255 | 116 | 311 | 141 | 423 | 192 | 551 | 250 |
| 125 kg | 141 | 64 | 261 | 118 | 319 | 145 | 435 | 197 | 567 | 257 |
| 144 kg | 144 | 65 | 267 | 121 | 326 | 148 | 445 | 202 | 580 | 263 |
| 145 + kg | 147 | 67 | 272 | 123 | 332 | 151 | 454 | 206 | 593 | 269 |

## Schulterdrücken - Frauen (Push Press)

| Körper-gewicht | Untrainiert | | Anfänger | | Fortge-schrittener | | Profi | | Elite | |
|---|---|---|---|---|---|---|---|---|---|---|
| | lbs | kg | lbs | kg | lbs | kg | lbs | kg | lbs | kg |
| 44 kg | 31 | 14 | 42 | 19 | 50 | 23 | 66 | 30 | 85 | 39 |
| 48 kg | 33 | 15 | 46 | 21 | 53 | 24 | 71 | 32 | 91 | 41 |
| 52 kg | 36 | 16 | 49 | 22 | 58 | 26 | 76 | 34 | 97 | 44 |
| 56 kg | 38 | 17 | 52 | 24 | 61 | 28 | 81 | 37 | 104 | 47 |
| 60 kg | 40 | 18 | 55 | 25 | 65 | 29 | 85 | 39 | 110 | 50 |
| 67 kg | 44 | 20 | 60 | 27 | 72 | 33 | 94 | 43 | 121 | 55 |
| 75 kg | 48 | 22 | 65 | 29 | 77 | 35 | 102 | 46 | 134 | 61 |
| 82 kg | 51 | 23 | 70 | 32 | 83 | 38 | 110 | 50 | 140 | 64 |
| 89 kg | 55 | 25 | 75 | 34 | 83 | 38 | 117 | 53 | 151 | 68 |
| 90 + kg | 58 | 26 | 79 | 36 | 93 | 42 | 123 | 56 | 159 | 72 |

## Schulterdrücken - Männer (Push Press)

| Körper-gewicht | Untrainiert | | Anfänger | | Fortge-schrittener | | Profi | | Elite | |
|---|---|---|---|---|---|---|---|---|---|---|
| | lbs | kg | lbs | kg | lbs | kg | lbs | kg | lbs | kg |
| 52 kg | 53 | 24 | 72 | 33 | 90 | 41 | 107 | 49 | 129 | 59 |
| 56 kg | 57 | 26 | 78 | 35 | 98 | 44 | 116 | 53 | 141 | 64 |
| 60 kg | 61 | 28 | 84 | 38 | 105 | 48 | 125 | 57 | 151 | 68 |
| 67 kg | 69 | 31 | 94 | 43 | 119 | 54 | 140 | 64 | 169 | 77 |
| 75 kg | 75 | 34 | 102 | 46 | 129 | 59 | 153 | 69 | 186 | 84 |
| 82 kg | 81 | 37 | 110 | 50 | 138 | 63 | 164 | 74 | 218 | 99 |
| 90 kg | 85 | 39 | 116 | 53 | 146 | 66 | 173 | 78 | 234 | 106 |
| 100 kg | 89 | 40 | 122 | 55 | 155 | 70 | 183 | 83 | 255 | 116 |
| 110 kg | 93 | 42 | 127 | 58 | 159 | 72 | 189 | 86 | 264 | 120 |
| 125 kg | 96 | 44 | 131 | 59 | 164 | 74 | 194 | 88 | 72 | 33 |
| 144 kg | 98 | 44 | 133 | 60 | 167 | 76 | 199 | 90 | 278 | 126 |
| 145 + kg | 100 | 45 | 136 | 62 | 171 | 78 | 203 | 92 | 284 | 129 |

## Kreuzheben - Frauen (Deadlift)

| Körper-gewicht | Untrainiert | | Anfänger | | Fortge-schrittener | | Profi | | Elite | |
|---|---|---|---|---|---|---|---|---|---|---|
| | lbs | kg | lbs | kg | lbs | kg | lbs | kg | lbs | kg |
| 44 kg | 57 | 26 | 105 | 48 | 122 | 55 | 175 | 79 | 232 | 105 |
| 48 kg | 61 | 28 | 114 | 52 | 132 | 60 | 189 | 86 | 242 | 110 |
| 52 kg | 66 | 30 | 122 | 55 | 142 | 64 | 200 | 91 | 253 | 115 |
| 56 kg | 70 | 32 | 129 | 59 | 151 | 68 | 211 | 96 | 263 | 119 |
| 60 kg | 74 | 34 | 137 | 62 | 159 | 72 | 220 | 100 | 273 | 124 |
| 67 kg | 81 | 37 | 151 | 68 | 176 | 80 | 241 | 109 | 295 | 134 |
| 75 kg | 88 | 40 | 162 | 73 | 189 | 86 | 258 | 117 | 319 | 145 |
| 82 kg | 94 | 43 | 74 | 34 | 204 | 93 | 273 | 124 | 329 | 149 |
| 89 kg | 101 | 46 | 187 | 85 | 217 | 98 | 284 | 129 | 349 | 158 |
| 90 + kg | 107 | 49 | 197 | 89 | 229 | 104 | 297 | 135 | 364 | 165 |

## Kreuzheben - Männer (Deadlift)

| Körper-gewicht | Untrainiert | | Anfänger | | Fortge-schrittener | | Profi | | Elite | |
|---|---|---|---|---|---|---|---|---|---|---|
| | lbs | kg | lbs | kg | lbs | kg | lbs | kg | lbs | kg |
| 52 kg | 97 | 44 | 179 | 81 | 204 | 93 | 299 | 136 | 387 | 176 |
| 56 kg | 105 | 48 | 194 | 88 | 222 | 101 | 320 | 145 | 414 | 188 |
| 60 kg | 113 | 51 | 209 | 95 | 239 | 108 | 342 | 155 | 438 | 199 |
| 67 kg | 126 | 57 | 234 | 106 | 269 | 122 | 380 | 172 | 482 | 219 |
| 75 kg | 137 | 62 | 254 | 115 | 293 | 133 | 411 | 186 | 518 | 235 |
| 82 kg | 148 | 67 | 274 | 124 | 315 | 143 | 438 | 199 | 548 | 249 |
| 90 kg | 156 | 71 | 289 | 131 | 333 | 151 | 457 | 207 | 567 | 257 |
| 100 kg | 164 | 74 | 305 | 138 | 351 | 159 | 479 | 217 | 586 | 266 |
| 110 kg | 172 | 78 | 318 | 144 | 363 | 165 | 490 | 222 | 596 | 270 |
| 125 kg | 176 | 80 | 326 | 148 | 373 | 169 | 499 | 226 | 602 | 273 |
| 144 kg | 180 | 82 | 333 | 151 | 381 | 173 | 506 | 230 | 608 | 276 |
| 145 + kg | 183 | 83 | 340 | 154 | 388 | 176 | 512 | 232 | 617 | 280 |

## Umsetzen - Frauen (Power Clean)

| Körper-gewicht | Untrainiert | | Anfänger | | Fortge-schrittener | | Profi | | Elite | |
|---|---|---|---|---|---|---|---|---|---|---|
| | lbs | kg | lbs | kg | lbs | kg | lbs | kg | lbs | kg |
| **44 kg** | 33 | 15 | 61 | 28 | 70 | 32 | 93 | 42 | 117 | 53 |
| **48 kg** | 35 | 16 | 66 | 30 | 76 | 34 | 101 | 46 | 125 | 57 |
| **52 kg** | 38 | 17 | 70 | 32 | 82 | 37 | 108 | 49 | 135 | 61 |
| **56 kg** | 40 | 18 | 74 | 34 | 87 | 39 | 115 | 52 | 143 | 65 |
| **60 kg** | 43 | 20 | 79 | 36 | 92 | 42 | 121 | 55 | 152 | 69 |
| **67 kg** | 47 | 21 | 87 | 39 | 101 | 46 | 133 | 60 | 167 | 76 |
| **75 kg** | 50 | 23 | 93 | 42 | 109 | 49 | 144 | 65 | 184 | 83 |
| **82 kg** | 54 | 24 | 100 | 45 | 118 | 54 | 155 | 70 | 193 | 88 |
| **89 kg** | 58 | 26 | 108 | 49 | 125 | 57 | 165 | 75 | 207 | 94 |
| **90 + kg** | 61 | 28 | 114 | 52 | 132 | 60 | 174 | 79 | 218 | 99 |

## Umsetzen - Männer (Power Clean)

| Körper-gewicht | Untrainiert | | Anfänger | | Fortge-schrittener | | Profi | | Elite | |
|---|---|---|---|---|---|---|---|---|---|---|
| | lbs | kg | lbs | kg | lbs | kg | lbs | kg | lbs | kg |
| **52 kg** | 56 | 25 | 103 | 47 | 125 | 57 | 173 | 78 | 207 | 94 |
| **56 kg** | 60 | 27 | 112 | 51 | 137 | 62 | 186 | 84 | 224 | 102 |
| **60 kg** | 65 | 29 | 121 | 55 | 148 | 67 | 200 | 91 | 239 | 108 |
| **67 kg** | 73 | 33 | 13 | 6 | 166 | 75 | 225 | 102 | 266 | 121 |
| **75 kg** | 79 | 36 | 147 | 67 | 180 | 82 | 26 | 12 | 288 | 131 |
| **82 kg** | 85 | 39 | 158 | 72 | 194 | 88 | 264 | 120 | 310 | 141 |
| **90 kg** | 90 | 41 | 167 | 76 | 205 | 93 | 279 | 127 | 327 | 148 |
| **100 kg** | 95 | 43 | 176 | 80 | 217 | 98 | 294 | 133 | 345 | 156 |
| **110 kg** | 99 | 45 | 183 | 83 | 224 | 102 | 305 | 138 | 357 | 162 |
| **125 kg** | 102 | 46 | 188 | 85 | 230 | 104 | 313 | 142 | 367 | 166 |
| **144 kg** | 104 | 47 | 192 | 87 | 235 | 107 | 320 | 145 | 376 | 171 |
| **145 + kg** | 106 | 48 | 196 | 89 | 239 | 108 | 327 | 148 | 384 | 174 |

Solche Kraftwerte ermöglichen dir die Bestimmung deines Trainingszustandes und deiner gemachten Fortschritte. Zusätzlich kannst du aus diesen Werten ersehen, in welchen Körperbereichen du bereits eine gute Kraftleistung hast und wo es dir noch an Kraft fehlt. Mit Hilfe dieses Wissens kannst du die Kraftverteilung in deinem Körper optimieren.

Ein Beispiel: 100 kg Kniebeugen und 60 kg Bankdrücken passen gut zusammen. 80 kg Bankdrücken und 40 kg Kreuzheben wesentlich weniger, denn in den Beinen ist jeder Mensch naturgegeben stärker als im Oberkörper.

Mache solche 1er-Rep-Krafttests niemals alleine! Entweder ist dein Trainingspartner oder ein Trainer dabei, der dich absichert. Außerdem wärme dich vorher mit ein paar Wiederholungen der jeweiligen Langhantelübung auf, sonst setzt du dich selbst unnötig einer großen Verletzungsgefahr aus.

Dazu kommt, dass du ohne entsprechendes Aufwärmen sicherlich nicht deine Bestleistung abrufen kannst. Der Körper gehört nämlich immer an die folgenden Belastungen herangeführt. Der 1er-Rep ist das Maximum an Gewicht bei einer bestimmten Übung. Es ist das Gewicht, das du nur einmal bewegen kannst.

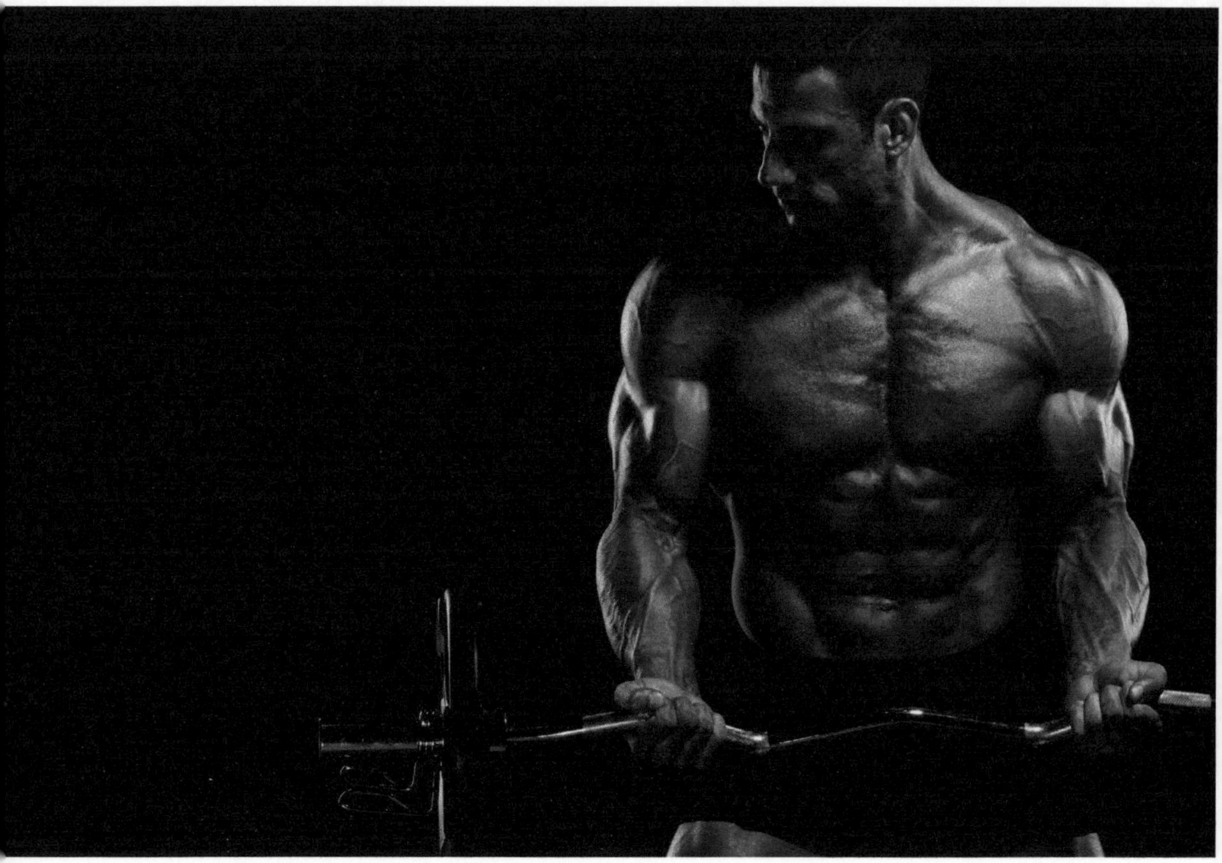

# BASISWISSEN

# KRAFTTRAINING

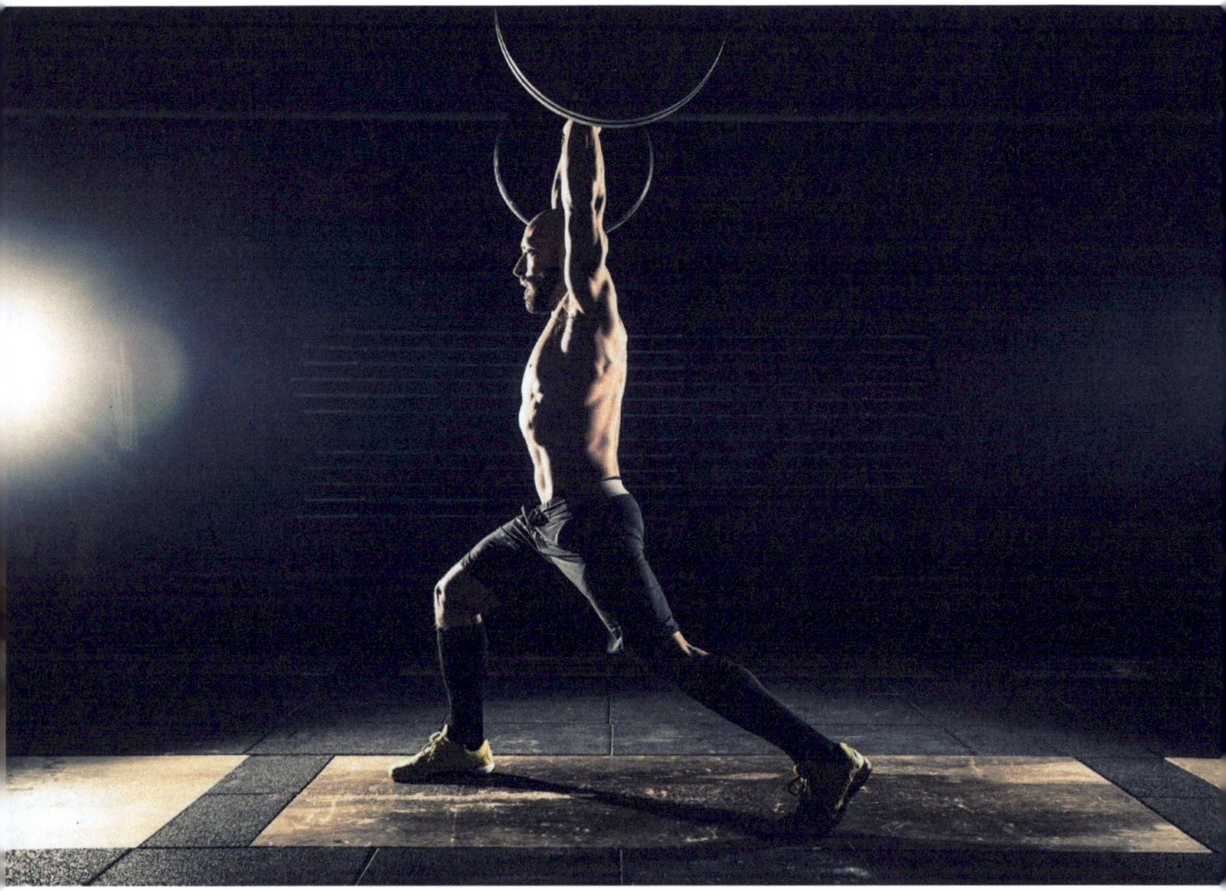

In diesem Abschnitt fasse ich grundsätzliches Basiswissen zum Thema Krafttraining zusammen, falls du dir auch theoretisches Wissen aneignen willst. Ich orientiere mich in der Theorie vorwiegend an den Erkenntnissen von Jürgen Weineck, der zu den renommierten Wissenschaftlern in Sachen Sport gehört.

Es gibt viele verschiedene Ansätze in der Sporttheorie, da diese Wissenschaft noch relativ jung ist und weil jeder Mensch individuell anders tickt. Die wichtigsten theoretischen Ansätze, die du hier findest, sind aber praktisch Grundregeln, mit deren Hilfe du deinen Körper besser verstehen lernst und du somit deine Trainingsplanung effizienter gestalten kannst.

Krafttraining ist enorm wichtig für den Körper. Jeder Mann und jede Frau kann sich mit dieser Art von Training sehr lange jung und fit halten. Das moderate und gezielte Training mit nicht zu hohem aber auch nicht zu niedrigem Gewicht ist der Garant dafür.

Ein Mensch verliert vom 20. bis zum 70. Lebensjahr im Schnitt rund 35-40% seiner Muskelmasse, wenn er nicht aktiv etwas gegen diesen Verfall tut. Den Abbau der Muskulatur nennt man Athrophie. Es ist egal, in welchem Alter du mit Krafttraining startest – es ist einfach nie zu spät. Im Gegenteil: Es gibt jedem Menschen einen enormen Auftrieb für das alltägliche Leben.

# Anpassungen der körperlichen Systeme an das Training

Was passiert nun im Körper, bis sich ein untrainierter Mensch schließlich in einen trainierten Sportler verwandelt? Im Groben finden die Anpassungen des Organismus in folgender Reihenfolge statt, doch eigentlich fließen sie ineinander.

## Zentralnervensystem

Das Zentralnervensystem passt sich an, indem es beginnt, die Muskulatur anders anzusteuern: Die Koordination zwischen den einzelnen Muskeln bzw. innerhalb des Muskels verbessert sich (= intermuskuläre Koordination) und auch die Koordination der Muskelfasern innerhalb des Muskels wird optimiert (= intramuskuläre Koordination).

## Herz-Kreislauf-System

Dieser Vorgang löst eine Anpassung des Herz-Kreislauf-Systems aus, weil die Muskulatur nun während bzw. kurz nach der Beanspruchung besser mit Blut und Nährstoffen versorgt werden muss.

## Stoffwechsel

Deshalb verändert sich nun auch der Stoffwechsel. Er verbessert sich vor allem durch Kraftausdauer-Training im Muskel. Der Stoffwechsel baut größere Reservekapazitäten auf, damit die Versorgung der Muskulatur nach Belastungsende trotz des erhöhten Verbrauchs gewährleistet ist.

## Muskulatur

Zuletzt passen sich die Muskeln an. Je nach Belastungsgestaltung des Krafttrainings – hier vor allem durch das Training im Kraftausdauerbereich kann sich die Zahl der Mitochondrien („Zellkraftwerke") erhöhen.

Je länger man regelmäßig trainiert, umso weiter schreitet die Anpassung voran: Die verschiedenen Muskelfasertypen werden je nach langfristiger Beanspruchung auf die Belastungsart ineinander umgewandelt (Schnellkraft, Kraftausdauer, Ausdauer, etc.).

Beim Krafttraining kommt es mit der Zeit zu einer Zunahme des Muskelquerschnitts, weil die Muskelfasern mehr Proteine einlagern. Dieses Dickenwachstum der Muskulatur nennt man „Hypertrophie".

## Gelenke und Knorpel

Auch Teile des Bewegungsapparats wie Sehnen und Knochen passen sich mit der Zeit an das Training an. Doch das passiert so langsam, dass der Effekt nur über lange Zeiträume messbar wird.

Gelenke können sich nur bedingt anpassen. Einzelne Gelenkstrukturen können durch Über- bzw. Unterbelastung abgenutzt bzw. abgebaut werden.

Deshalb kann nur ein langfristig korrekt durchgeführtes Training zu positiven Adaptionen führen. Eine positive Anpassung ist z.B., dass der hyaline Knorpel, der die Gleitflächen eines Gelenkes überzieht, durch Verbreiterung der Kontaktflächen und durch eine Elastizitätserhöhung mittels optimaler Wassereinlagerungsfähigkeit widerstandsfähiger und somit belastbarer wird.

Genau deshalb ist es so wichtig, dass man richtig trainiert! Über Jahre hinweg durchgeführtes falsches Training bzw. dauernd zu stark belastendes Training kann akute Verletzungen der Knorpel, Knochen oder Bänder nach sich ziehen bzw. chronische Schäden wie z.B. Arthrose verursachen. Denn es gilt natürlich auch: Wer falsch trainiert, kann die Anpassungen auch negativ beeinflussen (vgl. van den Berg, 1999).

# Die vielen Vorteile des Krafttrainings

- Muskeln, Knochen, Sehnen und Bänder werden kräftiger, funktionstüchtiger und widerstandsfähiger. Dadurch kann der Körper viel gelenkschonender und effektiver arbeiten. Auf diese Weise kann man der „Arthrose", dem Abbau der Gelenkknorpel, entgegenwirken.

- Durch das Krafttraining lagern die Muskeln vermehrt Eiweißstoffe ein. So nimmt die Muskulatur an Volumen zu – man hat einfach mehr Kraft. Auch die Durchblutung verbessert sich und die Stoffwechselaktivität erhöht sich.

- Etwaige Dysbalancen (Ungleichheiten in der Muskulatur oder Haltungsschwächen) werden durch Krafttraining ausgemerzt. Die meisten Menschen haben eine stärkere und eine schwächere Seite. Durch das regelmäßige Training kommt alles wieder ins Lot.

- Durch das Kräftigen der Bauch- und Rückenmuskulatur wird die Wirbelsäule stark entlastet. Der Hauptgrund für die heute vielfach auftretenden Rückenschmerzen ist, dass viele Menschen einfach eine schwache Muskulatur im Core-Bereich haben.

- Durch das Arbeiten mit Gewicht werden die Knochen einem mechanischen Belastungsreiz ausgesetzt, der dazu führt, dass sie dichter werden. Das heißt, Krafttraining ist die perfekte Vorsorge gegen die weit gefürchtete Osteoporose. Osteoporose beschreibt einen porösen Knochen – die Knochendichte nimmt ab und somit auch Halt und Stabilität. Doch mit Krafttraining wirkt man dem entgegen.

- Durch Krafttraining kann ein zu hoher Blutdruck, ein zu niedriger Blutdruck sowie Herzrhythmusstörungen verbessert werden.

- Auch der Fettstoffwechsel wird durch Krafttraining aktiviert. Kalorien, die in den Fettzellen gespeichert sind, werden abgebaut und zum Aufbau bzw. zur Ernährung der zunehmenden Muskelmasse verwertet. So kommt es zu einer Umverteilung: der Körperfettanteil nimmt ab und die Muskelmasse steigt. Der Kalorienbedarf erhöht sich dauerhaft, wenn die Muskelmasse auf einem gewissen Niveau gehalten wird. Deshalb ist Krafttraining ein wichtiger Bestandteil beim Abnehmen.

- Krafttraining festigt, formt und strafft den Körper. Man kann den Körper mit Training an den Gewichten wirklich sehr lange optisch jung halten.

- Durch das Krafttraining kommt es zu einer Verbesserung der Aufnahme des im Blut zirkulierenden Zuckers in die Muskelzellen. Das ist besonders für Diabetiker von Bedeutung, weil es so zu einer wesentlichen Verbesserung der Stoffwechsellage beiträgt. Bei gesunden Menschen ist das Krafttraining also eine gute Vorsorge.

- Krafttraining regt die Darmtätigkeit an und verbessert damit die Verdauung.

- Und der letzte, überaus wesentliche „Lifestyle-Vorteil": In einem starken Körper fühlt man sich einfach stark!

# Die wichtigsten Trainingsprinzipien

Warum Training überhaupt auf den Körper wirkt und was dabei passiert, beschreiben die Trainingsprinzipien. Sie besagen z.B., warum man in einem bestimmten Pulsbereich die Ausdauer trainieren oder warum man ein bestimmtes Gewicht nehmen soll. Die Trainingsprinzipien sind enorm wichtig.

## 1. Die Grundlage: "Homöostase" und "Super- bzw. Überkompensation"

Alle folgenden Prinzipien basieren auf der Grundlage, dass der Körper biologisch anpassungsfähig ist. Diese biologische Anpassungsfähigkeit wird mit den Begriffen "Homöostase" und "Super- bzw. Überkompensation" beschrieben. Sie sagen aus, dass dein Körper – wenn du ihn beim Training hart rangenommen hast – für das nächste Mal vorbaut. Er will sich praktisch keine Blöße geben. Der Körper ist alarmiert, weil ihn das Training an seine Grenzen gebracht hat. Er will auf keinen Fall, dass ihm das nochmal passiert und deshalb passt er die betroffenen Körperpartien bzw. den Organismus entsprechend an.

Die Super- bzw. Überkompensation benennt die Abläufe der Energiebereitstellung im Körper. Es ist ein Phänomen, besser gesagt ein Wunder des Lebens, dass der Mensch und andere Lebewesen die Fähigkeit haben, sich an geforderte Gegebenheiten anzupassen. Diese Fähigkeit nennt man Adaption (Anpassung).

Beim Modell der Homöostase und Superkompensation geht man davon aus, dass sich der Körper in einer ständigen Balance befindet – in der Homöostase. Nach einem überschwelligen Trainingsreiz wird diese Homöostase aus dem Gleichgewicht und somit in ein Ungleichgewicht (Heterostase) gebracht. Damit dieses Ungleichgewicht wieder aus der Welt geschafft wird, reagiert der Körper mit dem Anpassungsprozess (Superkompensation).

So ist er schließlich wieder in Balance, diesmal aber auf einer höheren Ebene. Er kann nun mehr leisten.

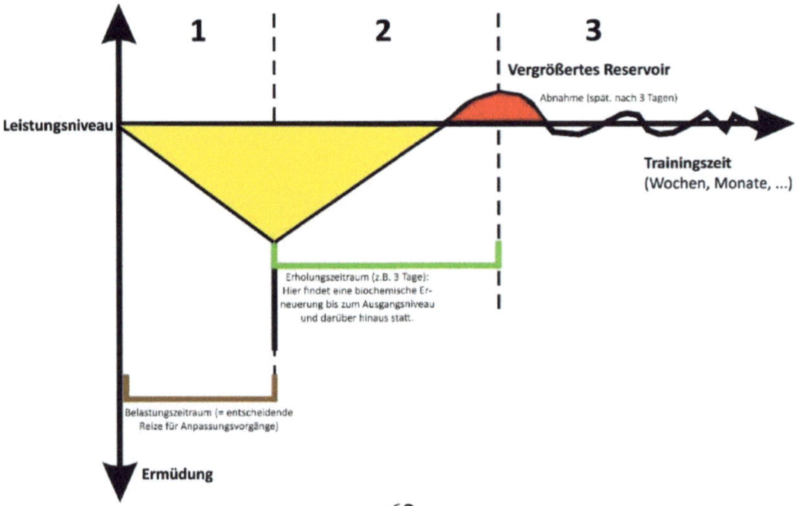

## 2. Prinzip der optimalen Relation von Belastung und Erholung

Dieses Prinzip besagt, dass du zwischen den verschiedenen Workouts Pause brauchst, damit sich dein Körper für das nächste Training wiederherstellen kann. Man nennt die Pause zwischen den Trainingseinheiten Regeneration.

Es ist praktisch ein Spiel mit Belastung und Erholung. Nur wenn der Körper genügend erholt ist, kann er beim nächsten Training wieder seine beste Leistung geben. In meinem Trainingsprogramm spiele ich auf einem sehr hohen und anspruchsvollen Niveau mit Belastung und Erholung.

Die Aufgabe eines jeden Athleten besteht darin, den richtigen Zeitpunkt für das nächste Training zu finden, sodass die größtmögliche Superkompensation erzielt wird. Das ist individuell, denn jeder Mensch ist verschieden. Deshalb ist ein wichtiger Faktor des intelligenten Trainings, dass man lernt, auf seinen Körper zu hören. Man soll ihn so gut wie möglich kennenlernen. Wenn du deinen Körper bisher noch nicht so gut kennst, macht das nichts. Das wirst du im Laufe des nächsten halben Jahres, während du mein Programm trainierst. Merke dir: Die Pause ist genauso wichtig, wie das Training selbst.

## 3. Prinzip der progressiven Belastungssteigerung

Wenn die Trainingsbelastung über einen längeren Zeitraum immer gleichbleibt, gewöhnt sich der Körper daran. Das wäre z.B. der Fall, wenn du immer dasselbe Gewicht bei einer Übung nimmst und dich nie steigerst. Dann gähnt dein Körper praktisch vor sich hin, weil er keine neuen Anreize bekommt. Er muss kein Mehr an Belastungsfähigkeit bereitstellen. Der so gesetzte Trainingsreiz ist ein unterschwelliger Trainingsreiz, doch du brauchst auf jeden Fall einen überschwelligen, solange du etwas an deinem Körper verändern willst.

Es ist sehr wichtig, dass du z.B. immer so viel Gewicht beim Krafttraining nimmst, dass du die letzten beiden Wiederholungen gerade noch schön ausführen kannst. Wann welches Gewicht richtig für dich ist, kannst nur du wissen.

Ein anderes Beispiel: Wenn du am Laufband mit 7 km/h läufst und dabei ist dir vor ein paar Wochen der Puls noch hochgeschnellt, werden die 7 km/h mit der Zeit zu langsam für dich werden. Du wirst die km/h erhöhen müssen, um in den gleichen Pulsbereich kommen zu können.

Vergiss dabei nie, dass der Körper nicht immer in dem gleichen Ausmaß reagiert, wie du trainierst! Auch wenn du regelmäßig und konsequent deine Workouts pro Woche durchziehst, wird sich dein Körper nicht genauso regelmäßig mitentwickeln – egal, ob optisch, kraft- oder ausdauermäßig. Die Anpassung des Körpers passiert eher sprunghaft, sie ist nicht progressiv.

Das heißt, du hast zwischendurch immer wieder Plateaus, wo du glaubst, jetzt geht gar nichts mehr weiter. Doch plötzlich wird sich praktisch über Nacht enorm viel verändert haben. Denke immer an dieses „Plateau-Wissen“. Es hilft dir, mühselige Wegstrecken durchzustehen.

## 4. Prinzip des wirksamen Belastungsreizes (Reizschwellengesetz)

Warum ist eigentlich die richtige Gewichtswahl beim Krafttraining so wichtig? Oder, dass du dein Ausdauer-Workout in einem gewissen Pulsbereich absolvierst? Das hat einen einfachen Grund: Was der Pulsbereich beim Ausdauertraining ist, ist das Gewicht beim Kraft-Workout. Der Körper braucht einen bestimmten Belastungsreiz, damit er seine vollen Fähigkeiten entfalten kann. Das heißt, es muss eine bestimmte Schwelle der Intensität überschritten werden – das gilt für alle Arten von Training. Man unterscheidet dabei grundsätzlich zwischen vier verschiedenen Reizschwellen (Reizstufenregel):

- Unterschwelliger Reiz: Bleibt wirkungslos
- Überschwellig, geringer Reiz: Erhält das Trainingsniveau
- Überschwellig, mittlerer - starker Reiz: Ist die optimale Reizintensität
- Überschwellig, zu starker Reiz: Schädigt das System

Wann welcher Schwellenwert wirkt, ist individuell. Beim Ausdauertraining ist die Pulsgröße hilfreich und eine aussagekräftige Größe. Beim Kraft- und Kraftausdauertraining ist es die Wahl des Gewichts. Generell bestimmt auch deine genetische Veranlagung mit.

## 5. Prinzip der Belastungsvariation

Es kann natürlich vorkommen, dass dir ein Trainingsplan so gut gefällt, dass du nur noch diesen einen trainieren willst. Das ist zwar toll, aber keinesfalls empfehlenswert. Hier tritt nämlich folgendes Trainingsprinzip in Kraft: Immer nur gleichartige Trainingsreize über einen längeren Zeitraum führen genauso zu einer Stagnation.

Deshalb ist es wichtig, dass du in regelmäßigen Abständen neue Trainingspläne in Angriff nimmst. Wenn du immer die gleichen Übungen machen würdest, würdest du dir selbst die Effektivität und Wirksamkeit des Trainings rauben.

Wenn du etwas so schnell wie möglich an und in deinem Körper verändern willst, variiere regelmäßig in deinen Trainingsroutinen! Sonst wäre es so, als ob du immer nur eine 5-km-Runde läufst. Die 10-km-Runde würde stets nur ein Traum bleiben.

## 6. Prinzip der Wiederholung und Kontinuität

Es versteht sich von selbst, dass ein einmalig durchgeführtes Training keine erkennbaren und vor allem keine dauerhaften Anpassungen auslöst.

Erst das regelmäßige Training über eine längere Zeit hinweg bringt die Vorteile der Bewegung in dein Leben.

Am Anfang deiner Trainings-Laufbahn stellt der Organismus erst einmal verschiedene Funktionssysteme in deinem Körper um und das dauert seine Zeit.

Die metabolischen (= den Stoffwechsel betreffenden) und die enzymatischen Umstellungsvorgänge passieren dabei relativ schnell – nämlich in ca. zwei bis drei Wochen. Für strukturelle (morphologische) Änderungen werden schon längere Zeitspannen (mindestens vier bis sechs Wochen) benötigt und die steuernden und regelnden Strukturen des Zentralnervensystems brauchen Monate für die Anpassung. Ein regelmäßiges und kontinuierliches Training ist also das Um und Auf.

## 7. Prinzip der Periodisierung und Zyklisierung

Niemand kann das ganze Jahr über im Hochleistungs-Modus trainieren. Training ist wie ein Herzschlag: Es braucht Höhen und auch Tiefen und es braucht einmal mehr Einsatz und dann wieder mehr Ruhe. Mein Programm ist hart, das ist Fakt. Du hast dazwischen nur ein paar Pausenwochen. Der ganze Plan ist auf ein halbes Jahr intensivstes Training ausgelegt. Danach wirst du sicherlich eine längere Pause brauchen bzw. einmal sanftere Einheiten machen.

Dass die Belastungen auch mal wieder heruntergeschraubt werden, ist sehr wichtig, damit du deine Leistung nicht verlierst bzw. nicht ins Übertraining kommst, wo dann nicht mehr viel weitergeht. Je besser du deinen Körper kennenlernst, desto schneller wirst du wissen, wann du eine längere Pause brauchst, um dann wieder über deine Grenzen gehen zu können. In der Trainingslehre teilt man ein Trainingsjahr (Makrozyklus) für den Leistungssportler typischerweise so auf: Vorbereitungsperiode (aufbauende Phase), Wettkampfperiode (stabilisierende Phase), Übergangsperiode (reduzierende Phase).

Diese Phasen des Makrozyklus werden wiederum in belastungssteigernde, belastungserhaltende und belastungsreduzierende Phasen unterteilt (Meso- und Mikrozyklus). Es gibt viel gute Literatur zum Thema Periodisierung, wenn du dich in dieses Thema vertiefen willst.

## 8. Prinzip der richtigen Belastungsfolge

Dieses Prinzip besagt, dass eine gewisse Reihenfolge im Training berücksichtigt werden soll. Z.B., dass dem Training ein entsprechendes Aufwärmen vorausgehen soll, zumindest eine Mobilisation aller Gelenke. Das Warm-Up soll dem folgenden Training angepasst sein. Einer harten Ausdauer-Einheit geht ein sich langsam steigerndes ca. 15-Minuten-Aufwärmen voraus. Ein weiterer Grundsatz lautet: Krafttraining kommt vor Ausdauertraining! Und langes statisches Stretching kommt als Abschluss. Das sind die Grundsätze, die ich in meinem Programm für dich beherzige.

# Was ist eigentlich ‚Kraft' und welche Arten der Kraft gibt es?

Kraft. Das Wort wird oft benutzt, doch weißt du eigentlich, was mit der Kraft deines Körpers gemeint ist und weißt du, dass es verschiedene Arten der Kraft gibt? Wenn dir das klar ist, wirst du in Zukunft deine Workouts noch besser an deine Bedürfnisse anpassen können.

Kraft ist eine der wichtigsten Fähigkeiten deines Körpers. Man kann sie zum Großteil auf der Grundlage mechanischer Gesetze, wie z.B. Hebelwirkung, die beschleunigende Wirkung von Kräften, etc. beschreiben und doch steckt noch viel mehr hinter der körperlichen Kraft. Da wären u.a. die vielen Freiheitsgrade an Bewegungsmöglichkeiten (Richtungen), die dir deine Gelenke ermöglichen oder der große Verbund der Muskelschlingen. Für unser Training ist übrigens vor allem die Skelettmuskulatur von Bedeutung.

Von Krafteinsatz spricht man, wenn dieser Einsatz über ein Drittel (über 30%) deiner ganz persönlichen Maximalkraft hinausgeht. Deshalb solltest du deinen "1er-Rep" kennen – das ist das Gewicht, mit dem du z.B. beim Bankdrücken nur eine einzige Wiederholung schaffst.

## Folgende Begriffe tauchen beim Krafttraining immer wieder auf

- **konzentrisch**:
Das ist die den Widerstand überwindende Kraft (beim Krafttraining das Gewicht - z.B. das Sich-Hochziehen beim Klimmzug).

- **exzentrisch (negativ)**:
Das ist die dem Widerstand entgegenwirkende Kraft – z.B. wenn ich mich langsam von der Klimmzug-Position nach unten lasse – ich mache das kontrolliert, abbremsend. Ich kontrolliere die Kraft.

-**isometrisch**:
Das ist die haltend-statische Kraft, ohne dabei an Spannung zu verlieren – z.B. ich bleibe so lange in Liegestütz-Position, so lange es mir möglich ist.

# Unterscheidung der Kraft nach Erscheinungsformen

1. Maximalkraft
2. Schnellkraft
3. Reaktivkraft
4. Kraftausdauer

Die Maximalkraft ist dabei allen anderen Kraftarten übergeordnet. Andere Einteilungen in Stoß-, Wurf-, Sprung-, Sprintkraft, etc. sind spezielle Ziele im jeweiligen Training. Bei diesen mischen sich koordinative und andere Aspekte zur Kraft.

## Maximalkraft

Die Maximalkraft ist die höchstmögliche Kraft, die das Nerv-Muskelsystem bei maximaler willkürlicher Kontraktion ausüben kann. Das ist eben diese eine Wiederholung – der „1er-Rep".
Schmidtbleicher hat folgende Intensitätsbereiche für die Trainingsgestaltung aufgestellt:

hohe Intensität: > 85%
4 - 6 Wiederholungen
mittlere Intensität:> 75%
8 - 10 Wiederholungen
niedrige Intensität: > 50%
12 - 20 Wiederholungen

Auch von der "Absolutkraft" solltest du gehört haben: Sie ist deine Maximalkraft gemeinsam mit der unwillkürlichen Kraft, die in dir schlummert. Es gibt nämlich in deinem Körper autonom geschützte Reserven (= unwillkürliche Kraft), die du nicht willkürlich – also nicht mit deinem Willen - abrufen kannst. Die Absolutkraft tritt z.B. auf, wenn eine Mutter es plötzlich schafft, ein Auto anzuheben, weil ihr Kind darunterliegt.

## Schnellkraft

Von Schnellkraft spricht man, wenn es darum geht, den eigenen Körper, Körperteile oder Sportgeräte so schnell wie möglich zu beschleunigen.

Das bekommt für dich Bedeutung, wenn es um die richtige Technik-Ausführung und damit um die Effizienz deines Workouts geht. In unserem dreiwöchigen Techniktraining, das du kennenlernen wirst, gibt es z.B. die Übung „Thrusters". Je besser du die Technik dieser Übung beherrschst, desto schneller wirst du in der Ausführung und desto mehr schaffst du an Wiederholungen und Gewicht. Der Faktor Geschwindigkeit bekommt hier zusätzlich eine große Bedeutung.

Die Schnellkraft wird auch Explosivkraft genannt. Schnellkraft heißt, es gibt einen Kraftstoß (Impact) – z.B. das Hochpushen der Langhantel über Kopf bei den Thrusters: Um die Langhantel so rasch wie möglich mit dem höchstmöglichen Gewicht über Kopf bringen zu können, nimmst du einen Push aus deinen Beinen zu Hilfe.

Die Schnellkraft ist die Summe aus Maximalkraft, deiner Beschleunigungsfähigkeit/Schnelligkeit und der Startkraft. Jede Sportart hat an sie ihren eigenen Anspruch. Auf den Punkt gebracht heißt Schnellkraft: Viel Kraft in möglichst kurzer Zeit.

## Reaktivkraft

Reaktivkraft ist die Kraft, die innerhalb eines Dehnungs-Verkürzungs-Zyklus zum größtmöglichen Kraftausstoß kommt. Sie ist abhängig von der Maximalkraft, der Kraftbildungs-Geschwindigkeit und der reaktiven Spannungsfähigkeit. Ein Beispiel dafür ist der Tief-Hochsprung.

## Kraftausdauer (KA)

Für die Kraftausdauer gibt es in vielen verschiedenen Fachbüchern viele verschiedene Definitionen.

*Die wichtigste Definition ist:*
Kraftausdauer ist die Ermüdungs-Widerstandsfähigkeit des Organismus bei langandauernden Kraftleistungen. Sie ist die Fähigkeit deines Körpers, bei einer bestimmten Wiederholungszahl von Kraftstößen innerhalb eines bestimmten Zeitraums die Kraft bei den Kraftstößen zu halten.

Kraftausdauer ist also die Fähigkeit des Muskels, in einem bestimmten Zeitraum mindestens 50% des Maximalgewichts so oft wie möglich zu bewegen (max. 2 min). Bei der Kraftausdauer muss übrigens zwischen zwei Belastungen unterschieden werden: der kraftorientierten und der ausdauerorientierten Belastung.

Ein Training im kraftorientierten Bereich verbessert die neuronale Anpassung und verbessert den Einzelimpuls bei der Maximalkraft.

Die Impulssumme (= Wiederholungen) und die Schnelligkeit der Wiederholungen bestimmen, ob man in der aeroben oder anaeroben Kraftausdauer arbeitet. Das bedeutet für die Praxis: Wenn man bei der Kniebeuge beispielsweise 100 kg schafft, nimmt man 50 kg für das Kraftausdauertraining und macht so viele Wiederholungen wie möglich innerhalb von zwei Minuten. Auf diese Weise verbessert man seine Kraftausdauer im anaeroben Bereich, wodurch man auch in der Maximalkraft stärker wird.

Wenn man hingegen mit 40 kg Kniebeugen macht und das länger als zwei Minuten, bewegt man sich in der aeroben Kraftausdauer und man trainiert eher die Ausdauer.

*Es gibt zwei Merkmale, die die Kraftausdauer kennzeichnen:*
- Sie ist abhängig von deiner Maximalkraft (du bewältigst ein bestimmtes Gewicht).
- Sie ist abhängig von der Muskulatur-Stoffwechselleistung – praktisch deine Ausdauerleistung.

*Man unterscheidet nach Kraftgröße und Arbeitsweise:*
- Maximal-Kraftausdauer (hochintensive KA): Über 75% der Maximalkraft, bei statischer oder dynamischer Arbeit

- Submaximale Kraftausdauer (mittelintensive KA): 50-75% der Maximalkraft bei dynamischer Arbeit; bis 30% bei statischer Arbeit

- Aerobe Kraftausdauer (Ausdauerkraft): 30-50% der Maximalkraft bei dynamischer Arbeit

## Und manchen sind Muskeln einfach in die Wiege gelegt

Vielleicht hast du es schon beobachtet: Es gibt Menschen, bei denen scheinen schon nach kurzer Zeit die Muskeln zu wachsen, obwohl sie vielleicht gar nicht so hart trainieren wie du. Es kann sein, dass auch du zu diesen "begnadeten Menschen" zählst.

Manche Menschen – egal, ob Mann oder Frau – bauen einfach schneller Muskelmasse auf als andere. Es gibt dazu eine Theorie, die Menschen in verschiedene Körpertypen unterteilt (Theorie der Körperkonstitution), doch diese ist sehr umstritten.

Es klingt ungerecht und in gewisser Weise ist es das auch. Zumindest, wenn man sich als Körperziel eine gut aufgebaute Muskulatur gesetzt hat. Manche Menschen haben einfach das Talent zur Muskulatur. Die Genetik spielt beim Aufbau von Muskelmasse (wie es übrigens auch ein Talent im Ausdauerbereich gibt) eine Rolle, ob das einem passt oder nicht.

Es ist einfach nicht von der Hand zu weisen, dass es eine grundsätzliche persönliche Veranlagung dabei gibt:
- Es gibt Menschen, die von Anfang an sehr gute Ausdauerleistungen abliefern können.
- Es gibt Menschen, die sehr rasch an Muskelmasse zulegen können.

Zu welchem Typ du eher zählst, geben dir zu einem Großteil deine angeborenen Gene vor. U.a. ist das eine Sache der Aufteilung der Muskelfasern. Grundsätzlich gibt es „rote“ und „weiße“ Muskelfasern (sie haben noch viele andere Namen und weitere Unterteilungen, mehr dazu auf Seite 69). Die Aufteilung dieser Muskelfasern in deinem Körper ist mit ausschlaggebend, ob du der geborene Kraftathlet oder eher der talentierte Ausdauersportler bist.

Als Kraft-Talent verfügt man über mehr weiße Fasern, als Ausdauer-Talent über mehr rote. Es ist eine Sache der Vererbung.

# Muskelzellen

Jeder Muskel besteht aus unzähligen Muskelfaserbündeln und jedes dieser Muskelfaserbündel setzt sich wiederum aus vielen einzelnen Muskelfasern zusammen. Diese einzelnen Muskelfasern kann man weiter in unzählige Muskelzellen unterteilen.

In jeder dieser Muskelzelle befindet sich ein "Kraftwerk" – es wird im Fachausdruck Mitochondrium genannt. In diesen Mitochondrien finden wichtige biochemische Vorgänge statt, die für die Arbeit der Muskeln nötig sind.

Wenn du z.B. deinen Arm beugst, hakt sich das sogenannte Myosin (ein Eiweißmolekül) am Aktinfaden ein und zieht diesen heran. So verkürzt sich die Muskelzelle. Diesen Vorgang wiederholen alle Muskelzellen in deinem Muskel, damit er seine ganze Kraft entfalten kann.

Wenn anschließend die Myosinköpfchen den Befehl vom Gehirn bekommen, den Aktinfaden wieder loszulassen, entspannt sich dein Muskel wieder.

Das läuft in jeder Muskelzelle und in jeder Muskelfaser deines Körpers auf die gleiche Weise ab. Genau durch dieses perfekte Zusammenspiel aller Muskelzellen, genau durch diese großartige Teamarbeit entfaltet sich deine Muskelkraft.

# Muskelfasern

Der menschliche Muskel setzt sich je nach seiner Funktion mosaikartig aus verschiedenen Muskelfasern zusammen. Diese können aufgrund ihrer unterschiedlichen Kontraktionsgeschwindigkeit und Ermüdungsresistenz (Ermüdungs-Widerstandsfähigkeit) eingeteilt werden – und zwar stark vereinfacht in zwei Haupttypen:

**- Weiße (helle), dicke und "schnelle" FT-Faser ("fast twitch" = schnell zuckend):**

Diese Faser ist vorrangig bei intensiver Arbeit, also bei schnellkräftiger und intensiver Muskelarbeit in Aktion (sagen wir die 'KRAFTFASER' - sie wird verstärkt bei Kraftanforderungen gebraucht). FT-Fasern weisen einen großen Anteil an energiereichen Phosphaten und Glykogen mit der entsprechenden Enzym-Ausstattung auf, was für die anaerobe Energiegewinnung wichtig ist.

Die FT-Fasern werden auch ‚Typ-II-Fasern' genannt und unterteilen sich weiter in:

a) IIc-Fasern (intermediäre Fasern)
b) IIa-Fasern
c) IIx-Fasern (früher "IIb-Fasern")

Das ist deshalb notwendig, weil diese Muskelfasern nicht nur eine unterschiedliche Struktur und Form besitzen, sondern sie unterscheiden sich auch in ihrer Funktionalität.

Der Hauptunterschied liegt hier bei der Zuck-Geschwindigkeit, die durch die unterschiedlich schweren und leichten Myosin-Ketten verursacht wird. Je nach Kombination dieser Ketten ergeben sich die genannten verschiedenen FT-Fasertypen. Auch die zusätzlichen Unterschiede im Stoffwechsel machen diese weitere Unterteilung nötig.

**- Rote, dünne "langsame" ST-Faser ("slow twitch" = langsam zuckend):**

Diese Faser arbeitet vor allem bei geringerer Muskelintensität (nennen wir sie die 'AUSDAUERFASER' – da sie vermehrt in Ausdauer-Einheiten gebraucht wird). Die ST-Fasern werden auch noch als Typ-I-Fasern bezeichnet. ST-Fasern haben ebenfalls viel Glykogen, sie sind aber vor allem reich an Enzymen des aeroben Stoffwechsels.

In der Praxis heißt das, dass zum Beispiel bei einem Marathonläufer vorrangig die roten ST-Fasern zum Einsatz kommen, bei einem Kraftdreikämpfer hauptsächlich die weißen FT-Fasern. Der prozentuale Anteil bzw. die Anlage der verschiedenen Muskelfasern ist wie gesagt genetisch vorgegeben.

Doch diese Verteilung der roten und weißen Muskelfasern kann durch Training verändert werden. Wenn dir z.B. Krafttraining liegt, kannst du durch regelmäßiges Ausdauertraining die Anzahl deiner

ST-Fasern bis zu einem gewissen Grad erhöhen und umgekehrt.

Aber eines ist Fakt: Im Spitzen-Ausdauersport können vorübergehend die weißen in rote Fasern umgewandelt werden, die roten aber nie in weiße. Das heißt für die Praxis im Hochleistungssport: Der Kraftdreikämpfer könnte mit hartem Training ein sehr guter Marathonläufer werden, der Marathonläufer aber nie ein sehr guter Kraftdreikämpfer.

Die umgewandelten Muskelfasern kehren nach langer Trainingspause immer wieder zu ihrem Ursprung zurück.

Du hast es also bis zu einem gewissen Grad selbst in der Hand, in welche Richtung du deine Fitness verwandelst. Wahrscheinlich wirst du aber grundsätzlich das Training mehr lieben, für welches du naturgegeben mehr Muskelfaser-Veranlagung mitbringst.

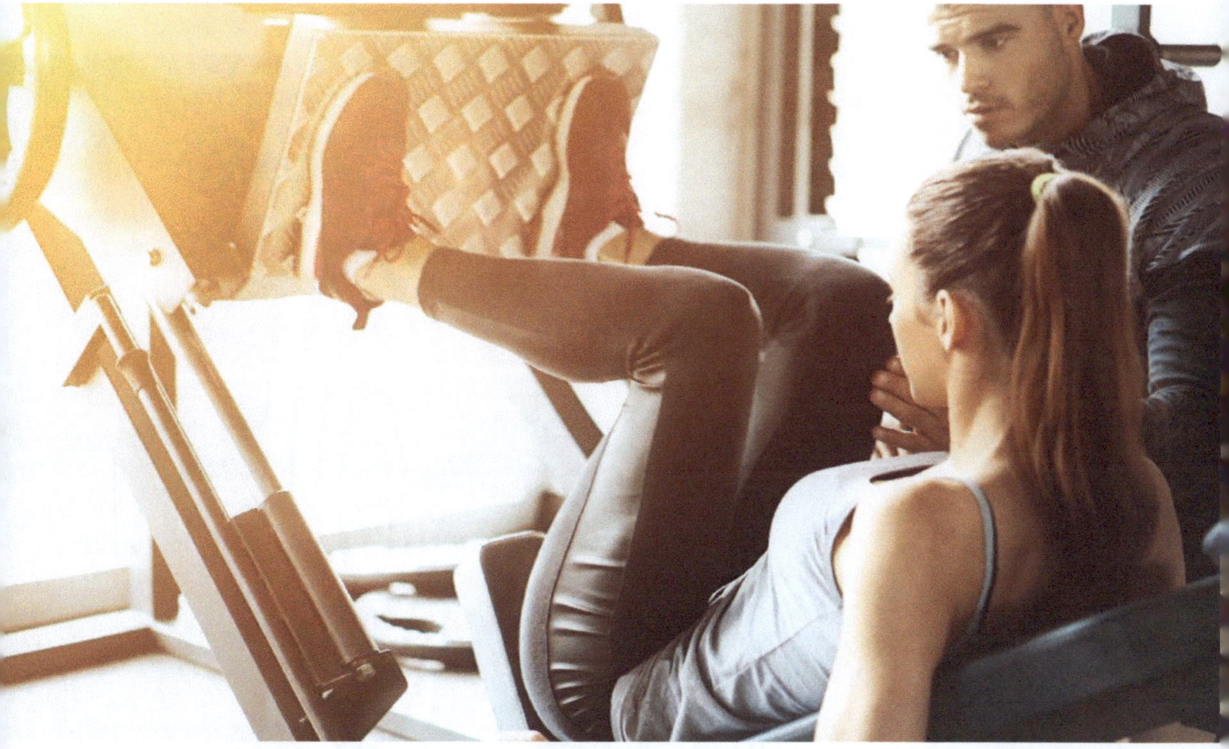

# WARUM ZIELE SO WICHTIG SIND

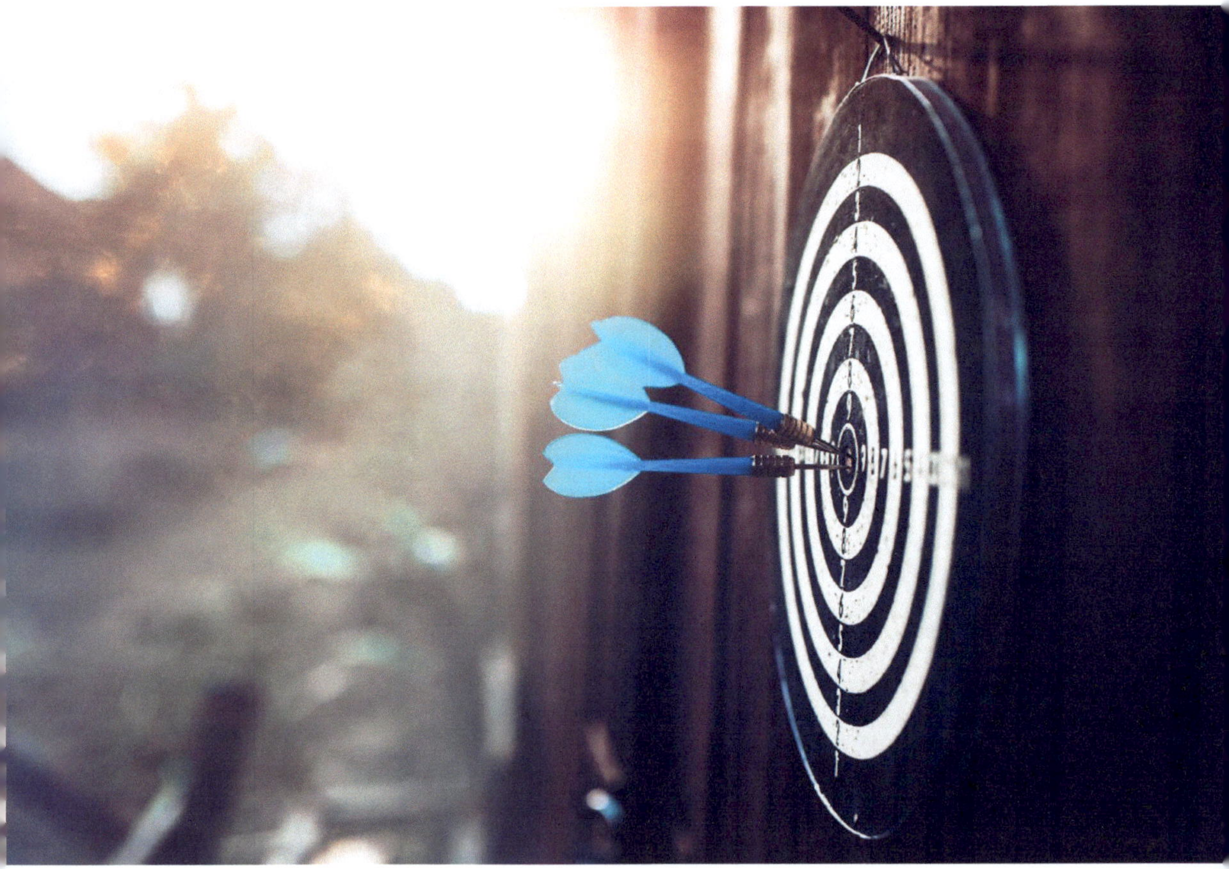

Ich weiß – ja, und wie ich es weiß. Wir leben in dieser Welt, in der es vor lauter Zielen nur so wimmelt. Ziele erreichen heißt es in der Schule, im Studium, beim Job, in Beziehungen, in der Freizeit. Ziele werden überall und von jedem verlangt. Die Eltern wollen Zielsetzungen von einem und der künftige Arbeitgeber möchte wissen, ob man zielstrebig ist. Ziele da und Ziele dort. Ziele einfach überall!

Jetzt komme ich und verlange ein weiteres Mal von dir, dass du dir Ziele setzt. Vielleicht kannst du das Wort Ziele schon gar nicht mehr hören. Z-I-E-L-E. Ein komisches Wort, wenn man es sich einmal so vor Augen führt, nicht wahr? Erinnert irgendwie an "ziehen". Ja, es erinnert an ein ständiges Ziehen an einem. Alle ziehen und zerren von einem. Ein Zuviel an Ziel ...

Bevor du jetzt in ein absolutes Ziel-Overload abdriftest, sage ich: STOPP! OK, ich will zwar, dass du dir ein weiteres Ziel steckst, doch dieses Ziel ist nur deines. Kein anderer kann dabei mitreden oder es einfordern. Es geht um dein persönliches Körper- und Ernährungsziel und das erschaffst einzig und allein du!

Du hast dich doch freiwillig für dieses Buch entschieden, nicht wahr? Ich setze also voraus, dass du dich verändern willst. Entweder willst du einen athletischeren Körper, mehr Kraft, mehr Ausdauer, eine größere mentale Stärke oder alles zusammen. Oder du willst deine Ernährung auf vegan umstellen und dich gut versorgt wissen. In irgendeiner Weise hast du also bereits ein Ziel im Kopf. Du willst eine Veränderung zum Positiven in deinem Leben.

Ich fordere dich jetzt praktisch auf, dass du dieses bereits vorhandene Ziel genau beschreibst und zu Papier bringst. Dass du es sichtbar machst und zwar mit einem Bild. Damit du eine Richtschnur hast, die dir hilft durchzuhalten, sollte deine Motivation einmal auf einer Talstrecke entlanggehen.

Es haben sicher schon mehrere Menschen in deinem Leben mit Sprüchen wie *"Es ist nur zu deinem Besten ..."* oder *"Man braucht Ziele im Leben ..."* von dir verlangt, dass du ein Ziel erreichen musst. Das ist der grundlegende Unterschied zu dem, was ich von dir verlange: Ich mache nichts daran fest, ob du dein Ziel erreichst oder nicht. Es würde mich einfach ungemein freuen, wenn du dich in Zukunft in einem trainierten Körper und mit der energiespendenden, veganen Ernährung fitter und besser fühlst. Ich zwinge dich zu nichts. Es ist deine persönliche Entscheidung, ob du deinen Körper und deine Ernährung transformierst oder nicht. Ich gebe dir Werkzeuge und Hilfen in die Hand, damit du es schaffen kannst. Alles andere liegt an dir.

Aber ich möchte, dass du dir etwas vorstellst: Stelle dir den Augenblick vor, in dem du nach vielen harten, konsequenten Workouts und eine auf dich abgestimmte, vegane Ernährung plötzlich bemerkst, um wieviel wohler du dich mittlerweile fühlst. Dass du stärker geworden bist. Du bemerkst, dass du immer mehr mit deinem Körper im Einklang lebst. Dass ihr beide ein harmonisches Paar geworden seid. Dass du stolz auf deinen Körper, dein hohes Energielevel, einfach auf dich selbst bist. Kannst du dir den Schub an Selbstvertrauen vorstellen, den du in diesem Moment hast? Ich kann dir nur sagen: Es ist ein wunderbares und unbeschreibliches Gefühl!

Weißt du, zuerst muss es immer den Traum geben, denn ohne ihn kann man nichts real werden lassen. Das genaue

Definieren deines Körperziels ist also das erste bildliche und schriftliche Sichtbarmachen deines persönlichen Traumes. Wenn du nicht genau weißt, wo du hinwillst, kann es leicht passieren, dass du den eingeschlagenen Weg wieder verlässt, weil dir die Orientierung fehlt. Eine zusätzliche Motivationshilfe sind deine Trainingsaufzeichnungen und das regelmäßige Nehmen deiner Maße zwischendurch. Denn erst die Maße zeigen dir, wie dein Körper sich verändert. Die Waage ist vielleicht zu Beginn eine kleine Hilfe, doch sie verliert ihre Bedeutung immer mehr, je länger du Krafttraining betreibst.

Und bitte bleib bei deiner Zielsetzung realistisch. Du wirst nicht von heute auf morgen zum Marathonläufer und schon gar nicht zum Muskelpaket. Realistisch sein und realistisch bleiben. Lerne die Tugend Geduld – sie ist die halbe Miete auf deinem Weg zum Erfolg.

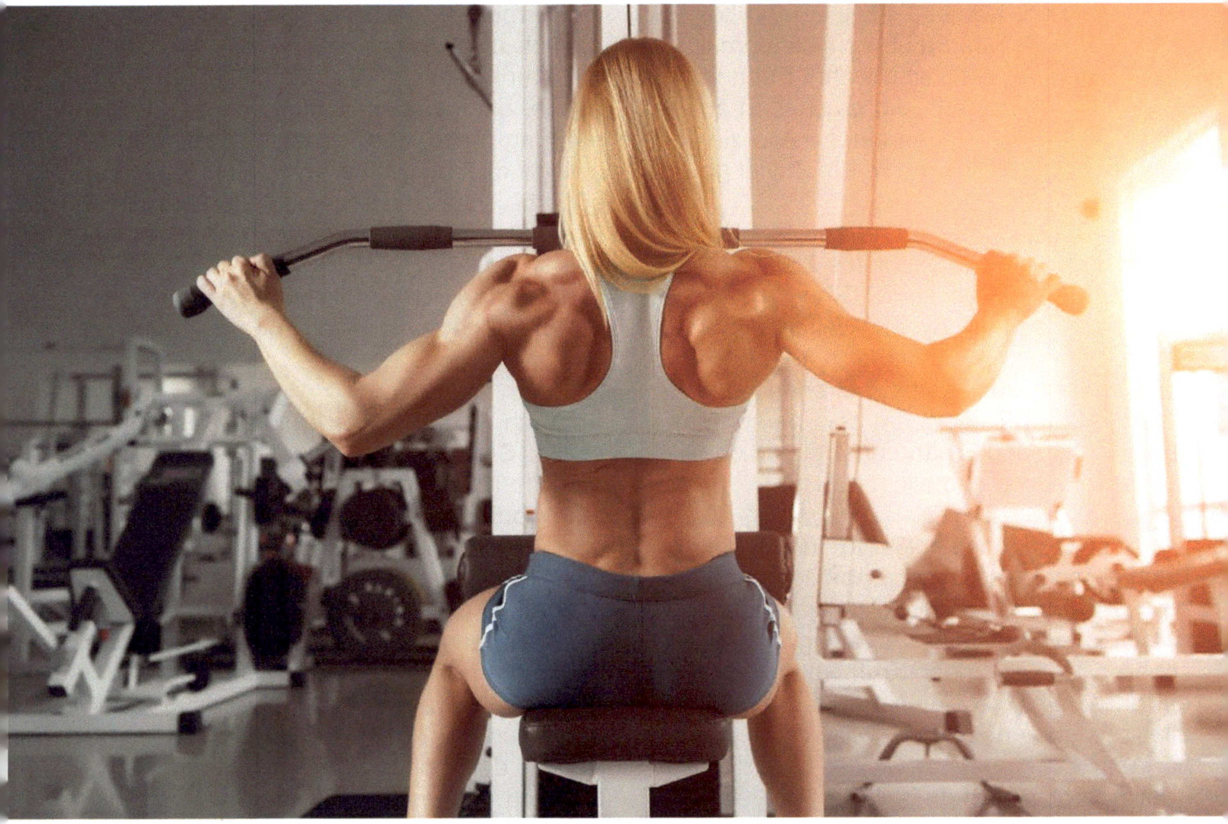

## Du machst deinen Körpertraum wahr:

# Das ist dein Ziel – Genau SO wirst du aussehen!

Du suchst dir jetzt ein Foto von deinem Zukunftskörper – vielleicht aus dem Internet oder aus einem Magazin. Genau in diesem Körper wirst du nach deiner persönlichen Umwandlung stecken. Dieses Foto entspricht deiner schönsten Vorstellung von dir. Die Proportionen sind genau die, die du haben willst – und diese müssen natürlich realistisch sein. Das heißt, du kannst nicht zum 1,80 m großen Model wachsen, wenn du selbst 1,60 m bist.

Drucke oder schneide das Foto aus und klebe es auf diese Seite. Das ist deine Zukunft und ab sofort dein ständiger Begleiter im Kopf. Betrachte es so oft, bis du es absolut verinnerlicht hast. Das Bild muss in deinem Kopf verankert sein. So wirst du nach all den Workouts und deiner Ernährungsumstellung aussehen. Wie ein Fallschirmspringer brauchst du eine Art Zielkreuz, auf dem du landen willst. Ohne ein solches Zielkreuz wird alles schwammig. Je konkreter du weißt, wie du in Zukunft aussehen wirst, desto leichter und eher wirst du dort auch ankommen.

Und schau dir dein Zielfoto besonders dann an, wenn du einmal in ein Motivationstief fallen solltest. Gut Ding braucht Weile und der Weg ist das Ziel!

## Deine erste „Bestandsaufnahme“:

# Das ist dein Status Quo – du hältst ihn für später fest ...

Das Foto von deinem Körpertraum klebt nun in diesem Buch. Der zweite Schritt ist eine aktuelle Bestandsaufnahme von dir. Sie wird dir später zeigen, wie du zu Beginn ausgesehen hast. Mit der Zeit verliert sich nämlich die Erinnerung. Man sieht sich schließlich tagtäglich selbst im Spiegel und deshalb nimmt man körperliche Veränderungen nicht wahr, außer, sie sind sehr prägnant. Vor allem die Veränderungen der Proportionen wirst du mit Hilfe des Vergleichs der Fotos Vorher-Nachher entdecken können.

In jedem meiner drei Bände fordere ich dich auf, einen solchen Foto-Status Quo von dir zu machen. Du kannst natürlich gerne öfter deine Maße nehmen, wenn du willst.

**Deine aktuellen Körperfotos:**
Nun sind deine ersten Selfies gefragt. Heute ist der Tag unmittelbar vor dem Trainingsstart. Mache die Fotos von dir in Bademode oder Unterwäsche. Man soll deinen Körper von allen Seiten gut sehen können. Am besten wäre es, wenn dich eine nahe Bezugsperson fotografieren könnte, damit du Ganzkörperaufnahmen von dir hast. Bitte vergiss nicht: Wir brauchen hier keine Beschönigungen. Jetzt zählen die ‚nackten Fakten‘: Du siehst gerade so aus, wie du aussiehst und das halten wir fest, OK? Wenn der Platz für die Fotos nicht reicht, lege sie entweder ins Buch oder hefte sie in einer Mappe ab.

**Von vorne** | **von der Seite** | **von hinten**

# Deine Maße und dein Gewicht:

Jetzt brauchen wir deine Maße und dein Gewicht:

Datum: ____________________

| | |
|---|---|
| kg: | ____________________ |
| Taille (schmalste Stelle am Bauch): | ____________________ |
| Nabel (immer gut vergleichbar): | ____________________ |
| Hüfte (breiteste Stelle): | ____________________ |
| Oberschenkel (breiteste Stelle): | ____________________ |
| Bizeps (breiteste Stelle): | ____________________ |
| Wade (mögen Männer): | ____________________ |

Idealerweise unterziehst du dich einer BIA in deinem Fitnessstudio. BIA steht für Bioimpendanzanalyse bzw. bioelektrische Impendanzanalyse. Diese Körperanalyse zeigt dir deine momentane Körperzusammensetzung. Sie liefert interessante Zahlen wie z.B. deinen Körperfett-Anteil, deine Muskelmasse, deinen Ernährungszustand im Groben und auch deinen Kalorien-Bedarf. Das alles wäre Bonuswissen für dich.

Eine solche Analyse kostet in der Regel nicht viel, vor allem ist sie meiner Meinung nach ihr Geld wirklich wert. Denn interessant wird es, wenn du im Laufe der Zeit mehrere dieser Bioimpendanzanalysen miteinander vergleichen kannst.

Solltest du zurzeit irgendwelche körperlichen Einschränkungen oder eine Krankheit haben, kläre bitte unbedingt vor Trainingsstart mit deinem Arzt ab, ob er dich für das Training freigibt. Das liegt in deinem eigenen Interesse.

Zusätzlich findest du auf der nächsten Seite eine Maß- und Gewichtstabelle, in der du deine laufenden Messungen eintragen kannst, damit du deine körperlichen Veränderungen selbst regelmäßig verfolgen kannst.

# Maß- und Gewichtsblatt für laufende Messungen

| Datum | Taille | Brust | Hüfte | Ober-schen-kel | Bizeps | Ge-wicht (kg) | Körper-fett-anteil |
|---|---|---|---|---|---|---|---|
| | | | | | | | |
| | | | | | | | |
| | | | | | | | |
| | | | | | | | |
| | | | | | | | |
| | | | | | | | |
| | | | | | | | |
| | | | | | | | |
| | | | | | | | |
| | | | | | | | |
| | | | | | | | |
| | | | | | | | |

## Zieldefinition ist angesagt:

# Wie heißt dein Hauptziel und welche Teilziele visierst du an?

Im nächsten Schritt definierst du nun dein Hauptziel und auch die Teilziele auf dem Weg dorthin. Darum die Frage an dich: Wenn du dich mit deinem Zielfoto vergleichst, was musst du tun, damit du dein Körperziel erreichst? Die Antwort auf diese Frage ist bereits dein Hauptziel und sie kann nur wie eine der drei folgenden Möglichkeiten lauten:

**Abnehmen:** Um dein Körperziel zu erreichen, ist es nötig, dass du in erster Linie an Gewicht verlierst.

**Definition:** Du bist bereits sehr muskulös und massig. Damit du dein Körperziel erreichst, willst du ein bisschen dieser Masse abbauen und deine Muskulatur soll definierter erscheinen.

**Masseaufbau:** Du bist zurzeit sehr schlank und du tust dir beim Zunehmen generell schwer. Dein Körperziel lautet: Masse und vor allem Muskulatur aufbauen.

## Trage hier nun dein Hauptziel ein:

---

Vielleicht überfällt dich jetzt gerade eine gewisse Mutlosigkeit. Weil du dir überhaupt nicht vorstellen kannst, dass du deinen Traumbody jemals erreichen kannst, wenn du deine jetzige Körperoptik betrachtest.

Deshalb sage ich erneut: STOPP! Höre bitte auf, negativ zu denken. Weißt du, viele Träume sind erreichbar, wenn man sich anstrengt – das habe ich selbst oft genug in meinem Leben erfahren. Es ist wichtig, dass man einen Traum hat, auch wenn er sich momentan als „nicht erreichbar“ anfühlt. Ein großer Traum ist nun einmal höher gehängt als die derzeitige Situation hergibt. Halte mit positiven Gedanken und unbeirrbar an deinem Traum fest! Er ist erreichbar, glaube mir.

Nichts und niemand kann dich vom Weg abbringen oder dich aufhalten. Du musst einfach an deine Vision von dir glauben und alles dafür tun, damit sie Wirklichkeit wird. Dein Tun und Handeln ist jetzt gefragt – nichts anderes. Du bist ab jetzt zielgerichtet, denn deine Kraft ist auf deinen Traum fokussiert. Auf ihn marschierst du zielstrebig zu.

Kein anderer Mensch kann deinen Traum zu 100% nachvollziehen. Nur du weißt, wieviel er dir bedeutet und nur du kannst für ihn arbeiten. Halte immer an deinem Traum fest, auch wenn andere dir erzählen wollen, dass das nicht geht. Glaube ihnen nicht – sie kennen deine Wahrheit nicht!

Jetzt, wo du dein Hauptziel festgelegt hast, sind sämtliche Trainingspläne bereits das erste Mal auf deine Bedürfnisse abgestimmt. Sämtliche Wiederholungs- und Gewichtsvorgaben sind nämlich auf diese drei Ziele ausgerichtet.

Dieses Hauptziel beschreibt nun die große Richtung, aber ein Wort ist wirklich zu wenig, nicht wahr? Deshalb wirst du im nächsten Schritt dein Hauptziel genauer beschreiben. So detailliert wie möglich und vor allem mit deinen eigenen Worten. Denke bitte daran, dass du beim Setzen deiner Ziele realistisch bleibst. Aus diesem Grund habe ich dir im ersten Buchabschnitt grundlegende Richtlinien als Hilfe gegeben. Ein unrealistisches Ziel wäre z.B., wenn du dir vornimmst, innerhalb von zwei Monaten 30 kg abzunehmen. Oder in drei Monaten 5 kg Muskelmasse aufzubauen.

## Fragen, die dir helfen, dein Ziel genauer zu beschreiben:

- Wieviel will ich abnehmen/zunehmen?
- Welche Maße will ich wo haben?
- Welche Termine setze ich mir für mein Hauptziel und meine Teilziele?
- Was will ich mit dem Training erreichen? (z.B.: einen knackigen Po, dünnere Oberschenkel, einen großen Bizeps, das perfekte Six-Pack, etc.)

Je genauer du dein Zukunfts-Körperbild beschreibst, desto mehr Leitschienen gibst du dir selbst. So kannst du Workouts und Ernährung leichter und besser deinen Wünschen und Bedürfnissen anpassen. Du weißt schließlich genau, wo deine Reise hingehen soll. Es kann sein, dass du dir anfangs noch schwertust, deine Ziele in Worte zu fassen. Vielleicht hast du noch gar nie trainiert?

Vielleicht hast du dich noch gar nie mit gesunder bzw. mit veganer Ernährung beschäftigt? Dann mache die detaillierte Beschreibung von dir einfach zu einem späteren Zeitpunkt – aber nicht zu spät, OK? Denn es ist wichtig, dass du nicht lange mit ungefähren Cirka-Zielen unterwegs bist.

Du weißt: Wer mit schwammigen Zielen unterwegs ist, wird viel länger brauchen, um an seinem Ziel anzukommen. Es kann sogar sein, dass man aufgrund der fehlenden Zielbeschreibung sein Ziel gar nicht erreicht. Und das willst du genauso wenig wie ich, nicht wahr?

## Beantworte bitte folgende Fragen:

Welche Körperstellen stören mich am meisten an mir?

Bis wann möchte ich mein(e) Ziel(e) erreichen?

Sind die Zieltermine realistisch?

Habe ich mir die Zeit für mein Training schon freigemacht?

An welchen Tagen und zu welchen Uhrzeiten trainiere ich?

Was sind meine Ersatztage, wenn ich einen Trainingstag einmal nicht einhalten kann?

Zusätzliche Anmerkungen, die für mich wichtig sind:

So, nun hast du die Richtung deiner Reise festgelegt. Die Fragestunde ist fürs Erste vorbei. Jetzt gehen wir zum Aufbau deiner Grundkraft über. Ich habe dir die Anzahl der Trainingseinheiten in den verschiedenen Trainingsplänen vorgegeben. Doch an welchen Wochentagen du die Workouts absolvierst, bleibt natürlich dir überlassen.

## Wo soll unsere Trainingsreise eigentlich hingehen?

# Unser Ziel ist das perfekte Arbeiten mit freien Gewichten!

Doch bevor es in die Abteilung „freie Gewichte" geht, hast du noch Arbeit an den Kraftmaschinen vor dir. Mein Programm stellt sicher, dass du mit ihrer Hilfe eine gute Aufbauarbeit leistest, damit du später gut gerüstet ans Eingemachte gehen kannst. Das wird beim dritten Trainingsplan der Fall sein, wenn du das erste Mal zu den freien Gewichten greifst.

Jeder Fitnessstudio-Erprobte weiß es: Das Arbeiten mit freien Gewichten ist die Königsdisziplin im Gym. Und genau DA wollen wir hin. Zu einem Topathleten gehört einfach das perfekte Bewältigen von Lang- und Kurzhantel-Workouts. Wir sprechen hier also von Eisen und Gummi. Wir wollen zum griffigen Stahl der Langhantel, aufgepimpt mit – wenn möglich – jeder Menge Bumper-Plates, das sind die Gewichtsscheiben. Und wir wollen zu den vielen Kurzhanteln. Die dort im Gym so schön sortiert liegen und nur darauf warten, von dir bearbeitet zu werden.

Das Arbeiten mit freien Gewichten erfordert eine gut fortgeschrittene Kenntnis des eigenen Körpers, eine starke Mitte und bereits Trainingserfahrung. Nur die perfekte Ausführung der Übungen sowie die richtige Technik garantieren dir, dass du verletzungsfrei an dein Ziel kommst. Natürlich kann es immer wieder passieren, dass du eine Verletzung erleidest – das wollen wir eben mit der richtigen Ausführung und der richtigen Vorarbeit so gut wie möglich ausschließen.

Für das Training mit freien Gewichten brauchst du nicht nur Kraft. Auch Kraftausdauer und Ausdauer sind hier sehr wichtige Faktoren. Außerdem gehört eine gute Körperbeherrschung zum Training mit freien Gewichten. Besser gesagt, das abgestimmte und ausgewogene Zusammenspiel der einzelnen Muskelgruppen ist gefragt. Du brauchst diese gewisse Stabilität – vor allem im Core-Bereich. Du brauchst eine gute Koordination, damit du die Übungen effektiv und sicher ausführen kannst und du brauchst starke Bänder und Sehnen. Mit dem Absolvieren der ersten beiden Trainingspläne wird das kein Problem für dich sein.

## Du willst gleich mit freien Gewichten arbeiten? Sorry, zuerst ran an die Kraftmaschinen!

Du brauchst also zuerst eine gute und grundlegende Trainingserfahrung im Krafttraining, damit du dich den freien Gewichten widmen kannst. Wenn du mit dem Gedanken spielst, gleich beim dritten Trainingsplan (der übrigens im zweiten Band zu finden ist) einzusteigen, rate ich dir dringend davon ab. Die ersten beiden Programme haben ihren Sinn! Als kompletter Kraftsport-Einsteiger musst du einfach deinen Körper zuerst an die Säule Kraft heranführen. Wir meistern das Ganze nämlich profi- und nicht laienhaft.

Aber auch, wenn du bereits Krafttraining betreibst und du die nötige Erfahrung mitbringst, schadet es dir nicht, die beiden ersten Trainingspläne zu machen.

Denn mit großer Wahrscheinlichkeit habe ich andere Übungen zusammengestellt, die du in dieser Form noch nicht trainiert hast, sodass sie auf jeden Fall eine neue Herausforderung für dich sein werden. Passe einfach dein Gewichtslevel entsprechend an. Nimm dir bitte unbedingt Zeit für die nötige Grundkraft, bevor du zu Trainingsplan-3 wechselst.

Schließlich visieren wir beide die Einser-Liga an. Du sollst im Endeffekt zu jenen gehören, die sich schon beim Vorstellen eines Kurzhantel-Paares am Liebsten wieder ins Gym zum Trainieren verabschieden möchten. Zu denen, die auf die hart erarbeiteten Schwielen an den Händen stolz sind. Genau das ist das Ziel unseres Trainings. Und das wollen wir verletzungsfrei erreichen!

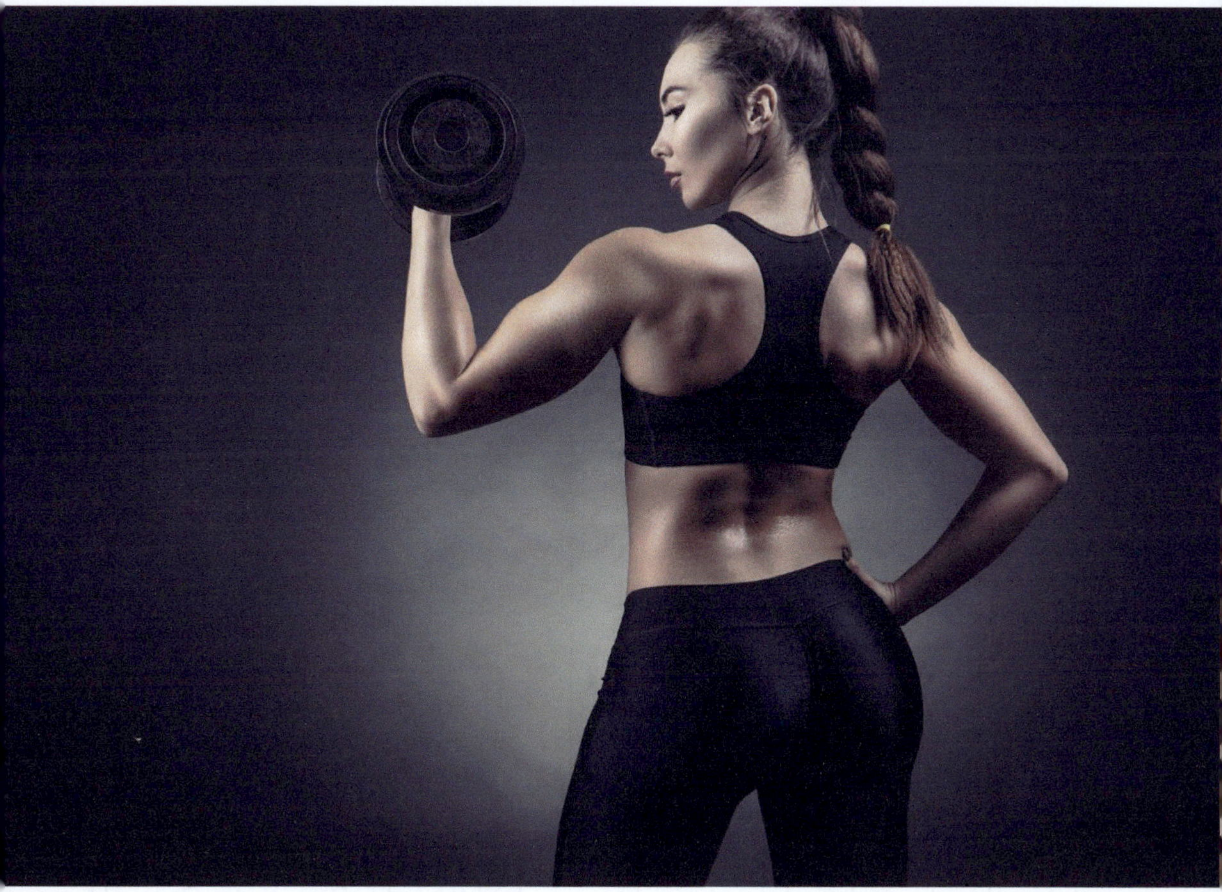

## Starte dein Training nie ohne Aufwärmen

# Warum du dich unbedingt aufwärmen sollst

Das Mobilisieren und Aufwärmen (Warm-Up) sind wirklich wichtige Punkte und gehören zum Training wie das nötige Equipment. Wer das Warm-Up vernachlässigt, hat Training an sich falsch verstanden. Denn, wer sich zum Aufwärmen keine Zeit nimmt, sucht praktisch die Verletzung! Verzichte niemals auf dein Warm-Up, zumindest nicht auf die Mobilisation deiner Gelenke!

Ein Warm-Up kann z.B. ein zehnminütiges lockeres Training auf dem Laufband oder Ergometer sein. Das Aufwärmen hat nicht nur die Aufgabe, den Körper auf das kommende Training vorzubereiten. Du sollst damit vom Alltag abschalten können und voll und ganz beim Training ankommen.

Dein Körper braucht mindestens fünf Minuten, um sich von Ruhe auf die kommenden Belastungen einzustellen. Dabei wird der Stoffwechsel hochgefahren, die Muskulatur wird warm, die Durchblutung der Arbeitsmuskulatur verstärkt sich und das Herz-Kreislaufsystem passt sich an die Belastung an. Aufwärmen macht also wirklich Sinn.

Ein Warm-Up ist unkompliziert. Du kannst es sehr abwechslungsreich gestalten. Grundregel dabei ist, dass es direkt vor dem Workout stattfindet, denn sonst verliert es seine Wirkung. Wenn du also z.B. beim Krafttraining als erste Übung Kniebeugen auf deinem Plan hast, könntest du vorher Kniebeugen ohne Gewicht als Warm-Up machen. Und zwar solange, bis du merkst, dass sie leicht und flüssig gehen. Wartet auf dich hingegen eine harte Cross Sports-Einheit, sollte dein Puls beim Aufwärmen mindestens einmal so richtig in die Höhe schnellen.

Das Minimum aber ist das Mobilisieren aller Gelenke vor dem Training. Ein absolutes Must! Bei der Mobilisation wird mit einfachen Übungen die Flüssigkeit in deinen Gelenken aktiviert, was besonders beim Krafttraining wichtig ist. Die aktivierte Gelenksflüssigkeit kannst du übrigens mit dem Motoröl eines Autos vergleichen: Hast du zu wenig Öl im Getriebe, musst du mit einem Motorschaden rechnen.

Diese Gelenksflüssigkeit nennt man auch "Gelenkschmiere" oder "Synovia". Sie dient in den Gelenken praktisch als Gleitfilm. Ihre Hauptaufgabe ist die Ernährung der Gelenksknorpel, doch was für uns Sportler noch viel wichtiger ist: Sie dient gemeinsam mit den Gelenksknorpeln als Stoßdämpfer und schmiert die Gelenkflächen. Bei zu viel Ruhe aber auch bei Überbelastung kommt es zu Knorpelschäden. Darum ist eine gezielte Mobilisation aller Gelenke von Kopf bis Fuß das Um und Auf vor jedem Training. Du wirst schließlich hart trainieren und deshalb verlangt dein Körper nach der entsprechenden Vorbereitungsarbeit.

Wie lange du mobilisieren sollst? Wenn du z.B. deine Schultern kreist, wirst du es anfangs langsamer machen. Du kannst richtig spüren, dass sie in Ruhe nicht so gelenkig sind. Dann, nach ein paar Umkreisungen merkst du, wie es immer leichter geht. Das ist der Zeitpunkt, wo die Gelenkschmiere "einfährt". Und so sollst du mit allen Gelenksmobilisierungen verfahren.

Im Folgenden findest du Mobilisations-Übungen, mit denen ich bzw. meine Leute gute Erfahrungen gemacht haben. Dieses Mobilisieren kostet dich knappe fünf Minuten an Zeit und bereitet sämtliche Körpergelenke optimal vor. Du kannst sie also immer und vor jedem Training machen. Mache wie gesagt jede Übung solange, bis du merkst, jetzt geht die Ausführung leicht.

# Mobilisations-Übungen für alle Gelenke:

## Hals-Mobilisation

Gerade im Halsbereich haben viele Menschen mit Verspannungen u.ä. zu kämpfen. Mein Tipp beim Mobilisieren des Halses ist, dass du keine ruckartigen Bewegungen oder zu schnelle Bewegungen machst. Lass dir beim Mobilisieren Zeit. Spüre in deinen Körper hinein und höre deinen Gelenken zu. Sie sagen dir, wann du die Mobilisationsübung schneller machen kannst.

Wiederhole jede dieser Mobilisationsübungen 6-8 Mal bzw. so oft, bis du dich aufgewärmt fühlst.

# 1. Kopf nach links und rechts legen

a. Lege deinen Kopf sachte zuerst nach rechts und …

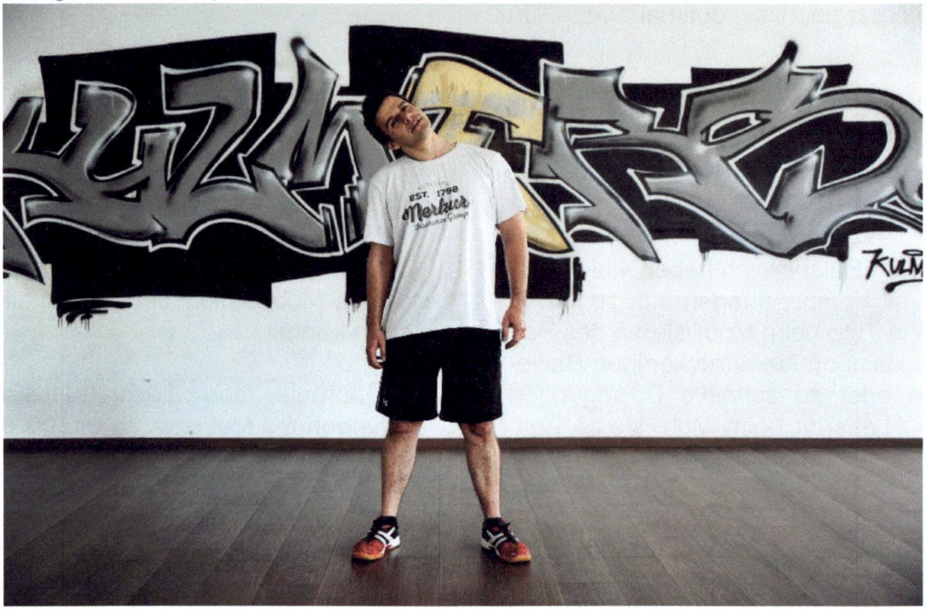

b. … dann nach links. Wiederhole das so oft, bis du merkst, dass dein Hals sich immer leichter auf die Seite legen lässt.

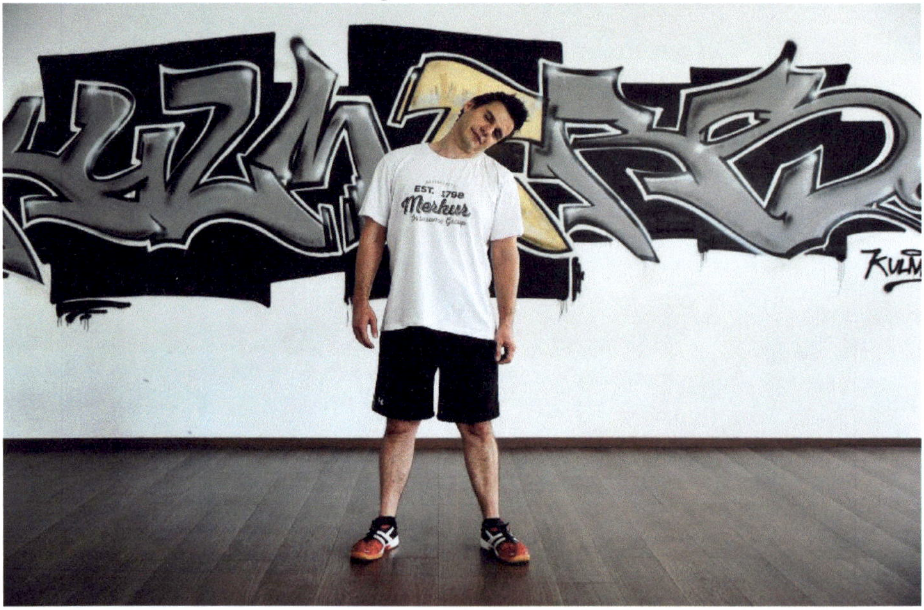

## 2. Kopf vor und zurück legen

a. Beuge dein Kinn nach vor, sodass du die Dehnung im Nacken spürst, dann …

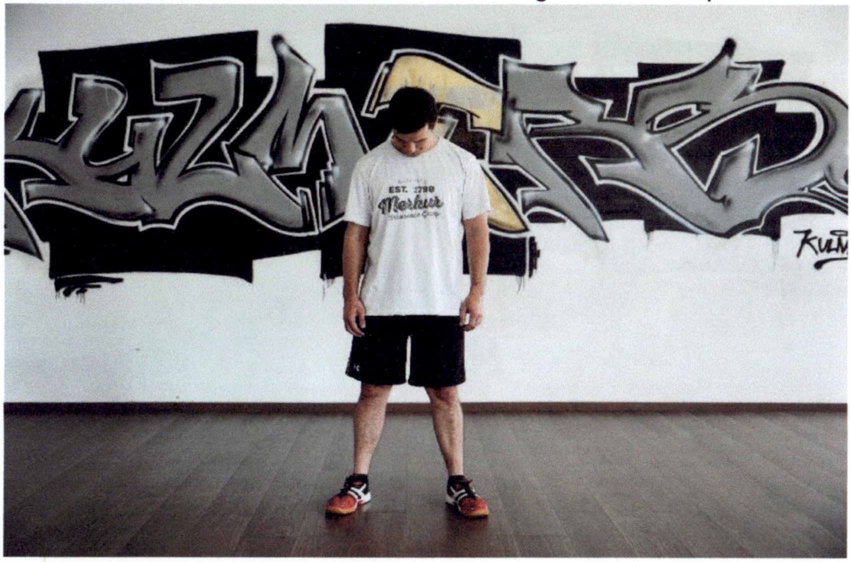

b. … beuge den Kopf langsam nach hinten, sodass du noch ein gutes Gefühl während dem Ausführen hast.

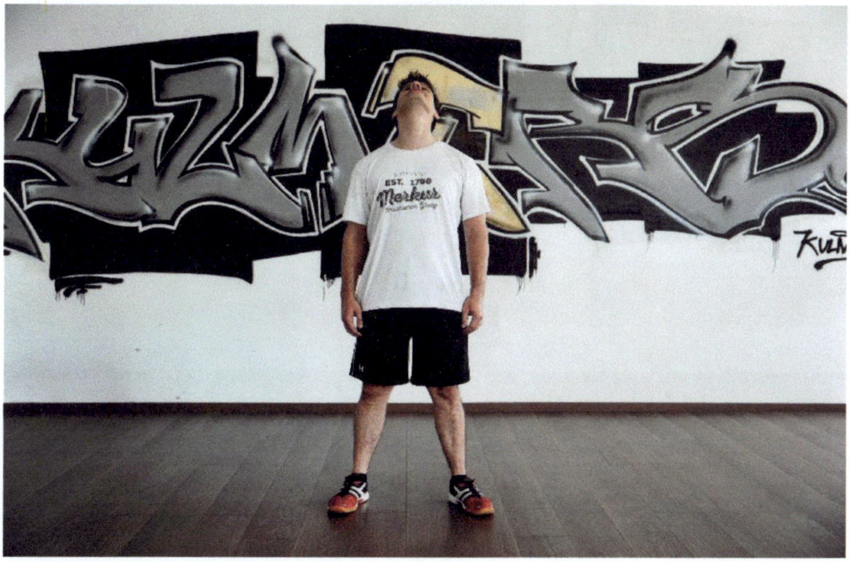

## 3. Kopf im Wechsel seitlich hochdrehen

a. Beuge dein Kinn nach vor.

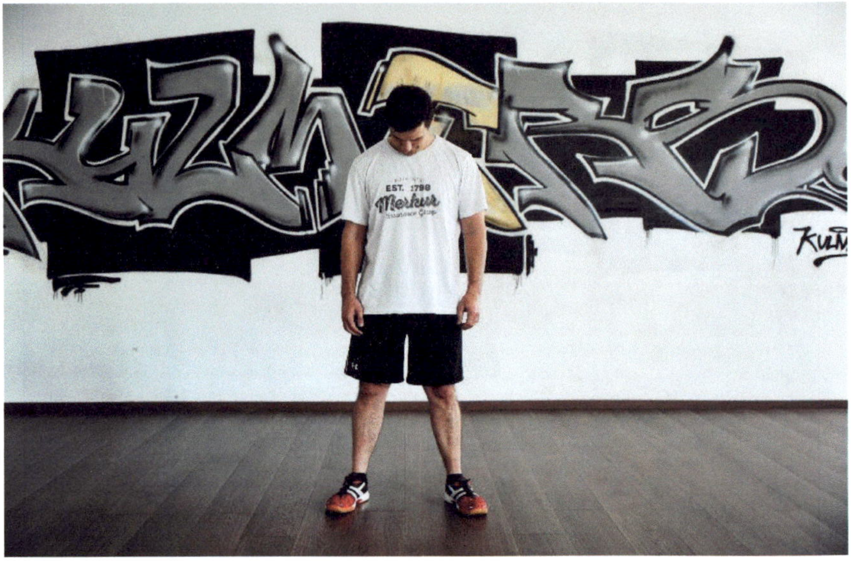

b. Bewege jetzt langsam und gleichmäßig dein Kinn zur rechten Schulter hoch ...

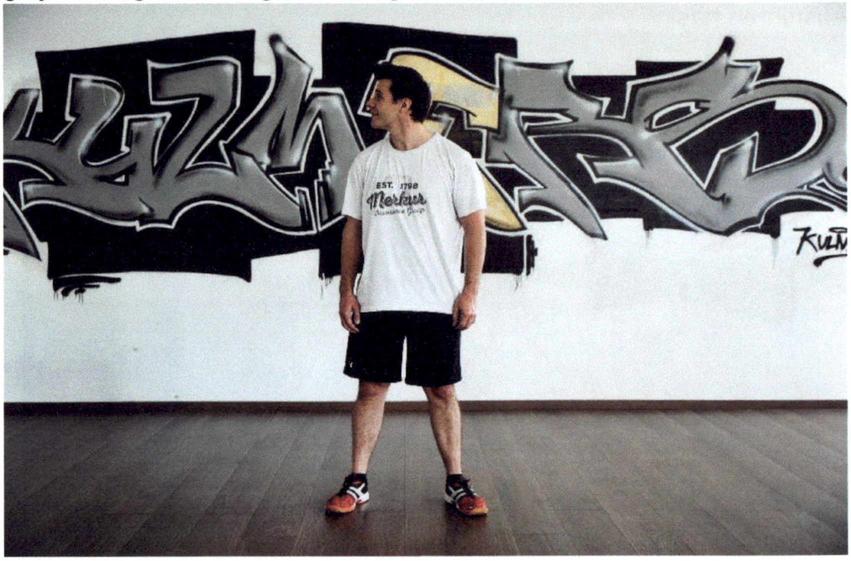

c. ... und dann langsam und gleichmäßig das Kinn zur linken Schulter hochdrehen.

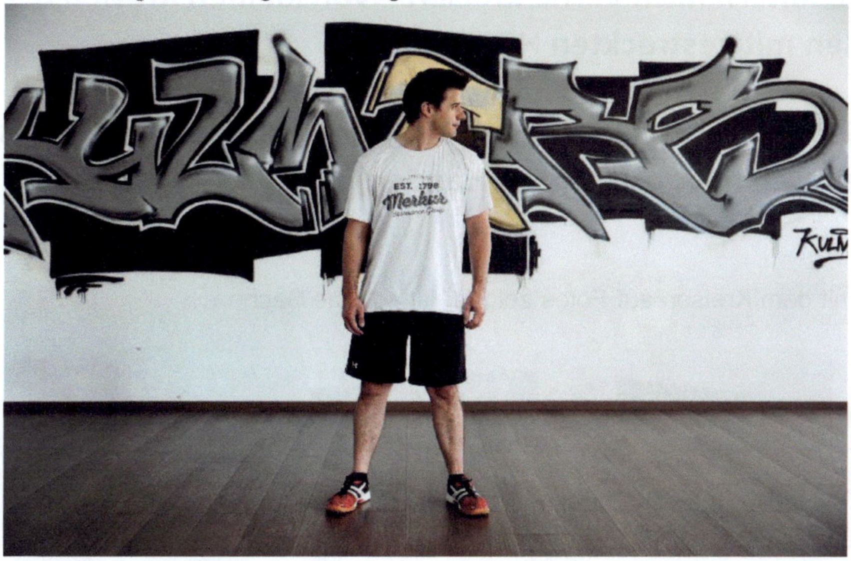

## Schulter-Mobilisation

Wer so wie ich viel mit Kraftsportlern zu tun hat, wird immer wieder mit Aussagen über Schulterprobleme konfrontiert. Ich sage dazu nur: Liebe Kraftathleten. Wenn ihr meinen Tipp ernst nehmt und euch vor jedem Training die Zeit für eine gute Mobilisation der Schulterpartie nehmt, werden eure Schulterprobleme der Vergangenheit angehören! Zumindest gilt das für einen Großteil der Kraftsportler.

Folgende Übungen sind vielfach kreisende Bewegungen und können deshalb fotografisch nicht gut dargestellt werden. Bedenke immer, dass du das mobilisierende Kreisen zuerst langsamer machst und erst dann schneller beim Kreisen wirst, wenn du bemerkst, deine Schulter wird „warm".

Wiederhole jede dieser Mobilisationsübungen so oft, bis sich dein Schultergelenk gut geschmiert anfühlt.

1. **Schultern nach vorne kreisen – von kleinen Kreisen bis zu großen mit gestreckten Händen**

2. **Schultern nach hinten kreisen – von kleinen Kreisen bis zu großen mit gestreckten Händen**

Tja, das mit dem Kreisen auf Fotos zeigen, ist so eine Sache …

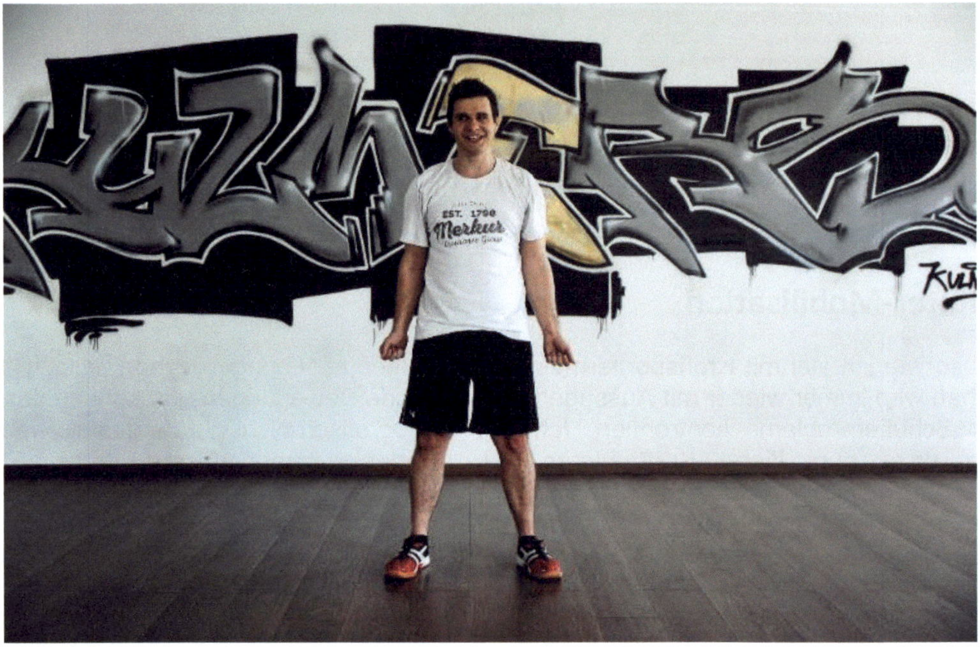

## 3. Arme diagonal abwechselnd nach hinten pushen

a. Die Ausgangsposition der Arme ist gebeugt in Schulterhöhe …

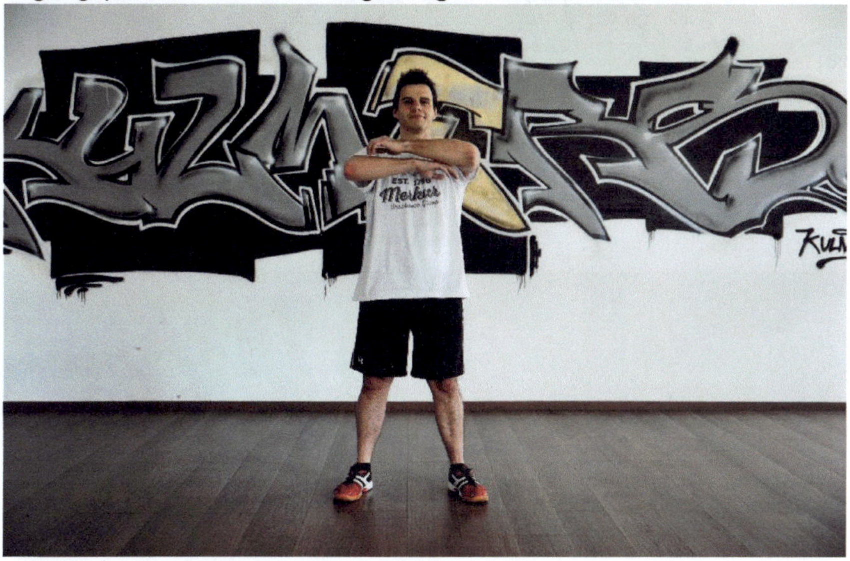

b. … Nun beide Arme diagonal nach hinten pushen: linker Arm hoch, rechter Arm tief. Arme wieder in Ausgangsposition …

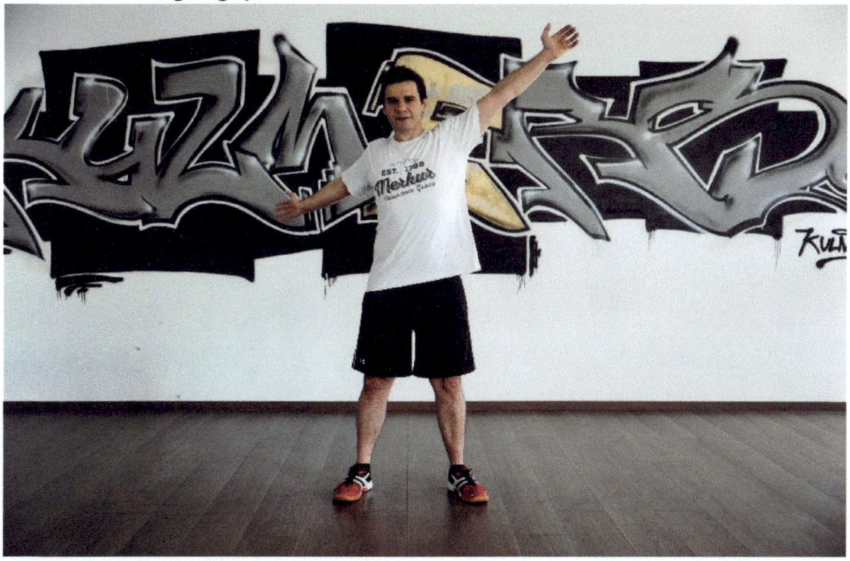

c. … Jetzt beide Arme diagonal nach hinten pushen: rechter Arm hoch, linker Arm tief

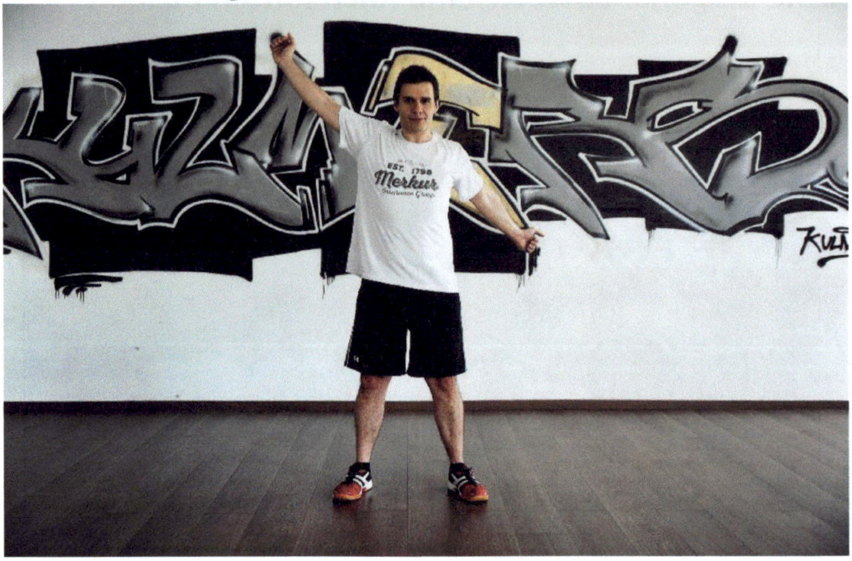

## 4. Arme gestreckt abwechselnd nach hinten pushen

a. Abwechselnd rechten Arm hoch und linken Arm tief nach hinten pushen …

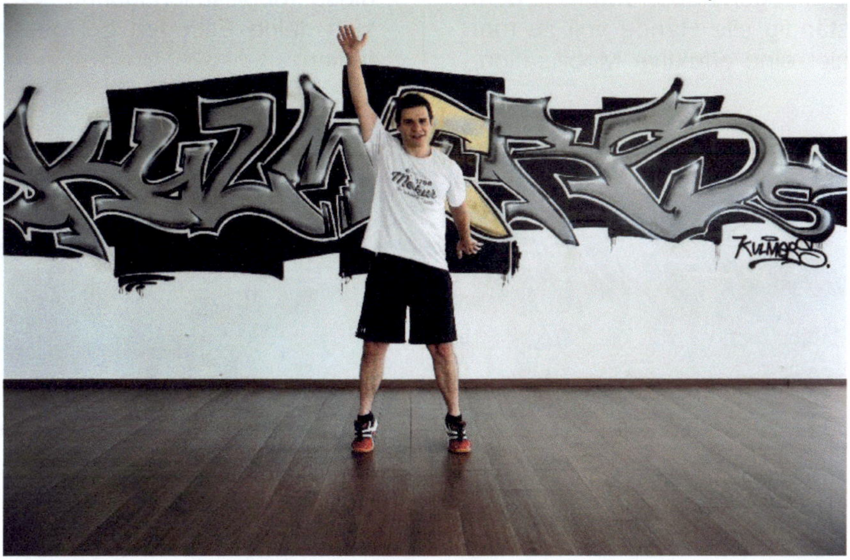

b. … Dabei bei jedem Push nach hinten gleichzeitig auf die Zehenspitzen stellen.

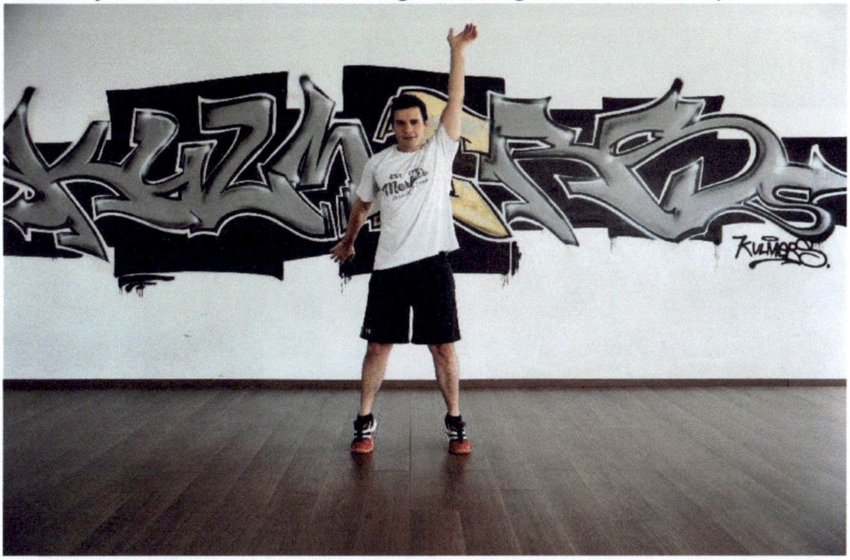

## Ellbogen-Mobilisation

Allzu oft werden beim Mobilisieren der Gelenke die Ellbogen vergessen. Doch gerade die Ellbogen haben während dem Workout ständig alle Hände voll zu tun! Deshalb hier eine effektive Mobilisation, die einfach ist und dich gut auf das kommende Training vorbereitet. Wiederhole diese Mobilisationsübung so lange, bis sich deine Ellbogen gut geschmiert anfühlen.

### 1. Ellbogen zuerst nach vorne, später nach hinten kreisen

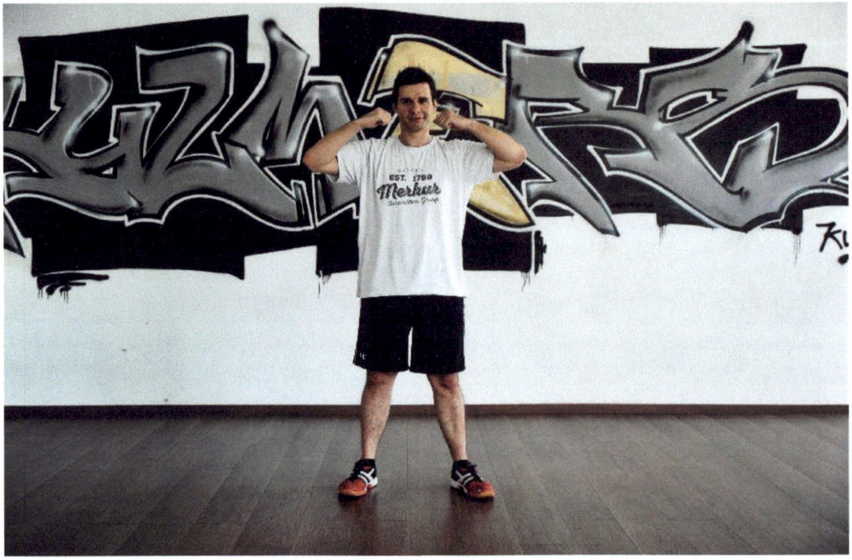


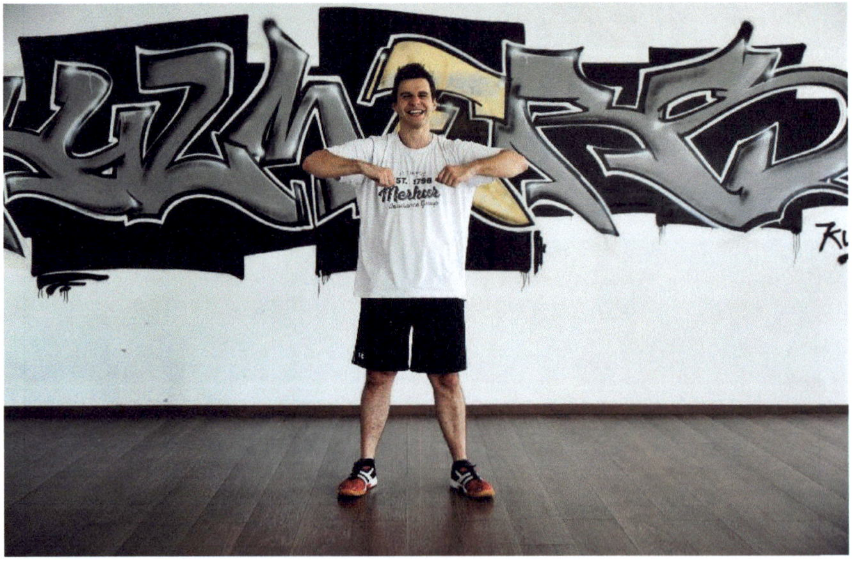

## Handgelenks-Mobilisation

Auch an die Handgelenke wird beim Warm-Up selten gedacht. Doch wir vergessen sie auf gar keinen Fall. Gerade sie bewältigen jeden Griff im Training.

Wiederhole diese Mobilisationsübung so lange, bis sich deine Handgelenke in alle Richtungen rund führen lassen.

### 1. Beide Hände ineinander verschränken und Handgelenke 3D kreisen

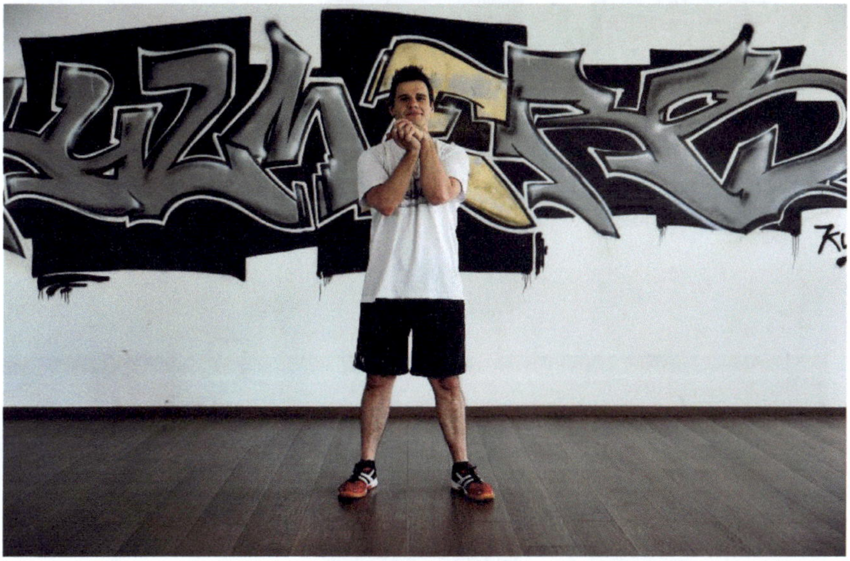

## Hüft-Mobilisation

Beim Hüftkreisen denken viele an Latino und heiße Tangorhythmen. Doch auch für die ganz harten Männer, wie es sie z.B. im Kampfsport gibt, steht das Hüftkreisen auf jedem Warm-Up-Plan vor dem Training. Stelle dich breitbeinig hin, stütze deine Hände seitlich ab und kreise deine Hüfte. Du wirst sehen, das hat nichts mit Tango zu tun.

Wiederhole diese Mobilisationsübung so lange, bis sich deine Körpermitte gelenkig anfühlt.

### 1. Hüfte zuerst nach links, dann nach rechts kreisen

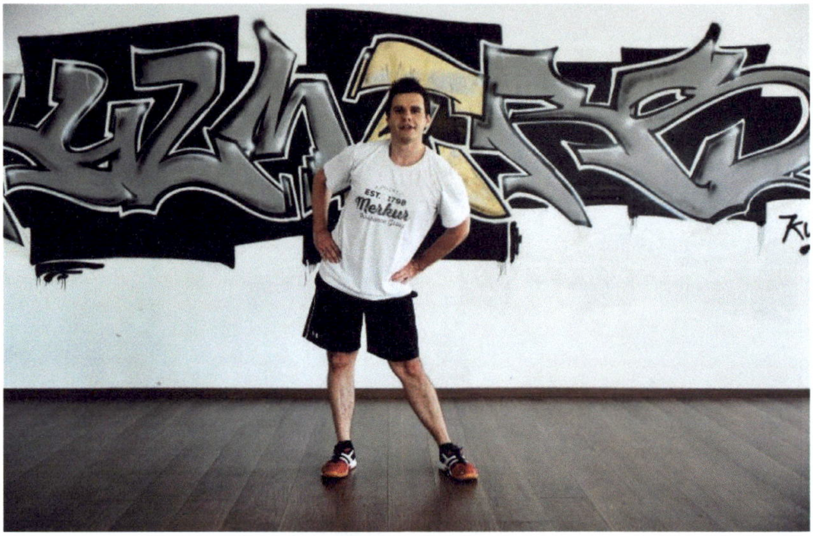

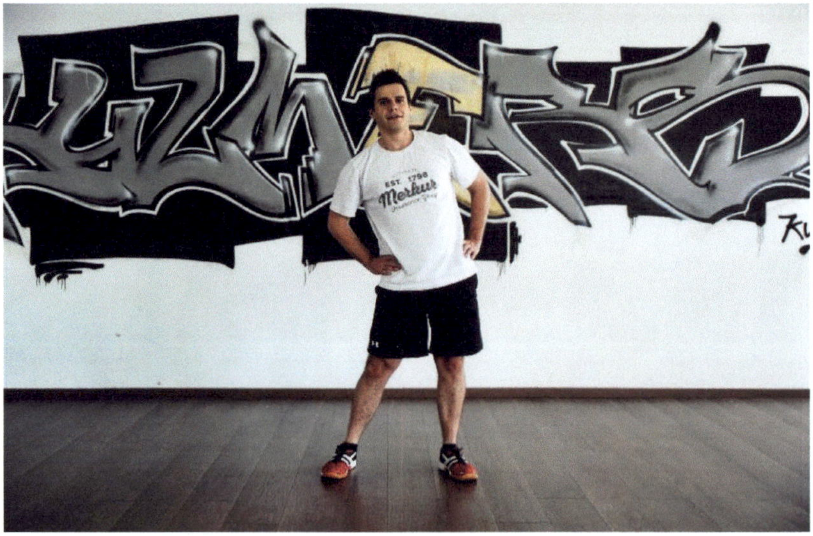

## Knie-Mobilisation

Die vorletzte Körperstation bei der Mobilisierung aller Gelenke sind die Knie. Stelle dabei beide Beine knapp nebeneinander, umfasse die Kniescheiben mit den Händen und kreise zuerst in eine Richtung, dann in die andere.
Wiederhole diese Mobilisationsübung so lange, bis sich deine Knie rund geführt anfühlen.

### 1. Knie umfassen – beide nach links, dann nach rechts kreisen

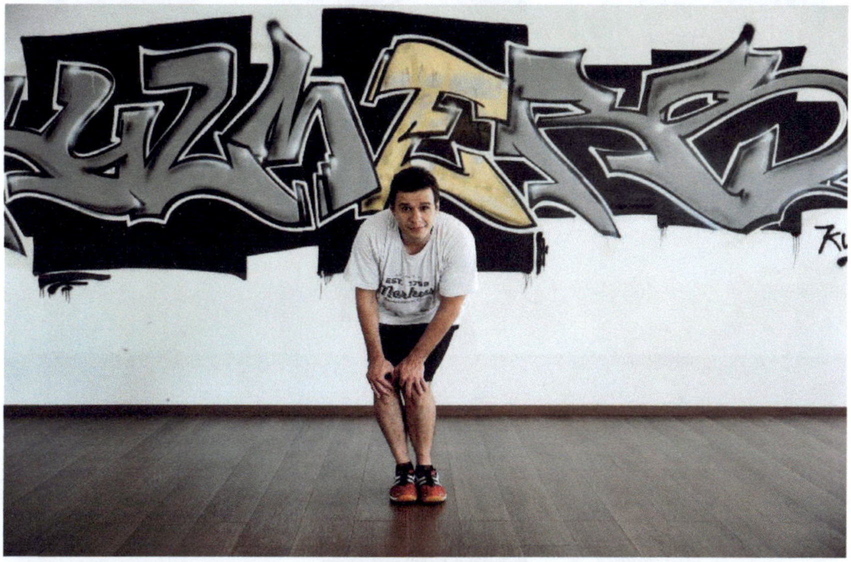

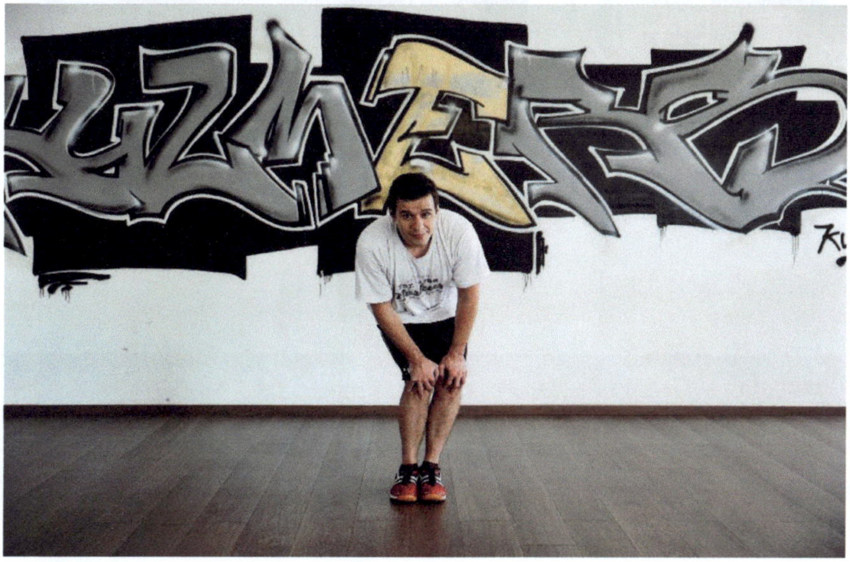

## Fußgelenks-Mobilisation

Last but not least steht die Mobilisierung der Fußgelenke auf der Agenda. Stütze dabei beide Hände seitlich ab. Stelle zuerst das rechte Bein auf die Zehenspitzen und mobilisiere mit kreisenden Bewegungen dein rechtes Fußgelenk. Danach machst du dasselbe mit dem linken Fußgelenk.

### 1. Fußgelenke abwechselnd kreisen

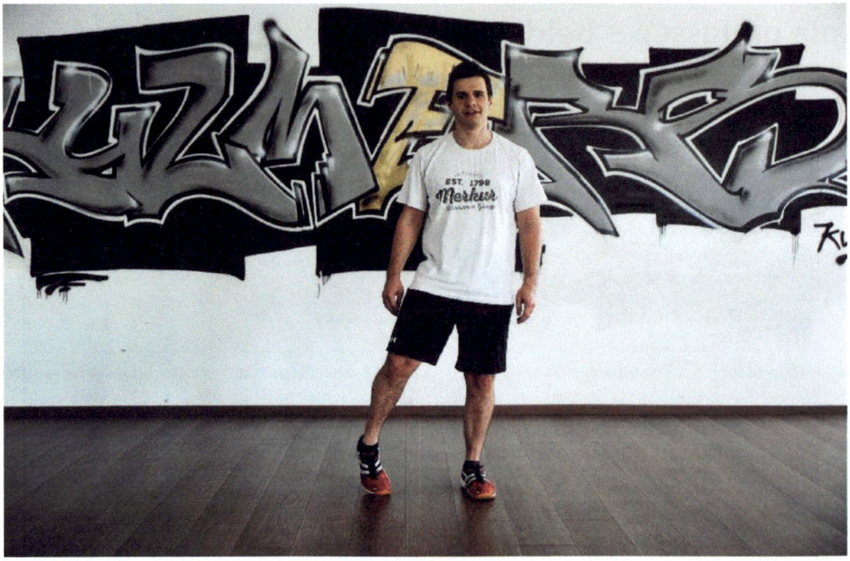

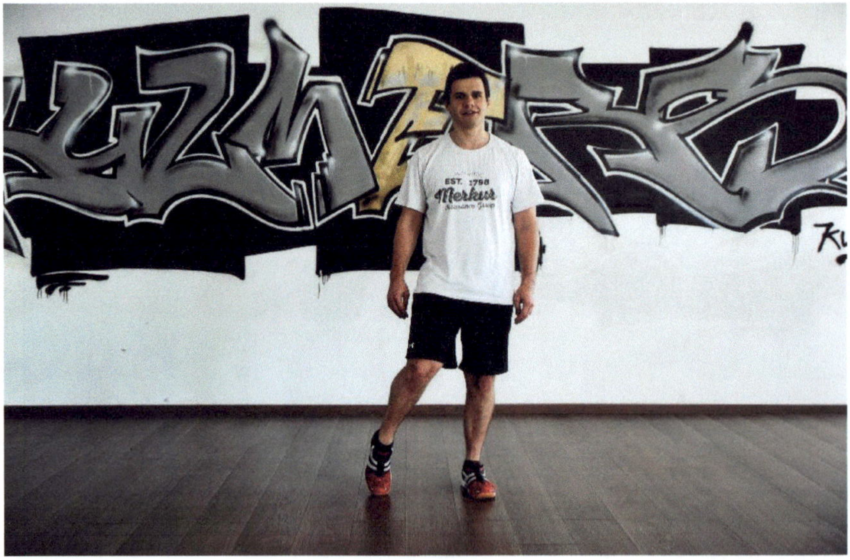

## Empfohlenes Warm-Up vor dem Krafttraining

Wenn du dir wirklich so wenig Zeit wie möglich für das Aufwärmen nehmen willst, gebe ich dir hier folgende Mindestanforderung: Nachdem du all deine Gelenke mobilisiert hast, empfehle ich dir als Warm-Up vor dem Krafttraining, dass du an der ersten Maschine 15-20 Wiederholungen mit wenig Gewicht machst. Erst dann startest du mit deinem Training. Das gleiche rate ich dir, wenn du zwischen den einzelnen Übungen eine längere Pause gemacht hast. Zum Beispiel, weil du dich mit einem Bekannten verquatscht hast. Dann machst du am nächsten Gerät wieder zuerst 15-20 Wiederholungen mit wenig Gewicht.

## Warm-Up vor Workout mit freien Gewichten

Wenn auf dich das Training mit freien Gewichten wartet, gilt auch hier: Bei Langhantel-Workouts mache zuerst die erste Übung mit der leeren Stange – also ohne Gewicht und auch hier 15-20 Wiederholungen. Das Gleiche gilt für dein Workout mit Kurzhanteln.

## Warm-Up vor dem High-Intensity-Workout

Steht ein High-Intensity-Training auf deinem Plan, dann solltest du dem Aufwärmen wirklich größere Priorität geben. Zehn Minuten am Laufband, wobei du dich von leichtem zu schnellem Laufen hochschraubst, damit du mindestens einmal den Puls wirklich hochtreibst. Wenn du kein Laufband zur Verfügung hast, mach das gleiche im Freien oder absolviere ein paar Runden in deinem Trainingsraum. Anschließend noch ein paar "Pulsdriver" wie Strecksprünge, Burpees oder Jumping Squats und du bist bestens und in kürzester Zeit für dein intensives Workout vorbereitet.

## Beim Stretching scheiden sich die Geister:

# Warum Stretching und wann ist der beste Zeitpunkt?

Beim Thema Stretching gibt es viele verschiedene Theorien und Ansätze. Ich habe im Laufe der Jahre sehr viele Theorien zum Thema Stretching gehört und jede behauptete von sich, die richtige zu sein. Obwohl das Thema so viele Gemüter bewegt, ist und bleibt Stretching bei fast allen Sportlern ein Stiefkind. Wer nicht gerade auf Yoga oder ähnliche Bewegungsformen steht, dem ist Dehnen ehrlich gesagt meist "zu blöd" – ich nehme mich da nicht aus.

Doch Stretching sollte wirklich unsere Beachtung finden. Denn das bewusste und regelmäßige Dehnen der Muskulatur bewirkt vieles:
- Muskeln, Sehnen und Bindegewebe bleiben elastisch und geschmeidig und zwar bis ins hohe Alter
- Die Gelenke werden beweglich gehalten
- Es dient der Vorbeugung von Verletzungen
- Es fördert die körperliche, geistige und seelische Entspannung, wirkt beruhigend und entkrampfend

Spätestens dann bekommt Stretching große Bedeutung, wenn wir mit freien Gewichten arbeiten. Ein Overhead-Squat mit der Langhantel z.B. braucht viel mehr als bloße Muskelkraft. Hier ist zusätzlich eine große Beweglichkeit gefragt, wenn man diese Übung perfekt ausführen will. Wir brauchen hier die maximale Dehnung unserer kompletten Körpermuskulatur. Beim Arbeiten mit freien Gewichten wird regelmäßiges Dehnen also wichtig. Darum führen wir von Anfang an und immer bei jeder Kraftübung – auch an den Maschinen – immer den größtmöglichen Bewegungsradius aus. Wir nutzen alle Geräte so, dass wir zusätzlich unsere Dehnung verbessern können – z.B. bei der Adduktoren-Maschine (Innenschenkel). Durch Dehnen verbessere ich meine Bewegungsabläufe. Ich werde im Ganzen beweglicher.

Grundsätzlich unterscheidet man statisches von dynamischen Dehnen. Beim statischen Stretching bleibe ich ca. 20-30s lang in der jeweiligen Dehnposition. Beim dynamischen Dehnen hingegen "wippe" ich mich praktisch in die Dehnung. Aber wann soll ich was machen? Wann statisch, wann dynamisch?
Es gibt Menschen, die auf langes Vordehnen vor dem Krafttraining schwören. Ich bin da anderer Meinung. Meines Erachtens nach steigt durch zu langes, statisches Vordehnen (Pre-Stretch) die Verletzungsgefahr enorm! Wer unbedingt vor dem Krafttraining dehnen möchte, dem empfehle ich auf jeden Fall nur dynamisches Pre-Stretch, das nicht zu lange dauert.
Nach dem Workout sieht die Sache hingegen anders aus. Hier empfehle ich dir 10-15 min ausgiebiges Stretching (Post-Stretch), wo du pro Dehnübung mindestens 20s in der Dehnung bleibst. Besonders die Körperpartien, die du trainiert hast, solltest du anschließend stretchen, denn deine Muskulatur ist noch vom Training aufgewärmt und so kannst du sehr schön in die einzelnen Muskeln hineindehnen.

Wenn du regelmäßig Zeit ins Stretching investierst, wirst du die Übungsabläufe schneller und perfekter als andere beherrschen. Im Folgenden ein paar Stretching-Übungen, die ich dir empfehle. Es gibt zusätzlich haufenweise Literatur, die du dir zulegen kannst, wenn du dich in das Thema vertiefen möchtest.

# Stretching: Dynamisch oder statisch durchführbar

## Brust + Arme:

1. Eine Hand an die Wand o.ä. legen und in die Dehnung steigen

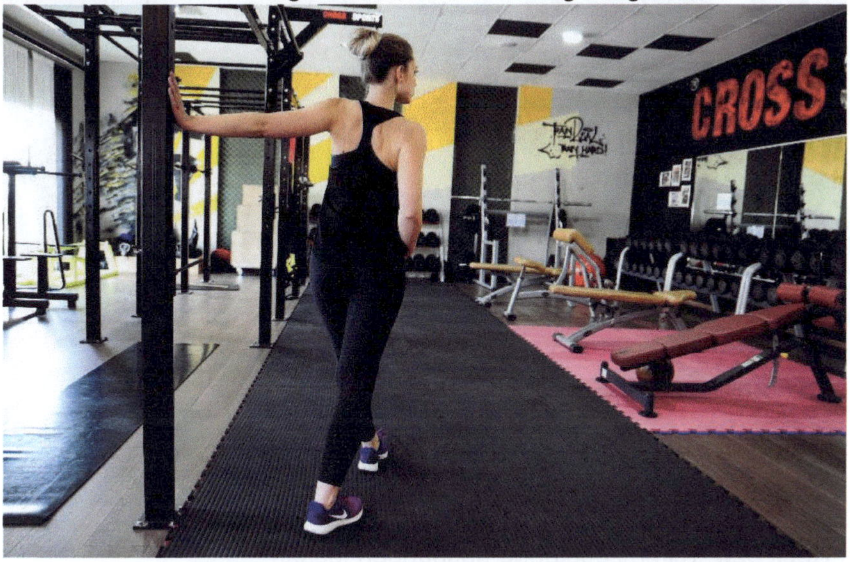


2. Theraband hinter Körper mit beiden Händen halten und nach vor in die Dehnung steigen

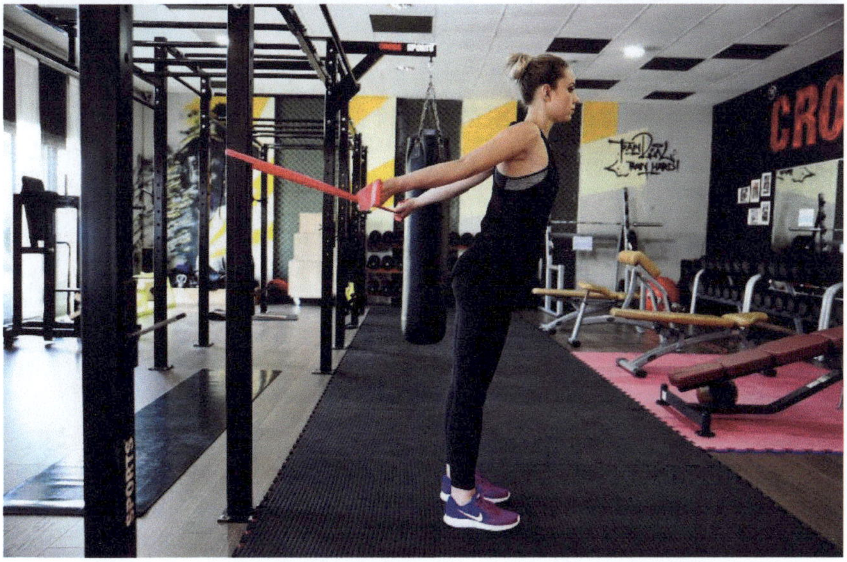

## Rücken:

1. Sich mit beiden Armen in Schulterhöhe an etwas halten und mit Kopf zwischen den Armen tiefgehen.

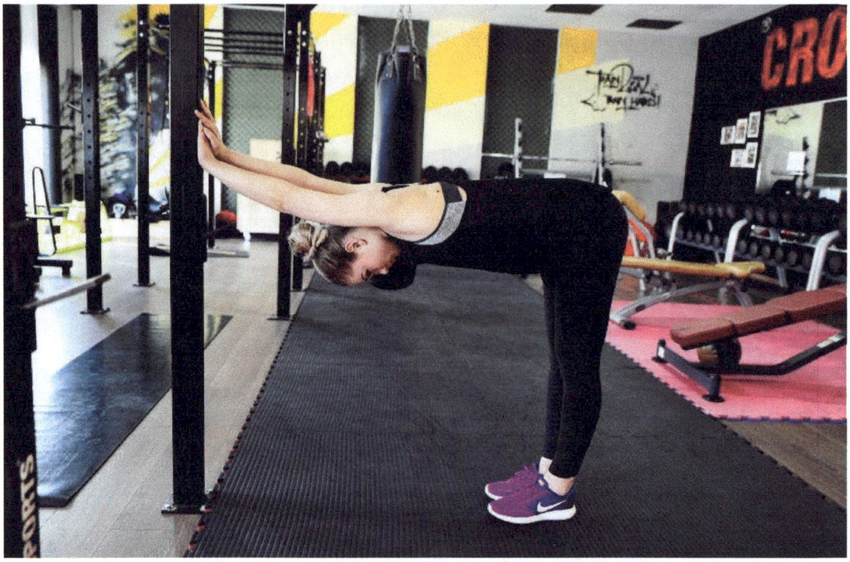

2. Sich an Rack bzw. Klimmzugstange aushängen lassen

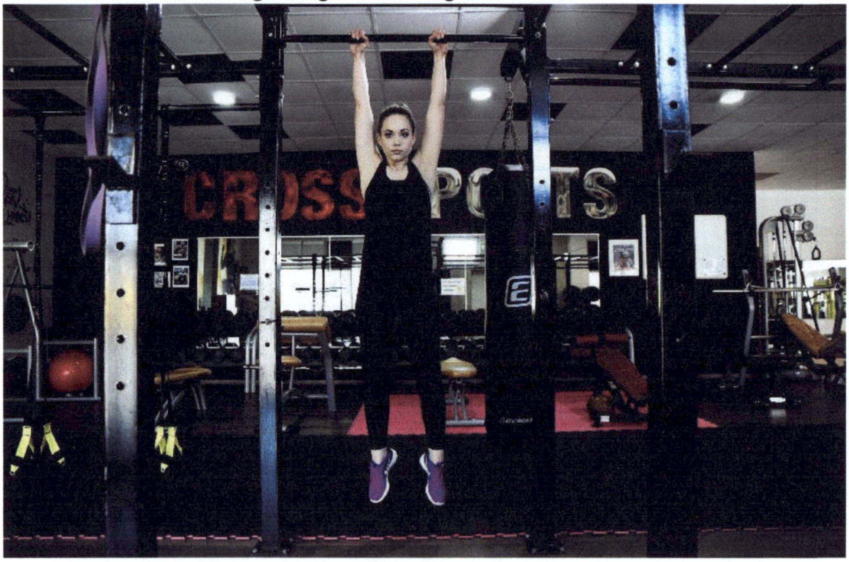

## Oberschenkel:

1. Sich auf eine Matte knien und mit beiden Händen hinter den Körper greifen ("Brücke")

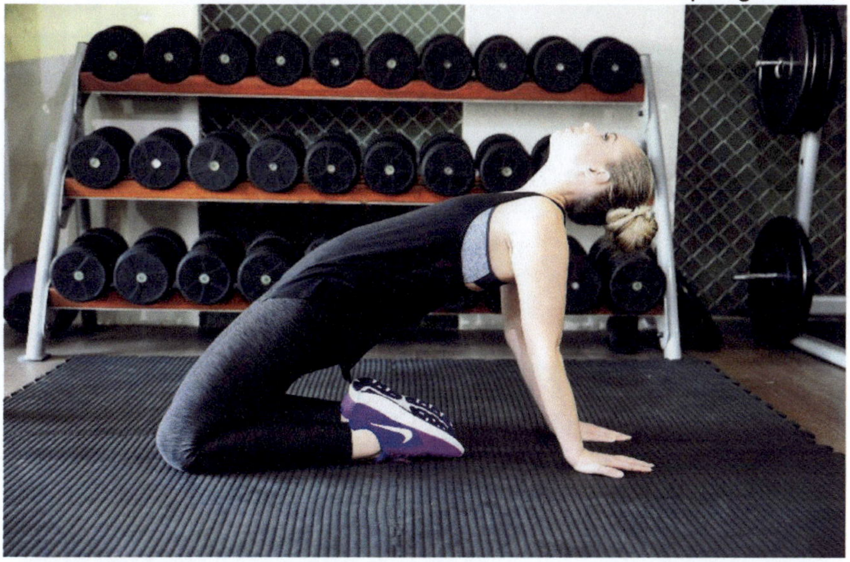

2. Auf einer Matte mit einem Bein knien, das andere abgewinkelt aufstellen. Nun das kniende Bein in die Dehnung bringen.

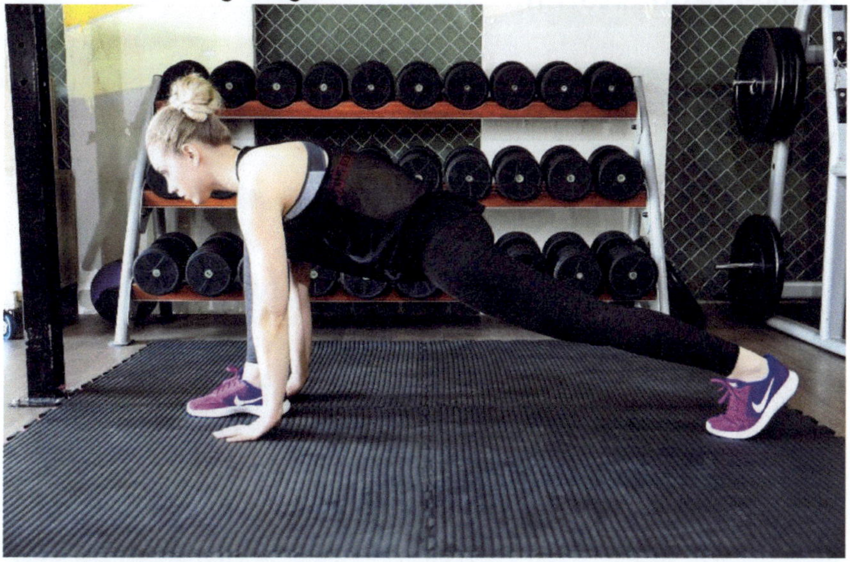

## Waden / hintere Beinmuskulatur:

1. Auf einer Matte sitzend, mit beiden Armen Zehen greifen und die Dehnung in den hinteren Beinen halten.

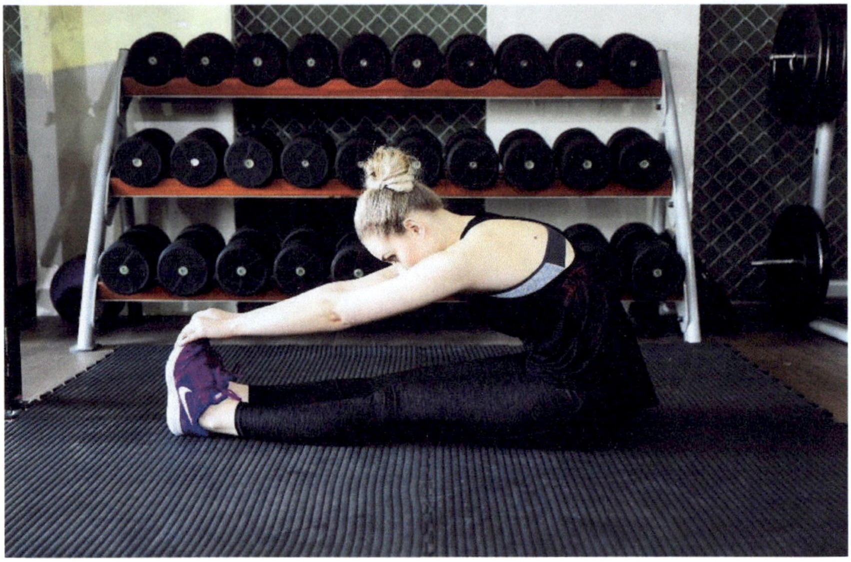

## Innenschenkel (Adduktoren):

1. Langsam in die Grätsche gehen. Nun einmal zu rechten Zehen greifen und Dehnung halten …

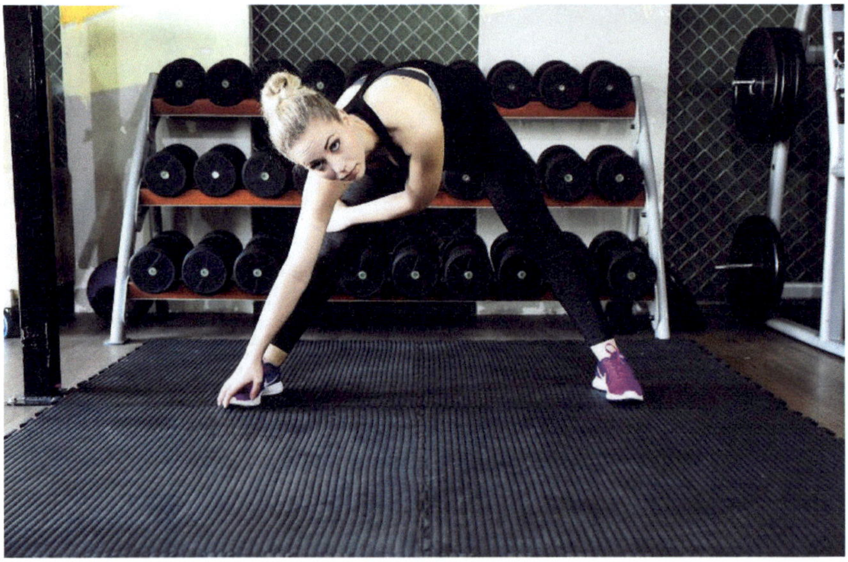

... dann zu linken Zehen greifen und Dehnung halten.

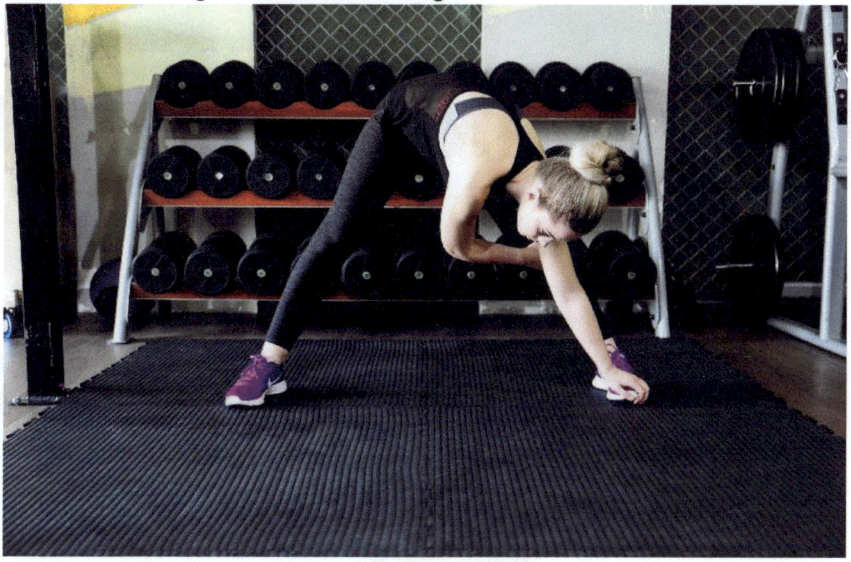

## Körper entspannen:

1. Auf einer Matte knien, beide Arme nach vorne legen und Stirn auf Matte ablegen.

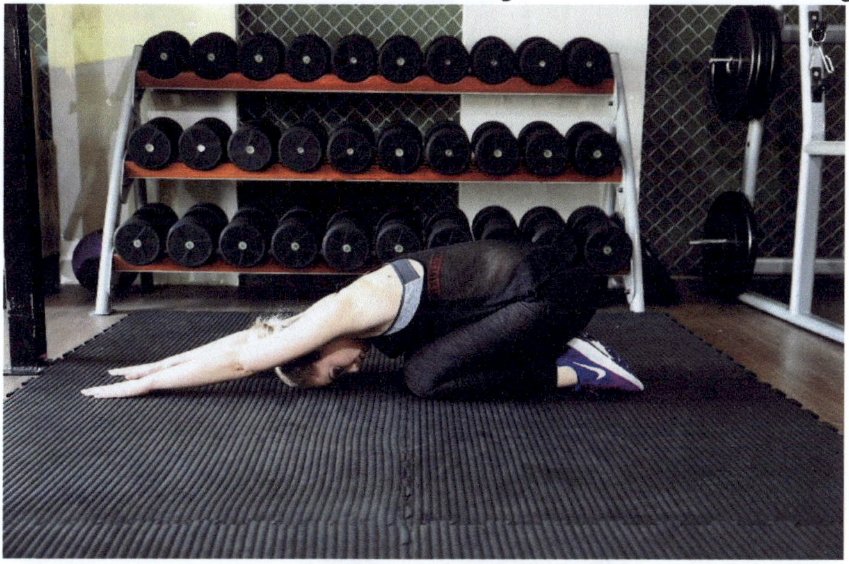

Hier noch ein Tipp von mir: Kreise zum Abschluss mit beiden Armen ein paarmal hoch über deinen Kopf, atme dabei tief ein. Dann lässt du die Arme langsam tief und atmest dabei aus. Das ist wirklich sehr entspannend und bringt dich in deine wohlverdiente Ruhe nach dem Workout.

# DAS TRAINING, DASS DICH

# ZUM TOPATHLETEN MACHT

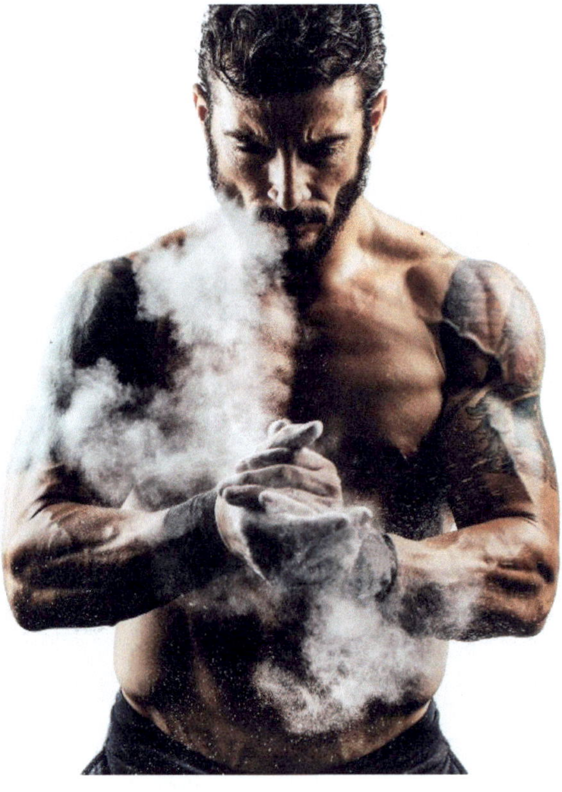

# Wir bauen deine Grundkraft auf ...

Es ist soweit! Du startest nun mit einem Ganzkörper-Krafttraining. Der erste Trainingsplan ist vorrangig dazu da, deine Bänder und Sehnen zu stärken und ist die wichtige Grundlage für alle kommenden Workouts. Halte dich beim ersten Trainingsplan einfach an meine Vorgaben.

Du findest Leervorlagen zu sämtlichen Trainingsplänen ab Seite 133. Dort kannst du deine absolvierten Workouts eintragen. Wenn du willst, kopiere dir die Vorlagen aus dem Buch. So kannst du den einen oder anderen Trainingsplan öfter trainieren. Am Wichtigsten ist, dass du deine Leistungen mitschreibst. Denn genau diese Notizen werden dir später zeigen, wie stark und wie gut du geworden bist. Abgesehen davon, dass du wahrscheinlich nicht ständig das gewählte Gewicht und die Wiederholungen im Kopf hast. Glaube mir – auch wenn du ein fotografisches Gedächtnis hast – es ist eine großartige Motivation, wenn du von Zeit zu Zeit einen Blick auf alte Leistungen wirfst.

Trage jedes deiner absolvierten Trainings ehrlich ein! Wenn du es nicht tust, würdest du dich nur selbst betrügen und außerdem könntest du deine Fortschritte nicht ehrlich mitverfolgen. Wenn du lieber mit Handy, Tablet oder PC arbeitest, kannst du dich online auf *www.train-vegan.at* anmelden. Dort gibt es die verschiedenen Module online, ich kann dich sogar persönlich und in Echtzeit coachen und du kannst hier „unter Aufsicht" bei Bedarf verschiedene Module auch wiederholen bzw. zusätzlich trainieren. Auch für deinen Einstieg bzw. die Optimierung deiner veganen Ernährung findest du dort ein Modul, das dich tatkräftig unterstützt. Nähere Infos findest du auf der Homepage bzw. auf Facebook.

Jetzt warten aber drei Trainingseinheiten pro Woche auf dich. Im Anschluss an die Trainingspläne findest du jede Übung mit Fotos und der dazugehörigen Beschreibung, wie du sie richtig ausführst in alphabetischer Reihenfolge. Solltest du dir bei der einen oder anderen Übung trotzdem unsicher sein, lasse sie dir von einem Trainer in deinem Studio zeigen. Sicherheit und Effektivität geht einfach vor.

Im ersten Trainingsplan gebe ich dir – bis auf ein paar Ausnahmen – 15 Wiederholungen pro Satz vor. Das hat seinen guten Grund: Laut Trainingslehre sind 15 bis 20 Wiederholungen im Kraftausdauer-Bereich angesiedelt. Mit den jeweils 15 Wiederholungen will ich vorbeugen, dass du dich nicht gleich beim Gewicht übernimmst, denn gerade am Anfang steigt durch ein zu hohes Gewicht die Verletzungsgefahr erheblich. Der zweite wichtige Punkt ist, dass du mit den vielen Wiederholungen die richtige Ausführung bzw. die richtige Technik der Übung schneller erlernst.

Vor jedem neuen Trainingsplan fasse ich dir die Übungen als Übersicht alphabetisch in einer Tabelle zusammen. So kannst du dich besser orientieren und du siehst, welche Muskelgruppen du trainierst.

Halte dich bitte immer an das Equipment, dass ich dir in den Trainingsplänen vorschlage. Wenn ich also z.B. Maschine notiert habe, meine ich damit eben noch kein freies Gewicht. Vertrau mir – wir haben Zeit. Wir bereiten deinen Körper grundlegend auf deine neue Zukunft vor.

Und dazu gehört eine gute Basis – wie der Keller zu einem stabilen Haus.

Was ich dir nicht vorgebe, ist das Gewicht, dass du verwendest. Das kann ich nicht, weil ich dich nicht persönlich kenne und auch nicht die Maschinen in deinem Studio. Mein Tipp: Wähle dein Gewicht so, dass du die beiden letzten Wiederholungen gerade noch in korrekter Ausführung schaffst.

Die Kraft-Workouts sind in den ersten vier Wochen relativ kurzgehalten, damit du gleichzeitig deine Ausdauer aufbauen kannst. Denn für die Folgepläne brauchst du einfach mehr Luft. In unserem Studio gilt: Eine Ausdauer-Einheit wird dann als Ausdauer-Einheit notiert, wenn sie mindestens 30 min beträgt. Wenn dir 30 min zu Beginn noch zu lange sind, dann visiere zunächst 20 min an. Trage alles ein, was du leistest – egal, wie kurz oder wie lange deine Einheiten dauern, OK?

Natürlich musst du nicht nach jedem Krafttraining eine Ausdauer-Einheit machen. Anfangs reicht eine Einheit, doch zwei pro Woche wären ideal. Und noch etwas Wichtiges: Zuerst trainiere immer deine Kraft, erst danach die Ausdauer. Das ist einfach ein Trainings-Grundsatz.

Übrigens: Auch wenn dein Ziel vorrangig „Masseaufbau" heißt, investiere Zeit und Energie in regelmäßige Ausdauereinheiten. Du kannst diese Einheiten ja bei den 30 min belassen. Mein Programm ist nicht dazu gedacht, aus dir einen Bodybuilder zu machen. Mein Programm hat einen athletischen Anspruch – du sollst ein Topathlet werden und dazu gehört nun mal ein gewisses Maß an Ausdauer. Dein Muskelaufbau kann deshalb zwar länger dauern, dafür wirst du in allen Disziplinen gut werden und das zählt viel mehr.

Ich rate dir, dir einen Pulsmesser zuzulegen, falls du noch keinen besitzt. Der Puls ist eine tolle Hilfe beim Ausdauertraining. Weil du mit dem Wissen um deine persönlichen Pulsbereiche dein Ausdauertraining optimal steuern kannst. Das Notieren deiner Pulszonen wird mit der Zeit immer wichtiger, um dich zu einem Topathleten zu machen.

Die in blau geschriebenen Übungen sind dazu gedacht, wenn du mehr Wert auf deinen Oberkörper-Muskelaufbau legst. Du kannst diese Übungen zusätzlich machen, wenn du willst.

Solltest du aus irgendeinem Grund die drei Trainingseinheiten pro Woche nicht schaffen, ist das nicht schlimm. Dann machst du deinen Plan einfach in Woche 5+6 fertig, OK? Es gilt, all meine Trainingsvorgaben vollständig fertigzumachen, erst dann ist Trainingsplan Nr. 1 absolviert. Jetzt aber GO!

# Trainingsplan-1 - "Ganzkörper-Grundkraft-Training"

| Übung | für Muskelgruppen |
|---|---|
| Abduktoren | Außenschenkel, Po |
| Adduktoren | Innenschenkel |
| Bankdrücken | Brust, Trizeps |
| Beinbeuger | hinterer Oberschenkel |
| Beinstrecker | vorderer Oberschenkel |
| Butterfly | Brust |
| Käfer | schräge Bauchmuskulatur |
| Klimmzüge, breit | Oberkörper |
| Kniebeugen | Beine, Po, Core-Bereich |
| Latzug | großer Rückenmuskel |
| Rückenstrecker | Wirbelsäulenmuskulatur, Dehnung Beinbeuger, Po |
| Rudern, horizontal | Rücken |
| Schulterdrücken | Schulter, Trizeps |
| Sit-Ups | gerade Bauchmuskulatur |
| Taillenknicks | Taille |

## Workout-Vorschlag:

Dieser Vorschlag gilt für alle Trainingspläne. Wenn du dich nach einem abgearbeiteten Trainingsplan noch nicht sicher bzw. noch nicht fit genug für den nächsten fühlst, wiederhole zwei Wochen des letzten Plans. Du sollst dich kontinuierlich steigern, aber nach deinem eigenen Tempo. Wenn du dadurch länger als die sechs Monate für das gesamte Programm brauchst, macht das nichts. Deine Transformation zählt.

Es soll niemals Zeitdruck für dich entstehen. Nimm dir selbst den Druck aus den Segeln, wenn du dazu neigst, dir immer die höchste Leistung abzuverlangen! Es ist eher hinderlich – besonders am Anfang deiner Trainingskarriere. Gehe so entspannt und locker wie möglich an das Training heran. Nur mit dem einen Vorsatz: Ich mache das Training, dass ich mir heute vorgenommen habe, fertig. Egal, wie lange es dauert.

Wenn ich bei einer Übung z.B. "10-15 Wiederholungen" notiert habe, meine ich damit, dass die untere Grenze dann für dich gilt, wenn du wirklich nur 10 Wiederholungen schaffst. Idealerweise absolvierst du die 15 Wiederholungen.

# Trainingsplan-1 - Woche 1

## Woche 1 - Tag 1

| Übung | Equipment | 1. - 4. Satz | | | | | |
|---|---|---|---|---|---|---|---|
| | | Abnehmen | | Definition | | Masseaufbau | |
| | | **WH** | kg | WH | **kg** | WH | kg |
| Klimmzüge, breit | Rack | max. | -- | max. | -- | max. | -- |
| Butterfly | Maschine | 15 | -- | 15 | -- | 15 | -- |
| Beinbeuger | Maschine | 15 | -- | 15 | -- | 15 | -- |
| Latzug | Maschine | 15 | -- | 15 | -- | 15 | -- |
| Beinstrecker | Maschine | 15 | -- | 15 | -- | 15 | -- |
| Sit Ups | Matte | 15 | -- | 15 | -- | 15 | -- |
| Rückenstrecker | Gerät od. Matte | 10-15 | -- | 10-15 | -- | 10-15 | -- |

## Woche 1 - Tag 2

| Übung | Equipment | 1. - 4. Satz | | | | | |
|---|---|---|---|---|---|---|---|
| | | Abnehmen | | Definition | | Masseaufbau | |
| | | **WH** | kg | WH | **kg** | WH | kg |
| Klimmzüge, breit | Rack | max. | -- | max. | -- | max. | -- |
| Kniebeugen | Multipresse | 15 | -- | 15 | -- | 15 | -- |
| Schulterdrücken | Maschine | 15 | -- | 15 | -- | 15 | -- |
| Abduktoren | Maschine | 15 | -- | 15 | -- | 15 | -- |
| Adduktoren | Maschine | 15 | -- | 15 | -- | 15 | -- |
| Käfer | Matte | je 25 | -- | je 25 | -- | je 25 | -- |
| Rückenstrecker | Gerät od. Matte | 10-15 | -- | 10-15 | -- | 10-15 | -- |

## Woche 1 - Tag 3

| Übung | Equipment | 1. - 4. Satz | | | | | |
|---|---|---|---|---|---|---|---|
| | | Abnehmen | | Definition | | Masseaufbau | |
| | | **WH** | kg | WH | **kg** | WH | kg |
| Klimmzüge, breit | Rack | max. | -- | max. | -- | max. | -- |
| Bankdrücken | Maschine od. LH | 15 | -- | 15 | -- | 15 | -- |
| Kniebeugen | Multipresse | 15 | -- | 15 | -- | 15 | -- |
| Rudern, horizontal | Maschine | 15 | -- | 15 | -- | 15 | -- |
| Taillenknicks | Holzstange | je 25 | -- | je 25 | -- | je 25 | -- |
| Rückenstrecker | Gerät od. Matte | 10-15 | -- | 10-15 | -- | 10-15 | -- |
| AUSDAUER - DIESE WOCHE: | Gerät deiner Wahl | Zeitvorgabe: **1x 20 - 30 min** | | | | | |

## Du hast deine erste Trainingswoche hinter dir!

Ich gratuliere dir! Du hast die erste Woche geschafft! Bist du mit dir zufrieden? Wenn du kompletter Neueinsteiger in den Kraftsport bist, hast du dich wahrscheinlich oft gerädert gefühlt, müde vom Training. Ich kann dich beruhigen: Das ist normal – diese Müdigkeit verschwindet immer mehr, je länger du trainierst. Im Gegenteil: Nach einiger Zeit wirst du erstaunt bemerken, dass du durch das regelmäßige Training generell aktiver in deinem Leben bist. Ja, so komisch es auch momentan für dich klingen mag: Wer regelmäßig Sport betreibt, wird in seinem übrigen Leben aktiver! Du schaffst mehr als in früheren Zeiten, wo du noch untätig warst.

Die zweite Trainingswoche liegt vor dir und ich habe eine kleine Aufgabe für dich: Wenn du bei den Wiederholungen, wo ich "10-15" vorgegeben hatte, in der ersten Woche nur 10 oder 12 geschafft hast, wirst du jetzt in Woche zwei alle 15 Wiederholungen schaffen, OK? Du hast die jeweils 15 Wiederholungen schon in Woche eins gemacht? Kein Problem – dann hier eine andere Aufgabe für dich: Erhöhe an jedem Trainingstag bei mindestens einem Gerät das Gewicht auf die nächste Stufe. Wähle dafür die Übung, bei der du dich bereits stärker als bei den anderen fühlst. Jeder Mensch hat Stärken und Schwächen in seinen unterschiedlichen Körperpartien. Dem einen liegt das Beintraining mehr, dem anderen z.B. das Schulterdrücken.

Wenn du kein Neuling mehr in Sachen Krafttraining bist, verwende in der kommenden Woche bei den Sit-Ups einen Medizinball. So werden wir deine Bauchmuskeln noch intensiver bearbeiten. Also dann, rein in die nächste Woche und viel Spaß dabei!

# Trainingsplan-1 - Woche 2

## Woche 2 - Tag 1

| Übung | Equipment | 1. - 4. Satz | | | | | |
|---|---|---|---|---|---|---|---|
| | | Abnehmen | | Definition | | Masseaufbau | |
| | | **WH** | kg | WH | **kg** | WH | kg |
| Klimmzüge, breit | Rack | max. | -- | max. | -- | max. | -- |
| Butterfly | Maschine | 15 | -- | 15 | -- | 15 | -- |
| Beinbeuger | Maschine | 15 | -- | 15 | -- | 15 | -- |
| Latzug | Maschine | 15 | -- | 15 | -- | 15 | -- |
| Beinstrecker | Maschine | 15 | -- | 15 | -- | 15 | -- |
| Sit Ups | Matte | 15 | -- | 15 | -- | 15 | -- |
| Rückenstrecker | Gerät od. Matte | 15 | -- | 15 | -- | 15 | -- |

## Woche 2 - Tag 2

| Übung | Equipment | 1. - 4. Satz | | | | | |
|---|---|---|---|---|---|---|---|
| | | Abnehmen | | Definition | | Masseaufbau | |
| | | **WH** | kg | WH | **kg** | WH | kg |
| Klimmzüge, breit | Rack | max. | -- | max. | -- | max. | -- |
| Kniebeugen | Multipresse | 15 | -- | 15 | -- | 15 | -- |
| Schulterdrücken | Maschine | 15 | -- | 15 | -- | 15 | -- |
| Abduktoren | Maschine | 15 | -- | 15 | -- | 15 | -- |
| Adduktoren | Maschine | 15 | -- | 15 | -- | 15 | -- |
| Käfer | Matte | je 25 | -- | je 25 | -- | je 25 | -- |
| Rückenstrecker | Gerät od. Matte | 15 | -- | 15 | -- | 15 | -- |

## Woche 2 - Tag 3

| Übung | Equipment | 1. - 4. Satz | | | | | |
|---|---|---|---|---|---|---|---|
| | | Abnehmen | | Definition | | Masseaufbau | |
| | | WH | kg | WH | kg | WH | kg |
| Klimmzüge, breit | Rack | max. | -- | max. | -- | max. | -- |
| Bankdrücken | Maschine od. LH | 15 | -- | 15 | -- | 15 | -- |
| Kniebeugen | Multipresse | 15 | -- | 15 | -- | 15 | -- |
| Rudern, horizontal | Maschine | 15 | -- | 15 | -- | 15 | -- |
| Taillenknicks | Holzstange | je 25 | -- | je 25 | -- | je 25 | -- |
| Rückenstrecker | Gerät od. Matte | 15 | -- | 15 | -- | 15 | -- |
| AUSDAUER - DIESE WOCHE: | Gerät deiner Wahl | Zeitvorgabe: **1x 20 - 30 min** | | | | | |

## Und die zweite Woche ist geschafft!

Na bitte! Bereits die zweite Woche mit „Gewichts-Arbeit" liegt hinter dir. Hast du meine Vorgaben geschafft? Wenn nicht, sei bitte geduldig. Es ist noch kein Meister vom Himmel gefallen.

Ich schätze, du fühlst dich einfach nur gut, nicht wahr? Es gibt dir einfach ein gutes Gefühl, dass du jetzt deinem Körper diese Aufmerksamkeit schenkst. Vielleicht willst du noch mehr machen?

Wenn das der Fall ist, muss ich dich an dieser Stelle leider zurückpfeifen. Ja, ich verstehe dich natürlich und begrüße deine Begeisterung. Deshalb gilt: Wir wollen deine Begeisterung auch beibehalten! Aus meiner Erfahrung als Trainerin weiß ich, dass viele und zwar sehr viele Menschen voller Enthusiasmus beginnen, sich dann alles bei jedem Training abverlangen und wenn dann der erste Einbruch kommt – denn der kommt fix – schmeißen sie das Handtuch ...

Das will ich dir unbedingt ersparen. Mache dir keine Sorgen, das Training wird noch intensiv genug. Wenn du aber wirklich und unbedingt noch etwas zusätzlich machen willst, investiere diese Energie bitte in dein Ausdauertraining. Mache eine Einheit mehr, als am Plan steht.

Wie ist es dir überhaupt bis jetzt bei deinen Ausdauer-Workouts ergangen? Hast du die 30 min gleich auf Anhieb geschafft? Das wäre ideal, denn jetzt – in der dritten Woche – schenken wir dem Ausdauertraining mehr Aufmerksamkeit. Wir bauen eine zweite Einheit ein und vielleicht schaffst du bereits 45 min am Stück? Waren bisher aber die 20 min gerade mal so für dich zu schaffen, heißt dein Ziel diese Woche: 2x30 min Ausdauertraining. Vergiss bitte nicht bei der Wahl deiner Gewichte: Wähle das Gewicht so, dass du die letzten beiden Wiederholungen gerade noch in schöner Ausführung schaffst.

## Das verändert sich in Trainingswoche 3:

- Die Ausdauer-Einheiten erhöhen sich auf 2x pro Woche. Die Tage, an denen du deine Ausdauer trainierst, überlasse ich dir.
- Die Länge der Ausdauer-Einheit erhöht sich
- Bei den Übungen "Käfer" und "Taillenknicks" erhöhen sich die Wiederholungen auf je 30x pro Seite.

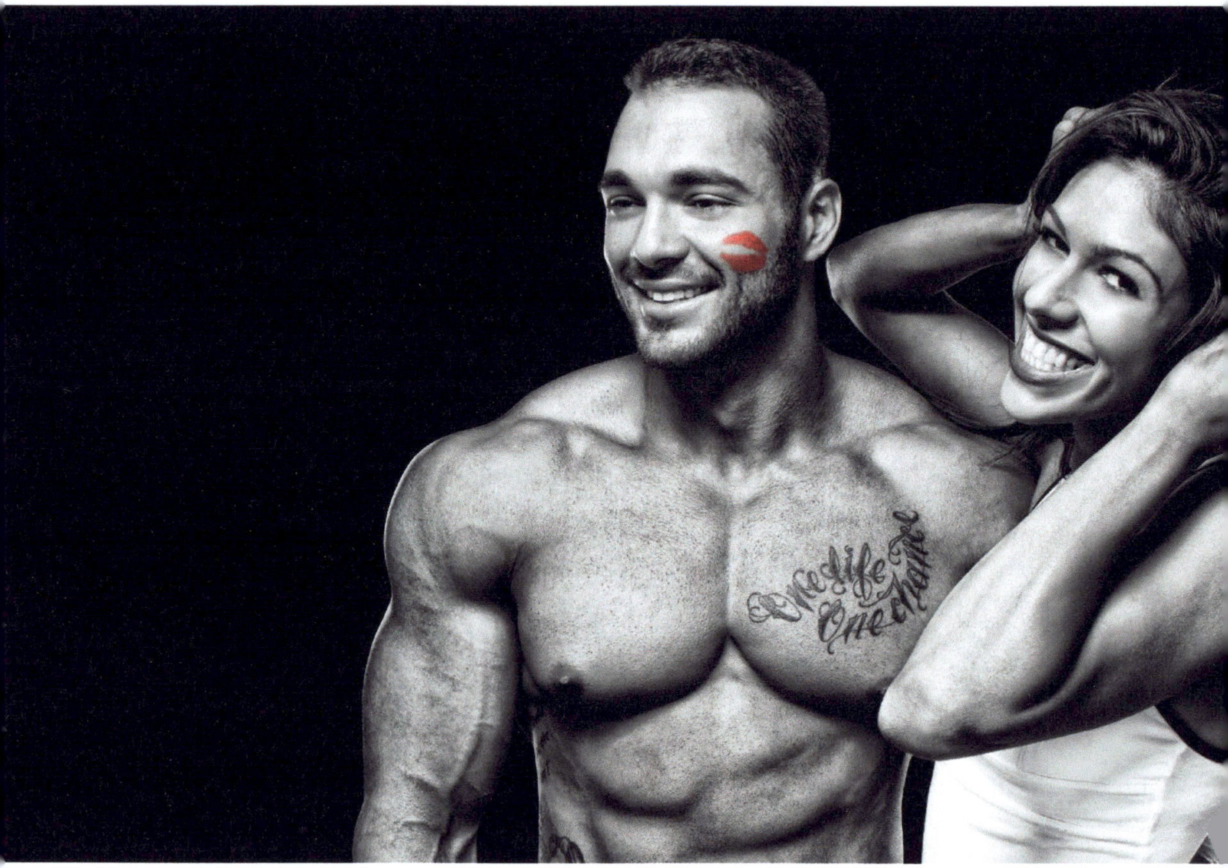

# Trainingsplan-1 - Woche 3

## Woche 3 - Tag 1

| Übung | Equipment | 1. - 4. Satz | | | | | |
|---|---|---|---|---|---|---|---|
| | | Abnehmen | | Definition | | Masseaufbau | |
| | | WH | kg | WH | kg | WH | kg |
| Klimmzüge, breit | Rack | max. | -- | max. | -- | max. | -- |
| Butterfly | Maschine | 15 | -- | 15 | -- | 15 | -- |
| Beinbeuger | Maschine | 15 | -- | 15 | -- | 15 | -- |
| Latzug | Maschine | 15 | -- | 15 | -- | 15 | -- |
| Beinstrecker | Maschine | 15 | -- | 15 | -- | 15 | -- |
| Sit Ups | Matte | 15 | -- | 15 | -- | 15 | -- |
| Rückenstrecker | Gerät od. Matte | 15 | -- | 15 | -- | 15 | -- |
| AUSDAUER - DIESE WOCHE: | Gerät deiner Wahl | Zeitvorgabe: **1x 30 - 45 min** | | | | | |

## Woche 3 - Tag 2

| Übung | Equipment | 1. - 4. Satz | | | | | |
|---|---|---|---|---|---|---|---|
| | | Abnehmen | | Definition | | Masseaufbau | |
| | | WH | kg | WH | kg | WH | kg |
| Klimmzüge, breit | Rack | max. | -- | max. | -- | max. | -- |
| Kniebeugen | Multipresse | 15 | -- | 15 | -- | 15 | -- |
| Schulterdrücken | Maschine | 15 | -- | 15 | -- | 15 | -- |
| Abduktoren | Maschine | 15 | -- | 15 | -- | 15 | -- |
| Adduktoren | Maschine | 15 | -- | 15 | -- | 15 | -- |
| Käfer | Matte | je 30 | -- | je 30 | -- | je 30 | -- |
| Rückenstrecker | Gerät od. Matte | 15 | -- | 15 | -- | 15 | -- |

## Woche 3 - Tag 3

| Übung | Equipment | 1. - 4. Satz | | | | | |
|---|---|---|---|---|---|---|---|
| | | Abnehmen | | Definition | | Masseaufbau | |
| | | **WH** | kg | WH | **kg** | WH | kg |
| Klimmzüge, breit | Rack | max. | -- | max. | -- | max. | -- |
| Bankdrücken | Maschine od. LH | 15 | -- | 15 | -- | 15 | -- |
| Kniebeugen | Multipresse | 15 | -- | 15 | -- | 15 | -- |
| Rudern, horizontal | Maschine | 15 | -- | 15 | -- | 15 | -- |
| Taillenknicks | Holzstange | je 30 | -- | je 30 | -- | je 30 | -- |
| Rückenstrecker | Gerät od. Matte | 15 | -- | 15 | -- | 15 | -- |
| AUSDAUER - DIESE WOCHE: | Gerät deiner Wahl | Zeitvorgabe: **1x 30 - 45 min** | | | | | |

## Das verändert sich in Trainingswoche 4:

- Für die, die "Abnehmen" bzw. "Definition" als Hauptziel haben, erhöht sich bei Latzug und Kniebeugen die Wiederholungszahl auf 15-20x.
- Für die, die "Masseaufbau" betreiben, bleibt bei Latzug und Kniebeugen die Wiederholungszahl gleich, das Gewicht muss hier aber auf jeden Fall erhöht werden.
- Beim "Rückenstrecker" erhöhen sich die Wiederholungen auf 15-20x.
- Bei den "Sit-Ups" erhöhen sich die Wiederholungen auf 20x.
- Bei "Käfer" und "Taillenknicks" erhöhen sich die Wiederholungen auf 50x pro Seite.
- Ich fordere dich auf, die Gewichte bei mindestens zwei Übungen zu erhöhen.

# Trainingsplan-1 - Woche 4

## Woche 4 - Tag 1

| Übung | Equipment | 1. - 4. Satz | | | | | |
|---|---|---|---|---|---|---|---|
| | | Abnehmen | | Definition | | Masseaufbau | |
| | | WH | kg | WH | kg | WH | kg |
| Klimmzüge, breit | Rack | max. | -- | max. | -- | max. | -- |
| Butterfly | Maschine | 15 | -- | 15 | -- | 15 | -- |
| Beinbeuger | Maschine | 15 | -- | 15 | -- | 15 | -- |
| Latzug | Maschine | 15-20 | -- | 15-20 | -- | 15 | -- |
| Beinstrecker | Maschine | 15 | -- | 15 | -- | 15 | -- |
| Sit Ups | Matte | 20 | -- | 20 | -- | 20 | -- |
| Rückenstrecker | Gerät od. Matte | 15-20 | -- | 15-20 | -- | 15-20 | -- |
| AUSDAUER - DIESE WOCHE: | Gerät deiner Wahl | Zeitvorgabe: **1x 30 - 45 min** | | | | | |

## Woche 4 - Tag 2

| Übung | Equipment | 1. - 4. Satz | | | | | |
|---|---|---|---|---|---|---|---|
| | | Abnehmen | | Definition | | Masseaufbau | |
| | | WH | kg | WH | kg | WH | kg |
| Klimmzüge, breit | Rack | max. | -- | max. | -- | max. | -- |
| Kniebeugen | Multipresse | 15-20 | -- | 15-20 | -- | 15 | -- |
| Schulterdrücken | Maschine | 15 | -- | 15 | -- | 15 | -- |
| Abduktoren | Maschine | 15 | -- | 15 | -- | 15 | -- |
| Adduktoren | Maschine | 15 | -- | 15 | -- | 15 | -- |
| Käfer | Matte | je 50 | -- | je 50 | -- | je 50 | -- |
| Rückenstrecker | Gerät od. Matte | 15-20 | -- | 15-20 | -- | 15-20 | -- |

## Woche 4 - Tag 3

| Übung | Equipment | 1. - 4. Satz | | | | | |
|---|---|---|---|---|---|---|---|
| | | Abnehmen | | Definition | | Masseaufbau | |
| | | WH | kg | WH | kg | WH | kg |
| Klimmzüge, breit | Rack | max. | -- | max. | -- | max. | -- |
| Bankdrücken | Maschine od. LH | 15 | -- | 15 | -- | 15 | -- |
| Kniebeugen | Multipresse | 15-20 | -- | 15-20 | -- | 15 | -- |
| Rudern, horizontal | Maschine | 15 | -- | 15 | -- | 15 | -- |
| Taillenknicks | Holzstange | je 50 | -- | je 50 | -- | je 50 | -- |
| Rückenstrecker | Gerät od. Matte | 15-20 | -- | 15-20 | -- | 15-20 | -- |
| AUSDAUER - DIESE WOCHE: | Gerät deiner Wahl | Zeitvorgabe: **1x 30 - 45 min** | | | | | |

## Nach der vierten Woche: Wie geht es deiner Ausdauer?

Du hast jetzt den gesamten ersten Trainingsplan hinter dir. Ist es nicht unglaublich, wie schnell die Zeit vergeht? Das waren vier ganze Wochen, in denen du regelmäßig deine Workouts absolviert hast. Wo du sogar schon die Gewichte steigern konntest, auf jeden Fall die Wiederholungen bei den verschiedenen Übungen. Ich bin überzeugt, das korrekte Ausführen der Übungen ist jetzt keine große Sache mehr für dich, nicht wahr? Wenn du dich jetzt vergleichst – Woche eins zu Woche vier. Was hat sich bei dir alles verändert?

**Schreibe die Veränderungen bitte hier auf:**

Ich schätze, du fühlst dich jetzt nicht mehr so müde nach dem Training, stimmt das? Wie geht es deiner Ausdauer? Hast du dir Zeit genommen, sie zweimal pro Woche zu trainieren? Dann wirst du als Neueinsteiger sicherlich schon eine Verbesserung bei deiner "Luft" bemerken. Sollte das noch nicht der Fall sein, macht nichts. Denn im zweiten Trainingsplan wird das Thema Ausdauer jetzt zur Pflicht. Wöchentlich stehen jetzt mindestens zwei Ausdauer-Einheiten am Plan.

## Was stellst du dir unter einem guten Coach vor?

Ein Tipp von mir: In den trainingsfreien Tagen kannst du gut in den Ernährungsteil eintauchen. Es geht nicht darum, dass du das Buch in Mindestzeit durchackerst – schließlich willst du dein Leben nachhaltig verändern. Lass dir Zeit. Horche in dich hinein. Werde Tag für Tag mehr bereit, deine Transformation zu einem neuen und besseren Leben Wirklichkeit werden zu lassen. Das Wichtigste ist, dass du dranbleibst, wenn du begonnen hast. Egal, an welcher Stelle du startest.

### Was ist ein guter Coach?

Jetzt habe ich aber eine Frage an dich: Was stellst du dir unter einem guten Coach vor? Ich bin ja ab jetzt deiner – zumindest für die nächste Zeit. Ich sage dir, was ich unter einem guten Coach verstehe: In meinen Augen bin ich genau dann ein guter Coach für dich, wenn ich dir die richtige "Starthilfe" geben kann. Bis du nämlich gelernt hast, dass nur du selbst für dein Training und deine Ernährung verantwortlich bist.

Was mich noch als guten Coach für dich ausmacht ist: Ich glaube an DICH! Und zwar von Anfang an. Ich will dich motivieren, dass du aus dir herauskommst und über dich hinauswächst. Ja, ich verstehe mein Coaching als Wachstumshilfe. Ich vertraue dir, dass du es schaffst und ich traue dir dabei viel zu. Ich helfe dir, deinen Glauben an deine mögliche Transformation aufzubauen. Bis du das verinnerlicht hast. Dann wirst du mich nicht mehr brauchen. Und damit haben wir dann gemeinsam unser großes Ziel erreicht. Dann war ich dir wirklich ein guter Coach.

Momentan bist nämlich nur du die Person, die dir am meisten im Weg steht. Aber jetzt hast du dich auf mich eingelassen – ganz unvoreingenommen. Ich nehme das Ganze ernst und verlange deshalb auch von dir, dass du mich ernst nimmst. Ich setze voraus, dass du deine Trainingseinheiten durchziehst. Dass es kein einziges Wenn und Aber geben wird. Wir trainieren zusammen. Denn nur auf diese Weise wirst du auch wirklich deinen Traumkörper erreichen. Und zusätzlich sorgst du mehr und mehr dafür, dass du dich bestens mit veganem Essen versorgst.

Nimm dir nicht zu viel auf einmal vor, OK? Alles schön der Reihe nach. Hab Geduld! Du startest und lässt ein Stück nach dem anderen dazukommen. Wir haben Zeit. Es soll, wie das Leben eben ist, ein fließender Prozess sein, bis du in dein neues Leben hineingefunden hast. Ins optimale vegane Essen für dich, so dass du dir die beste Energie gibst, die dir auch schmeckt und in das Training, dass dich am besten formt und dass du lieben lernst.

Das Wichtigste ist, dass du mir eines ab dem ersten Tag deines Trainings versprichst: Welches Training du dir auch immer heute vorgenommen hast – du machst es heute! Und zwar genau das, was du dir vorgenommen hast. Versprochen? Ohne Ausnahme. Egal, wie lange du für das Training brauchst. Du ziehst es einfach durch!

Genau das ist der ganz wichtige Schritt auf deinem Weg zum Erfolg. Denn so lernst du, dich selbst ernst zu nehmen. Und das wird dir ein großes Gefühl der Befriedigung geben: Dass du es geschafft hast! Vergleiche es mit einem lang gehegten Traum von einem tollen Job. Auch dort wirst du sicher nicht die höchste Position von Anfang an einnehmen. Du musst zuerst lernen, dich beweisen und dranbleiben. Es gilt praktisch: "Lehrjahre sind keine Herrenjahre".

Ich verstehe mich als dein Coach, der dich an der Hand nimmt und dich durch jedes Training führt. Wie nah du mich an dich heranlässt, ist deine Entscheidung. Und auch, wenn du einmal wirklich keine Zeit für dein dir vorgenommenen Training hast. Denk daran: Morgen ist ein neuer Tag und spätestens morgen machst du dein Ding aufs Neue. Ohne zermürbende Selbstvorwürfe, die dich bremsen, OK?

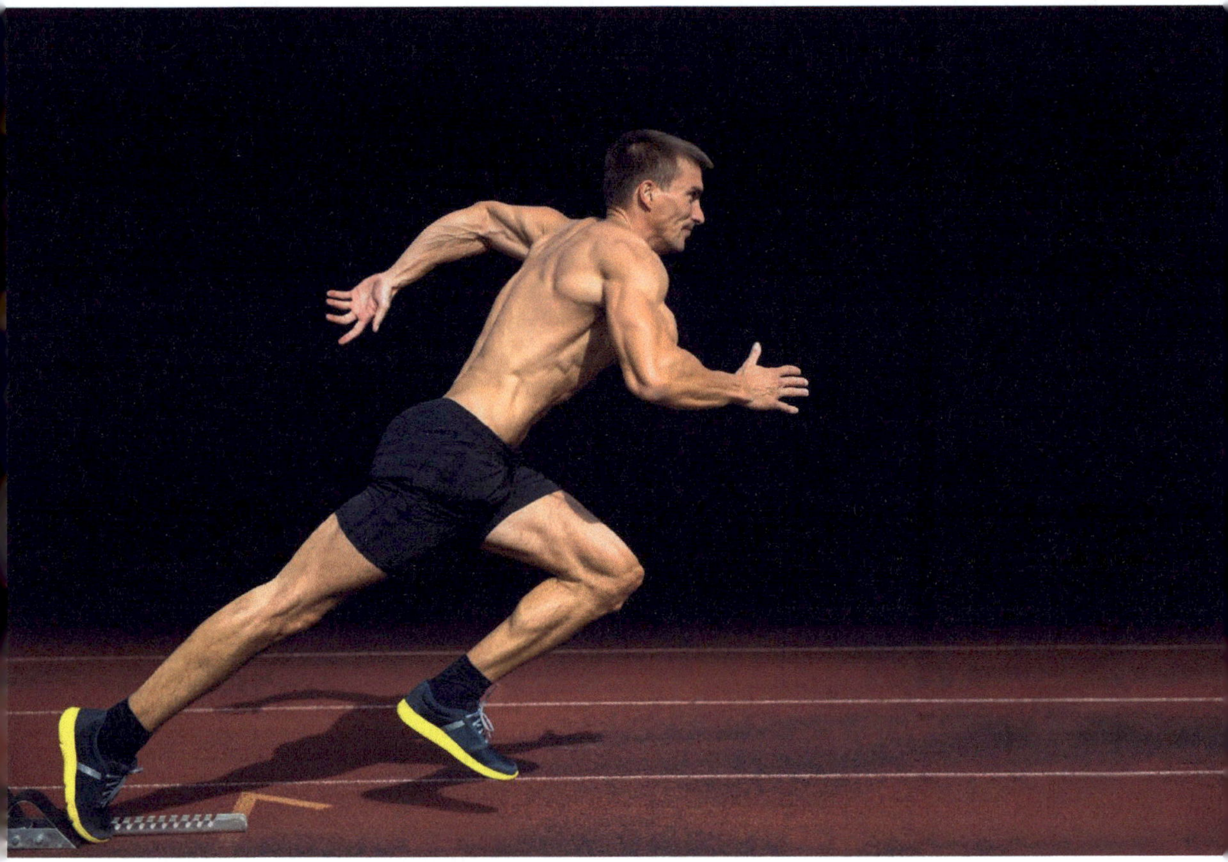

## Trainingsplan-2: Wir sind jetzt alle keine Anfänger mehr ...

# Kraftausdauer und Ausdauer züchten

Fühlst du dich stark genug für Stufe zwei? Es kann sein, dass deine Antwort *„Nein"* lautet. Wiederhole in diesem Falle einfach die letzten beiden Trainingswochen des ersten Plans. Es steht dir absolut frei, denn du sollst dich dem Training jederzeit gewappnet fühlen.

Im zweiten Plan erhöhen wir die Taktzahl: Es warten vier Workouts pro Woche auf dich, anstatt der bisherigen drei. Dabei trennen wir nun die Ausdauer- von den Kraft-Einheiten.

Wir haben zwei Schwerpunkte im zweiten Plan: deine Ganzkörper-Kraftausdauer und deine Ausdauer. Die Kraft-Workouts werden intensiver, als sie es in den ersten vier Wochen waren. Du solltest dir ca. 1,5 bis 2 Stunden pro Workout an reiner Trainingszeit inklusive gut gesetzter Pausen einplanen.

Wir nützen weiterhin deine Anfangsmotivation für die nächsten vier Wochen, OK? Das heißt, du bist bereit, alles und mehr im Training zu geben. Du spürst vielleicht ab und zu eine gewisse Müdigkeit, doch du überwindest sie bewusst. Bleibe dran und absolviere deine Workouts diszipliniert. Spätestens jetzt lernst du nämlich, dass du viel mehr kannst, als du dir bisher zugetraut hast.

Die wichtigste, wenn nun auch nicht mehr ganz neue Lektion lautet weiterhin: Training vornehmen und durchziehen. Alles laut Plan fertigmachen. Egal, ob es dir leichtfällt oder nicht. Erst nach dem vollendeten Workout bist du fertig. Du weißt, wenn du vorzeitig abbrechen würdest, würdest du nur deine Selbstzweifel bestätigen. Du würdest dich deiner Glaubwürdigkeit berauben. Doch das wollen wir auf gar keinen Fall! Solche Zweifel sind nur Gedanken, die dich dort halten wollen, wo du jetzt bist. Wir aber transformieren dich. Du wirst dein Endziel erreichen, dafür sorgen wir.

Notiere dir deine vier Trainingstermine pro Woche schriftlich – das ist deine ganz persönliche Terminvereinbarung mit dir selbst. Du hast beschlossen, dass du und nur du jetzt Vorrang hast. Alles andere ist nachgereiht. Du und dein Körper haben jetzt Priorität Nr. 1.

Das Pensum erhöht sich, denn es gilt, stärker zu werden, mehr auszuhalten und den Umfang des Trainings zu erhöhen.

Gestalte die Pausen spätestens jetzt so, bis du zwischen den einzelnen Sätzen das Gefühl hast, wieder genug Kraft für den nächsten Satz zu haben.

Zusätzlich wartet nun eine neue Tagesaufgabe auf dich: Jeden Tag – und ich meine wirklich JEDEN TAG – machst du Push-Ups (Liegestütz). Wann du sie machst, überlasse ich dir. Ich persönlich habe gute Erfahrung damit gemacht, die Push-Ups gleich nach dem Aufstehen, noch vor dem Duschen zu absolvieren. Das dauert nur ein paar Minuten und ich gehe mit dem Wissen in den Tag, dass ich bereits meinen ersten Trainingsteil absolviert habe. Vielleicht ist das auch für dich richtig.

Sollten dir die Kraft-Einheiten aber wirklich zu viel werden, gebe ich dir die Option, dass du den vierten Satz weglässt. Es ist deine Entscheidung – du weißt: nicht unterfordern, aber auch nicht überfordern. In den nächsten vier Wochen trainierst du in jeder Krafteinheit das gleiche Programm. Versuche dabei, deine Gewichte zu erhöhen, ohne dass du dir deshalb Druck aufbaust. Die Wiederholungszahlen bleiben hoch, eben im Kraftausdauer-Bereich. Und auch wenn dein Hauptziel lautet, Muskelmasse aufzubauen: Du brauchst die nötige Kraftausdauer für die kommenden Workouts. Vertrau mir.

Dazu kommen nun die separaten Ausdauereinheiten: Zweimal pro Woche heißt es für dich, eine mindestens 45-minütige Ausdauer-Einheit zu absolvieren. Das Ziel heißt, dass du 60 min an einem Stück schaffst! Sollte dir eine Stunde zu lange auf einem Cardiogerät erscheinen, splitte einfach die Einheit. Du kannst z.B. zwei Cardiogeräte für deine Ausdauer-Workouts verwenden – ein Gerät für jeweils die Hälfte deiner Trainingszeit. Entweder Laufband oder Ergometer (weil fußlastiger) und Rudergerät oder Crosstrainer für die zweite Trainingshälfte (weil hier der Oberkörper eingebaut ist).

Du merkst, die Gangzahl erhöht sich stark. Aber ich weiß, dass wird kein Problem für dich sein. Ich biete in diesem Trainingsplan wieder Alternativ-Übungen an, wenn du vorrangig deinen Oberkörper aufbauen willst. Dann lasse pro „blauer Übung“ entweder eine Beinübung weg oder mache alles.

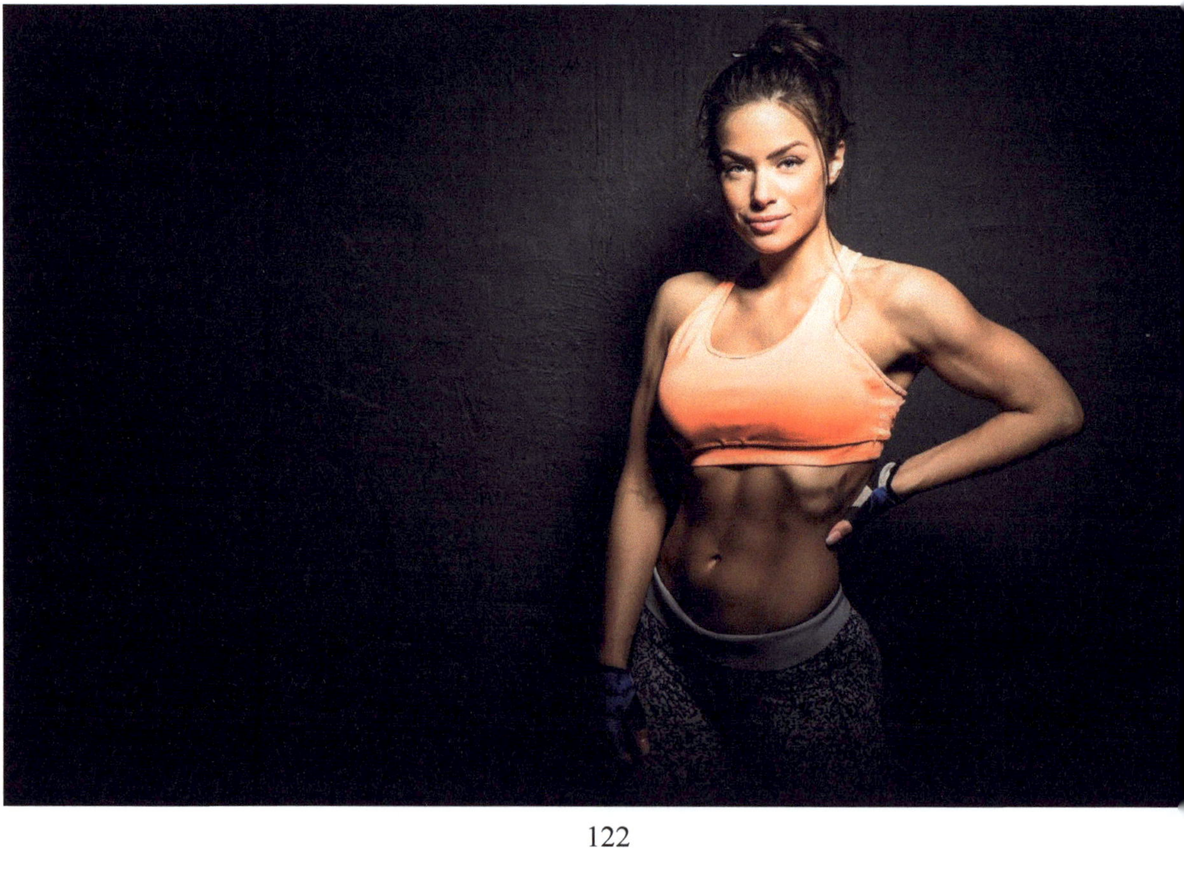

# Trainingsplan-2:
# "Kraftausdauer-Training für den ganzen Körper"

| Übung | für Muskelgruppen |
|---|---|
| Abduktoren vorgebeugt | Po (Medius) |
| Adduktoren | Innenschenkel |
| Beinbeuger | hinterer Oberschenkel |
| Beinstrecker | vorderer Oberschenkel |
| Butterfly | Brust |
| Cable Cross | Brust |
| Deep Squats | Beine, Po, Core-Bereich |
| Käfer | schräge Bauchmuskulatur |
| Klimmzüge, breit | Oberkörper |
| Latzug | großer Rückenmuskel |
| Rückenstrecker | Wirbelsäulenmuskulatur, Dehnung Beinbeuger, Po |
| Schulterdrücken | Schulter, Trizeps |
| Seitstütz | Taille, schräge Bauchmuskulatur, Arme |
| Sit-Ups | gerade Bauchmuskulatur |
| Sit-Ups auf Bauch-Schrägbank | gerade Bauchmuskulatur |

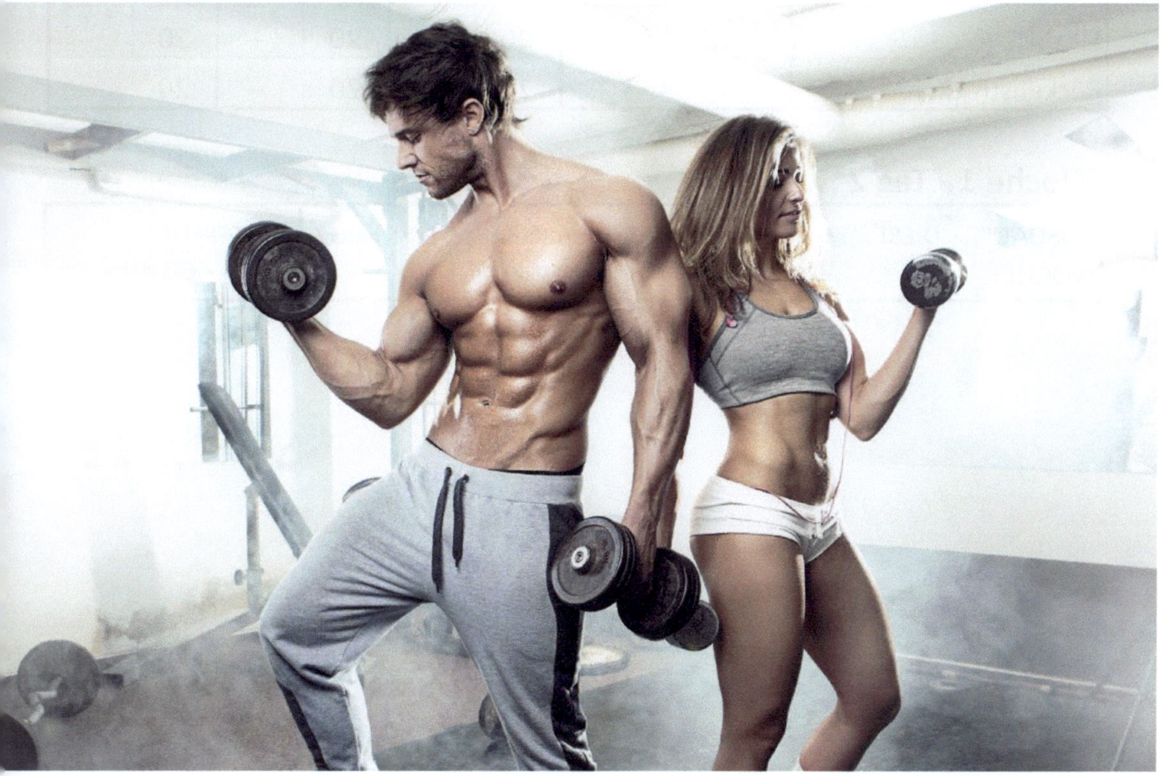

# Trainingsplan-2 - Woche 1

## Woche 1 - Tag 1

| Übung | Equipment | 1. - 4. Satz | | | | | |
|---|---|---|---|---|---|---|---|
| | | Abnehmen | | Definition | | Masseaufbau | |
| | | **WH** | kg | WH | **kg** | WH | kg |
| Klimmzüge, breit | Rack | max. | -- | max. | -- | max. | -- |
| Deep Squats | Multipresse | 15 | -- | 15 | -- | 15 | -- |
| Butterfly | Maschine | 15 | -- | 15 | -- | 15 | -- |
| Beinbeuger | Maschine | 15 | -- | 15 | -- | 15 | -- |
| Latzug | Maschine | 15 | -- | 15 | -- | 15 | -- |
| Beinstrecker | Maschine | 15 | -- | 15 | -- | 15 | -- |
| Abduktoren vorgebeugt | Maschine | 15 | -- | 15 | -- | 15 | -- |
| Schulterdrücken | KH od. Maschine | 15 | -- | 15 | -- | 15 | -- |
| Adduktoren | Maschine | 15 | -- | 15 | -- | 15 | -- |
| Cable Cross | Seilzug | 15 | -- | 15 | -- | 15 | -- |
| Sit Ups | Matte | 20 | -- | 20 | -- | 20 | -- |
| Rückenstrecker | 90° Gerät | 20 | -- | 20 | -- | 20 | -- |

## Woche 1 - Tag 2

| | | |
|---|---|---|
| AUSDAUER - DIESE WOCHE: | *Je Hälfte der Zeit:* Laufband od. Ergometer/ Rudergerät od. Crosstrainer | Zeitvorgabe: **1x 45 - 60 min** |

## Woche 1 - Tag 3

| Übung | Equipment | 1. - 4. Satz | | | | | |
|---|---|---|---|---|---|---|---|
| | | Abnehmen | | Definition | | Masseaufbau | |
| | | WH | kg | WH | kg | WH | kg |
| Klimmzüge, breit | Rack | max. | -- | max. | -- | max. | -- |
| Deep Squats | Multipresse | 15 | -- | 15 | -- | 15 | -- |
| Butterfly | Maschine | 15 | -- | 15 | -- | 15 | -- |
| Beinbeuger | Maschine | 15 | -- | 15 | -- | 15 | -- |
| Latzug | Maschine | 15 | -- | 15 | -- | 15 | -- |
| Beinstrecker | Maschine | 15 | -- | 15 | -- | 15 | -- |
| Abduktoren vorgebeugt | Maschine | 15 | -- | 15 | -- | 15 | -- |
| Schulterdrücken | KH od. Maschine | 15 | -- | 15 | -- | 15 | -- |
| Adduktoren | Maschine | 15 | -- | 15 | -- | 15 | -- |
| Cable Cross | Seilzug | 15 | -- | 15 | -- | 15 | -- |
| Sit Ups | Matte | 20 | -- | 20 | -- | 20 | -- |
| Rückenstrecker | 90° Gerät | 20 | -- | 20 | -- | 20 | -- |

## Woche 1 - Tag 4

| | | |
|---|---|---|
| AUSDAUER - DIESE WOCHE: | *Je Hälfte der Zeit:* Laufband od. Ergometer/ Rudergerät od. Crosstrainer | Zeitvorgabe: **1x 45 - 60 min** |

### "Deep Squats" und "Push-Ups"

Vielleicht hörst du in meinem Programm das erste Mal von *"Deep Squats"*. Deep Squats ist eine anstrengende Variante der Kniebeuge. Dabei gehst du beim Beugen mit dem Po so tief wie möglich. Wir nennen diese Übung nicht umsonst auch gerne "Ass to Grass". Ich empfehle dir in meinen Trainingsplänen die tiefe Kniebeuge an der Multipresse zu machen. Aber natürlich ist auch hier die königliche Variante, die Deep Squats mit der Langhantel durchzuführen. Dazu ist die perfekte Beherrschung der Kniebeuge unerlässlich:

**Tipps für das Üben der richtigen Kniebeuge mit der Langhantel:**
Nimm zuerst nur wenig Gewicht und das so lange, bis du die Kniebeuge wirklich sehr gut beherrschst. Benutze immer ein Squat-Rack, denn an diesem Gerät befindet sich ein Sicherheits-Ablagebügel für die Langhantel, falls dich aus irgendeinem Grund die Kraft verlassen sollte. Es könnte z.B. plötzlich ein Muskelfaserriss in der Wade auftreten, so dass du die Langhantel keinesfalls länger halten könntest.

Greife die Langhantel mit dem „Affengriff“ an (Daumen ist dort, wo alle übrigen Finger sind). Platziere die Langhantel nicht direkt auf dem ertastbaren Wirbelfortsatz deines Nackens, sondern ein Stück unterhalb. Atme jetzt tief in die Brust ein – somit stabilisierst du deinen Core-Bereich und eine aufrechte Haltung. Bevor du jetzt mit der Langhantel einen Schritt nach hinten gehst, drehe deine Ellbogen bis Schulterhöhe nach hinten hoch. Diese Platzierung deiner Ellbogen wirst du höchstwahrscheinlich erst üben müssen, denn hier ist deine Beweglichkeit gefragt. Nun rastet die Langhantel genau an der richtigen Stelle ein – nämlich an den Einkerbungen deiner hinteren Schultermuskulatur. Jetzt hebe die Langhantel aus dem Squat-Rack und mache einen Schritt nach hinten. Dein Blick ist dabei gerade nach vorne gerichtet.

Nach diesem richtigen Platzieren der Langhantel startest du nun die Kniebeugen. Denke bei deiner Übung als Hauptschwerpunkt an deine mittlere Fußsohle. Gehe so tief wie möglich. Wichtig dabei ist, dass du deinen Po nach hinten hinausstreckst – stelle dir z.B. vor, du setzt dich auf eine Bank. Auch das Tiefgehen will geübt sein. Es ist eine Frage deiner Beweglichkeit, wie tief du kommst. Übe fleißig, dann wirst du die Deep Squats bald aus dem Stegreif beherrschen.

Wichtig dabei ist, dass während dem Tiefgehen deine Knie hinter den Zehen bleiben. Darum ist es eine perfekte, weil sichere Variante, die Deep Squats an der Multipresse zu machen. Denn hier kannst du ein Stück weiter nach vorne steigen, damit deine Knie mit Sicherheit hinter den Zehen bleiben. Du wirst gleich beim ersten Mal bemerken, wie anstrengend diese Übung ist. Und ich sage dir: Es gibt nur wenige Übungen, die so effektiv auf Beine, Po und Core wirken.

*Push-Ups*, der englische Ausdruck für Liegestütz sind eine absolut fantastische Übung. Mich erstaunt immer wieder, dass nahezu alle Frauen Angst vor Push-Ups haben. OK, sie sind zwar anstrengend, denn jede Übung, wo ich mit dem eigenen Körpergewicht arbeite, ist anstrengend, aber eben für Männer UND Frauen gleichermaßen.

Liebe Frauen: Habt bitte keine Angst vor Push-Ups! Die Übung macht auch hier den Meister und wir Frauen brauchen mit Sicherheit keine ″Damen-Variante″. Zu meinem persönlichen Auftrag gehört, dass jede Frau in meinem Studio Push-Ups kann. Diese Übung stärkt Arme, Brustmuskulatur, den gesamten Core-Bereich und sie erhöht die Körperspannung im Allgemeinen. Nicht umsonst sind Push-Ups ein unverzichtbarer Klassiker.

## Phase 1 von Trainingsplan-2 ist abgeschlossen

Bravo! Die erste Woche des neuen Plans liegt hinter dir. Ich schätze, es war sicher wieder anstrengend für dich. Ja, du wirst das bei jedem Start eines neuen Trainingsplans aufs Neue erleben. Alles, was der Körper nicht gewohnt ist, ist zu Beginn einfach schwer.

Nur, wenn wir immer wieder neue Trainingsreize setzen, deinen Körper immer wieder aufs Neue wirklich herausfordern, erst dann geht dein Körper in die gewünschte Alarmbereitschaft: Er kann sich auf nichts einstellen und muss immer seine maximale Leistungsfähigkeit bereitstellen. Und genau das brauchen wir, damit wir deinen persönlichen Wunschkörper so schnell wie möglich zur Wirklichkeit werden lassen können.

Immer wieder wirst du von mir herausgefordert werden. Es gibt für dich nur wenige Wochen, die sich im Training gleichen. Denk einfach so: Es bleibt auf jeden Fall spannend. In Woche zwei wartet nur eine einzige Änderung auf dich.

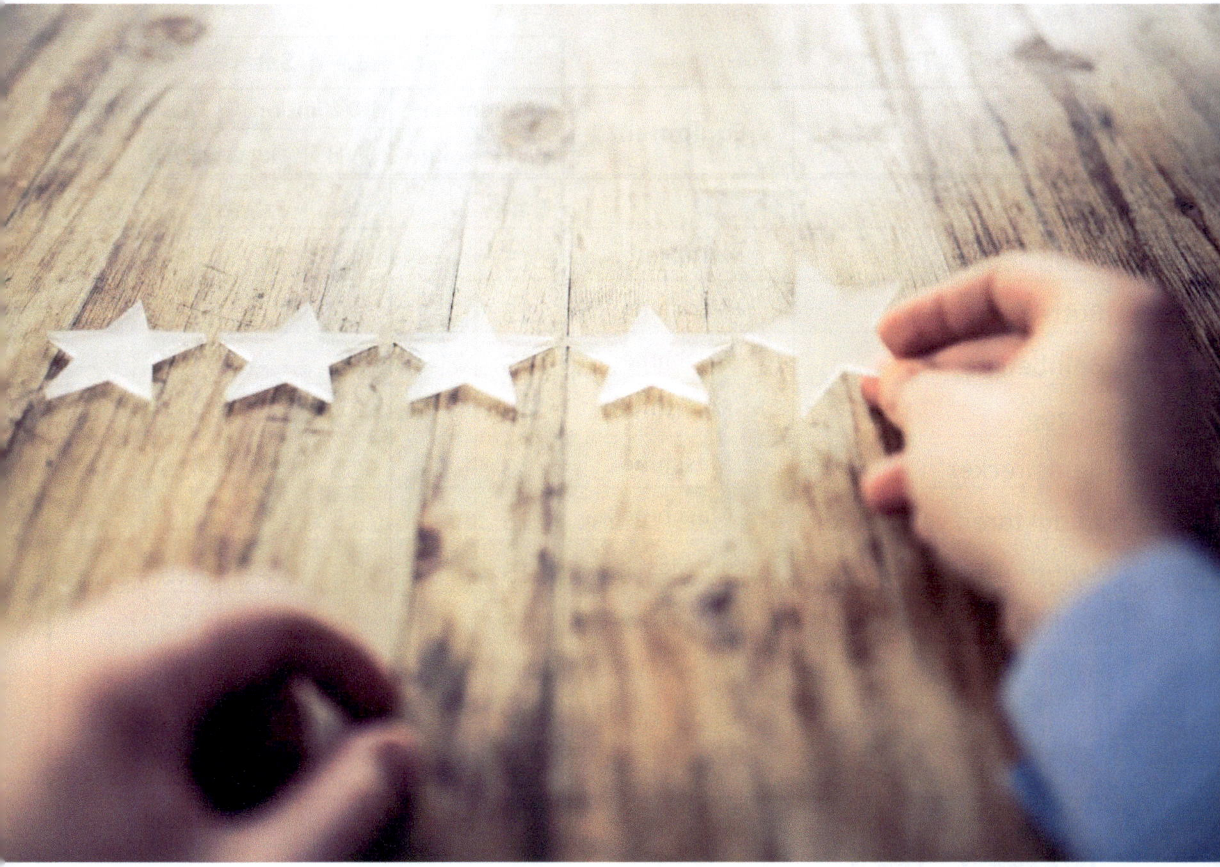

## Was ändert sich in Trainingswoche 2?

- Statt der "Sit-Ups" machst du die Übung "Käfer". Diese Übung wirkt verstärkt auf deine schrägen Bauchmuskeln. Erhöhe dabei das Tempo in der Ausführung.

# Trainingsplan-2 - Woche 2

### Woche 2 - Tag 1

| Übung | Equipment | 1. - 4. Satz | | | | | |
|---|---|---|---|---|---|---|---|
| | | Abnehmen | | Definition | | Masseaufbau | |
| | | **WH** | kg | WH | **kg** | WH | kg |
| Klimmzüge, breit | Rack | max. | -- | max. | -- | max. | -- |
| Deep Squats | Multipresse | 15 | -- | 15 | -- | 15 | -- |
| Butterfly | Maschine | 15 | -- | 15 | -- | 15 | -- |
| Beinbeuger | Maschine | 15 | -- | 15 | -- | 15 | -- |
| Latzug | Maschine | 15 | -- | 15 | -- | 15 | -- |
| Beinstrecker | Maschine | 15 | -- | 15 | -- | 15 | -- |
| Abduktoren vorgebeugt | Maschine | 15 | -- | 15 | -- | 15 | -- |
| Schulterdrücken | KH od. Maschine | 15 | -- | 15 | -- | 15 | -- |
| Adduktoren | Maschine | 15 | -- | 15 | -- | 15 | -- |
| Cable Cross | Seilzug | 15 | -- | 15 | -- | 15 | -- |
| Käfer | Matte | je 50 | -- | je 50 | -- | je 50 | -- |
| Rückenstrecker | 90° Gerät | 20 | -- | 20 | -- | 20 | -- |

### Woche 2 - Tag 2

| | | |
|---|---|---|
| AUSDAUER - DIESE WOCHE: | *Je Hälfte der Zeit:* Laufband od. Ergometer/ Rudergerät od. Crosstrainer | Zeitvorgabe: **1x 45 - 60 min** |

## Woche 2 - Tag 3

| Übung | Equipment | 1. - 4. Satz | | | | | |
|---|---|---|---|---|---|---|---|
| | | Abnehmen | | Definition | | Masseaufbau | |
| | | **WH** | kg | WH | **kg** | WH | kg |
| Klimmzüge, breit | Rack | max. | -- | max. | -- | max. | -- |
| Deep Squats | Multipresse | 15 | -- | 15 | -- | 15 | -- |
| Butterfly | Maschine | 15 | -- | 15 | -- | 15 | -- |
| Beinbeuger | Maschine | 15 | -- | 15 | -- | 15 | -- |
| Latzug | Maschine | 15 | -- | 15 | -- | 15 | -- |
| Beinstrecker | Maschine | 15 | -- | 15 | -- | 15 | -- |
| Abduktoren vorgebeugt | Maschine | 15 | -- | 15 | -- | 15 | -- |
| Schulterdrücken | KH od. Maschine | 15 | -- | 15 | -- | 15 | -- |
| Adduktoren | Maschine | 15 | -- | 15 | -- | 15 | -- |
| Cable Cross | Seilzug | 15 | -- | 15 | -- | 15 | -- |
| Käfer | Matte | je 50 | -- | je 50 | -- | je 50 | -- |
| Rückenstrecker | 90° Gerät | 20 | -- | 20 | -- | 20 | -- |

## Woche 2 - Tag 4

| | | |
|---|---|---|
| AUSDAUER - DIESE WOCHE: | *Je Hälfte der Zeit:* Laufband od. Ergometer/ Rudergerät od. Crosstrainer | Zeitvorgabe: **1x 45 - 60 min** |

**Die Geschichte deines Pulsschlages ...**

Es gibt die Geschichte, dass jeder Mensch nur eine bestimmte Anzahl von Herzschlägen in seinem Leben hat. Wenn er diese Anzahl eines Tages erreicht hat, hört sein Herz für immer auf zu schlagen. Doch jeder Mensch hat das bis zu einem gewissen Grad selbst in der Hand. Er kann die Zeit zwischen den Pulsschlägen verlängern. Nämlich indem er trainiert und auf diese Weise seinen Herzschlag verlangsamt – sein Ruhepuls wird durch regelmäßiges Ausdauertraining niedriger. Eine schöne Geschichte, nicht wahr? Und vielleicht stimmt sie ja ...

## Und wieder liegt eine Workout-Woche hinter dir ...

Fühlst du dich wie unter die Räder gekommen? Ich weiß, dass ich dich mit meinen Trainingsvorgaben stark fordere und ich könnte dir nicht verdenken, dass du an eine längere Pause denkst. Du hast jetzt insgesamt sechs Wochen mit harten Einheiten hinter dir. Ganze eineinhalb Monate, in denen ich dir viel abverlangt habe.

Ich schlage dir an dieser Stelle vor, dass du selbst das Tempo bestimmst. Pause gibt es aber noch keine, OK? Wenn du dich für die neue Trainingswoche, bei der ich viele Änderungen für dich habe, noch nicht gewachsen fühlst, wiederhole einfach die Vorwoche. Auf diese Weise brauchst du zwar länger für das gesamte Programm, doch du wirst so die Einheiten perfekt an deinen Trainingszustand anpassen können.

Eines ist aber fix: Bei einem z.B. 4-wöchigen Trainingsplan sollte maximal eine Woche wiederholt werden. In allen anderen Wochen schraubst du deine Leistungen immer wieder nach oben. Du weißt ja: Topathlet ist unser Anspruch und diesen Titel bekommst du nicht geschenkt. Falls du jetzt bereits voller Ungeduld auf die neue, wieder härter werdende Trainingswoche wartest, will ich dich nicht warten lassen.

## Das verändert sich in Woche 3:

- Statt der Übung "Käfer" trainieren wir jetzt mit dem "Seitstütz" deine Taille und deine schrägen Bauchmuskeln. Auch deine Arme werden mit dieser Übung beansprucht.
- Wir erhöhen bei den "Deep Squats" die Wiederholungen auf 15-20, wenn du auf "Abnehmen" oder "Definition" hintrainierst. Wenn dein Ziel "Muskelaufbau" heißt, bleibst du bei den 15 Wiederholungen, erhöhst aber auf jeden Fall diese Woche das Gewicht um mindestens +5 kg. Geh an dein Maximum, aber mit Bedacht.
- Ich wette, du hast mittlerweile den "Rückenstrecker" perfektioniert. Das ist eine harte Übung und ab dieser Woche verschärfen wir sie mit einem Medizinball. Schau im Übungsteil nach, wie sie funktioniert. Du entscheidest, welches Gewicht dein Medizinball hat.

# Trainingsplan-2 - Woche 3

## Woche 3 - Tag 1

| | | 1. - 4. Satz | | | | | |
|---|---|---|---|---|---|---|---|
| **Übung** | **Equipment** | **Abnehmen** | | **Definition** | | **Masseaufbau** | |
| | | **WH** | kg | WH | **kg** | WH | kg |
| Klimmzüge, breit | Rack | max. | -- | max. | -- | max. | -- |
| Deep Squats | Multipresse | 15-20 | -- | 15-20 | -- | 15 | +5 |
| Butterfly | Maschine | 15 | -- | 15 | -- | 15 | -- |
| Beinbeuger | Maschine | 15 | -- | 15 | -- | 15 | -- |
| Latzug | Maschine | 15 | -- | 15 | -- | 15 | -- |
| Beinstrecker | Maschine | 15 | -- | 15 | -- | 15 | -- |
| Abduktoren vorgebeugt | Maschine | 15 | -- | 15 | -- | 15 | -- |
| Schulterdrücken | KH od. Maschine | 15 | -- | 15 | -- | 15 | -- |
| Adduktoren | Maschine | 15 | -- | 15 | -- | 15 | -- |
| Cable Cross | Seilzug | 15 | -- | 15 | -- | 15 | -- |
| Seitstütz | Matte | je 15 | -- | je 15 | -- | je 15 | -- |
| Rückenstrecker m. Ball | 90° Gerät | 20 | -- | 20 | -- | 20 | -- |

## Woche 3 - Tag 2

| | | |
|---|---|---|
| AUSDAUER - DIESE WOCHE: | *Je Hälfte der Zeit:* Laufband od. Ergometer/ Rudergerät od. Crosstrainer | Zeitvorgabe: **1x 45 - 60 min** |

## Woche 3 - Tag 3

| Übung | Equipment | 1. - 4. Satz | | | | | |
|---|---|---|---|---|---|---|---|
| | | Abnehmen | | Definition | | Masseaufbau | |
| | | WH | kg | WH | kg | WH | kg |
| Klimmzüge, breit | Rack | max. | -- | max. | -- | max. | -- |
| Deep Squats | Multipresse | 15-20 | -- | 15-20 | -- | 15 | +5 |
| Butterfly | Maschine | 15 | -- | 15 | -- | 15 | -- |
| Beinbeuger | Maschine | 15 | -- | 15 | -- | 15 | -- |
| Latzug | Maschine | 15 | -- | 15 | -- | 15 | -- |
| Beinstrecker | Maschine | 15 | -- | 15 | -- | 15 | -- |
| Abduktoren vorgebeugt | Maschine | 15 | -- | 15 | -- | 15 | -- |
| Schulterdrücken | KH od. Maschine | 15 | -- | 15 | -- | 15 | -- |
| Adduktoren | Maschine | 15 | -- | 15 | -- | 15 | -- |
| Cable Cross | Seilzug | 15 | -- | 15 | -- | 15 | -- |
| Seitstütz | Matte | je 15 | -- | je 15 | -- | je 15 | -- |
| Rückenstrecker m. Ball | 90° Gerät | 20 | -- | 20 | -- | 20 | -- |

## Woche 3 - Tag 4

| | | |
|---|---|---|
| AUSDAUER - DIESE WOCHE: | *Je Hälfte der Zeit:* Laufband od. Ergometer/ Rudergerät od. Crosstrainer | Zeitvorgabe: **1x 45 - 60 min** |

## Es wartet die letzte Trainingswoche von Plan-2 auf dich!

Das Trainingsprogramm des veganen Topathleten ist kein "Wohlfühl-Training". Immer wieder wirst du an deine Leistungsgrenzen getrieben, denn genau das bewirkt deine körperlichen Veränderungen und das in so kurzer Zeit wie möglich. Mit diesem Programm zählst du bereits zu den Leistungssportlern. In Woche vier wollen wir so richtig schwitzen! Und zwar nicht nur bei den Ausdauer-Einheiten, sondern auch an den Kraftgeräten.

Ich habe dir bis jetzt noch keine Pulsbereiche für das Ausdauer-Workout vorgegeben und das wird auch bei Trainingsplan-3 nicht der Fall sein. Trotzdem hoffe ich, dass du deinen Pulsmesser bei jedem Training dabeihast und dass du dir deine Pulszonen ständig notierst. Zu einem späteren Zeitpunkt werden wir das auswerten. Jetzt heißt es aber mal für dich: Das Gewicht wird bei jeder Übung erhöht, egal wie dein Ziel lautet!

## Was verändert sich in Woche 4?

- Die Übung "Seitstütz" wird durch "Sit-Ups mit Plate" (= Gewichtsscheibe) ersetzt.
- Die Wiederholungszahlen der "Deep Squats" erhöhen sich, wenn dein Ziel „Abnehmen" oder „Definition" heißt.
- Du erhöhst bei jeder Kraft-Einheit diese Woche bei jeder Übung das Gewicht.
- Deine Ausdauer-Einheiten werden nun auf jeden Fall 60 min lang dauern.

# Trainingsplan-2 - Woche 4

### Woche 4 - Tag 1

| | | 1. - 4. Satz | | | | | |
|---|---|---|---|---|---|---|---|
| | | Abnehmen | | Definition | | Masseaufbau | |
| Übung | Equipment | WH | kg | WH | kg | WH | kg |
| Klimmzüge, breit | Rack | max. | -- | max. | -- | max. | -- |
| Deep Squats | Multipresse | 20 | + | 20 | + | 15 | + |
| Butterfly | Maschine | 15 | + | 15 | + | 15 | + |
| Beinbeuger | Maschine | 15 | + | 15 | + | 15 | + |
| Latzug | Maschine | 15 | + | 15 | + | 15 | + |
| Beinstrecker | Maschine | 15 | + | 15 | + | 15 | + |
| Abduktoren vorgebeugt | Maschine | 15 | + | 15 | + | 15 | + |
| Schulterdrücken | KH od. Maschine | 15 | + | 15 | + | 15 | + |
| Adduktoren | Maschine | 15 | + | 15 | + | 15 | + |
| Cable Cross | Seilzug | 15 | -- | 15 | -- | 15 | -- |
| Sit-Ups mit Plate | Bauch-Schrägbank | 20 | -- | 20 | -- | 20 | -- |
| Rückenstrecker m. Ball | 90° Gerät | 20 | -- | 20 | -- | 20 | -- |

### Woche 4 - Tag 2

| | | |
|---|---|---|
| AUSDAUER - DIESE WOCHE: | *Je Hälfte der Zeit:* Laufband od. Ergometer/ Rudergerät od. Crosstrainer | Zeitvorgabe: **1x 60 min** |

## Woche 4 - Tag 3

| Übung | Equipment | 1. - 4. Satz | | | | | |
|---|---|---|---|---|---|---|---|
| | | Abnehmen | | Definition | | Masseaufbau | |
| | | **WH** | kg | WH | **kg** | WH | kg |
| Klimmzüge, breit | Rack | max. | -- | max. | -- | max. | -- |
| Deep Squats | Multipresse | 20 | + | 20 | + | 15 | + |
| Butterfly | Maschine | 15 | + | 15 | + | 15 | + |
| Beinbeuger | Maschine | 15 | + | 15 | + | 15 | + |
| Latzug | Maschine | 15 | + | 15 | + | 15 | + |
| Beinstrecker | Maschine | 15 | + | 15 | + | 15 | + |
| Abduktoren vorgebeugt | Maschine | 15 | + | 15 | + | 15 | + |
| Schulterdrücken | KH od. Maschine | 15 | + | 15 | + | 15 | + |
| Adduktoren | Maschine | 15 | + | 15 | + | 15 | + |
| Cable Cross | Seilzug | 15 | -- | 15 | -- | 15 | -- |
| Sit-Ups mit Plate | Bauch-Schrägbank | 20 | -- | 20 | -- | 20 | -- |
| Rückenstrecker m. Ball | 90° Gerät | 20 | -- | 20 | -- | 20 | -- |

## Woche 4 - Tag 4

| | | |
|---|---|---|
| AUSDAUER - DIESE WOCHE: | *Je Hälfte der Zeit:* Laufband od. Ergometer/ Rudergerät od. Crosstrainer | Zeitvorgabe: **1x 60 min** |

Du hast es geschafft! Acht harte Trainingswochen mit jeder Menge Aufgaben liegen hinter dir. Schreibe dir hier deine Eindrücke des ersten Trainingsteiles auf. Es wird eines Tages spannend für dich sein, deine Empfindungen zu lesen. Es geht in die nächste Runde. Im zweiten Band „Der vegane Topathlet - Ausdauer" warten neue Trainingspläne auf dich.

# 1. Trainingsplan - Woche 1

## EINSTIEG: 4 Wochen Krafttraining für den ganzen Körper "GRUNDKRAFT"

### Woche 1 - Tag 1

| Übung | Equipment | Datum | 1. Satz | | | 2. Satz | | | 3. Satz | | | 4. Satz | | |
|---|---|---|---|---|---|---|---|---|---|---|---|---|---|---|
| | | | Vor-gabe | Geschafft | | Vor-gabe | Geschafft | | Vor-gabe | Geschafft | | Vor-gabe | Geschafft | |
| | | | WH | WH | kg | WH | WH | kg | WH | WH | kg | WH | WH | kg |
| Klimmzüge, breit | Rack | | max. | | | max. | | | max. | | | max. | | |
| Butterfly | Maschine | | 15 | | | 15 | | | 15 | | | 15 | | |
| Beinbeuger | Maschine | | 15 | | | 15 | | | 15 | | | 15 | | |
| AUSDAUER-EINHEIT | Maschine | | 15 | | | 15 | | | 15 | | | 15 | | |
| Beinstrecker | Maschine | | 15 | | | 15 | | | 15 | | | 15 | | |
| Sit Ups | Matte | | 15 | | | 15 | | | 15 | | | 15 | | |
| Rückenstrecker | Gerät od. Matte | | 10-15 | | | 10-15 | | | 10-15 | | | 10-15 | | |
| AUSDAUER-EINHEIT | Gerät: | | Benötigte Zeit: | | | KM: | | max. Puls: | | | Zusätzliches: | | | |

### Woche 1 - Tag 2

| Übung | Equipment | Datum | 1. Satz | | | 2. Satz | | | 3. Satz | | | 4. Satz | | |
|---|---|---|---|---|---|---|---|---|---|---|---|---|---|---|
| | | | Vor-gabe | Geschafft | | Vor-gabe | Geschafft | | Vor-gabe | Geschafft | | Vor-gabe | Geschafft | |
| | | | WH | WH | kg | WH | WH | kg | WH | WH | kg | WH | WH | kg |
| Klimmzüge, breit | Rack | | max. | | | max. | | | max. | | | max. | | |
| Kniebeugen | Multipresse | | 15 | | | 15 | | | 15 | | | 15 | | |
| Schulterdrücken | Maschine | | 15 | | | 15 | | | 15 | | | 15 | | |
| Abduktoren | Maschine | | 15 | | | 15 | | | 15 | | | 15 | | |
| Adduktoren | Maschine | | 15 | | | 15 | | | 15 | | | 15 | | |
| Käfer | Matte | | je 25 | | | je 25 | | | je 25 | | | je 25 | | |
| Rückenstrecker | Gerät od. Matte | | 10-15 | | | 10-15 | | | 10-15 | | | 10-15 | | |
| AUSDAUER-EINHEIT | Gerät: | | Benötigte Zeit: | | | KM: | | max. Puls: | | | Zusätzliches: | | | |

### Woche 1 - Tag 3

| Übung | Equipment | Datum | 1. Satz | | | 2. Satz | | | 3. Satz | | | 4. Satz | | |
|---|---|---|---|---|---|---|---|---|---|---|---|---|---|---|
| | | | Vor-gabe | Geschafft | | Vor-gabe | Geschafft | | Vor-gabe | Geschafft | | Vor-gabe | Geschafft | |
| | | | WH | WH | kg | WH | WH | kg | WH | WH | kg | WH | WH | kg |
| Klimmzüge, breit | Rack | | max. | | | max. | | | max. | | | max. | | |
| Bankdrücken | Maschine od. LH | | 15 | | | 15 | | | 15 | | | 15 | | |
| Kniebeugen | Multipresse | | 15 | | | 15 | | | 15 | | | 15 | | |
| Rudern, horizontal | Maschine | | 15 | | | 15 | | | 15 | | | 15 | | |
| Taillenknicks | Holzstange | | je 25 | | | je 25 | | | je 25 | | | je 25 | | |
| Rückenstrecker | Gerät od. Matte | | 10-15 | | | 10-15 | | | 10-15 | | | 10-15 | | |
| AUSDAUER-EINHEIT: | Gerät: | | Benötigte Zeit: | | | KM: | | max. Puls: | | | Zusätzliches: | | | |

# 1. Trainingsplan - Woche 2

## EINSTIEG: 4 Wochen Krafttraining für den ganzen Körper "GRUNDKRAFT"

### Woche 2 - Tag 1

| | | | 1. Satz | | | 2. Satz | | | 3. Satz | | | 4. Satz | | |
|---|---|---|---|---|---|---|---|---|---|---|---|---|---|---|
| Übung | Equipment | Datum | Vor-gabe | Geschafft | | Vor-gabe | Geschafft | | Vor-gabe | Geschafft | | Vor-gabe | Geschafft | |
| | | | WH | WH | kg | WH | WH | kg | WH | WH | kg | WH | WH | kg |
| Klimmzüge, breit | Rack | | max. | | | max. | | | max. | | | max. | | |
| Butterfly | Maschine | | 15 | | | 15 | | | 15 | | | 15 | | |
| Beinbeuger | Maschine | | 15 | | | 15 | | | 15 | | | 15 | | |
| Latzug | Maschine | | 15 | | | 15 | | | 15 | | | 15 | | |
| Beinstrecker | Maschine | | 15 | | | 15 | | | 15 | | | 15 | | |
| Sit Ups | Matte | | 15 | | | 15 | | | 15 | | | 15 | | |
| Rückenstrecker | Gerät od. Matte | | 15 | | | 15 | | | 15 | | | 15 | | |
| AUSDAUER-EINHEIT | Gerät: | | Benötigte Zeit: | | | KM: | | max. Puls: | | | Zusätzliches: | | | |

### Woche 2 - Tag 2

| | | | 1. Satz | | | 2. Satz | | | 3. Satz | | | 4. Satz | | |
|---|---|---|---|---|---|---|---|---|---|---|---|---|---|---|
| Übung | Equipment | Datum | Vor-gabe | Geschafft | | Vor-gabe | Geschafft | | Vor-gabe | Geschafft | | Vor-gabe | Geschafft | |
| | | | WH | WH | kg | WH | WH | kg | WH | WH | kg | WH | WH | kg |
| Klimmzüge, breit | Rack | | max. | | | max. | | | max. | | | max. | | |
| Kniebeugen | Multipresse | | 15 | | | 15 | | | 15 | | | 15 | | |
| Schulterdrücken | Maschine | | 15 | | | 15 | | | 15 | | | 15 | | |
| Abduktoren | Maschine | | 15 | | | 15 | | | 15 | | | 15 | | |
| Adduktoren | Maschine | | 15 | | | 15 | | | 15 | | | 15 | | |
| Käfer | Matte | | je 25 | | | je 25 | | | je 25 | | | je 25 | | |
| Rückenstrecker | Gerät od. Matte | | 15 | | | 15 | | | 15 | | | 15 | | |
| AUSDAUER-EINHEIT | Gerät: | | Benötigte Zeit: | | | KM: | | max. Puls: | | | Zusätzliches: | | | |

### Woche 2 - Tag 3

| | | | 1. Satz | | | 2. Satz | | | 3. Satz | | | 4. Satz | | |
|---|---|---|---|---|---|---|---|---|---|---|---|---|---|---|
| Übung | Equipment | Datum | Vor-gabe | Geschafft | | Vor-gabe | Geschafft | | Vor-gabe | Geschafft | | Vor-gabe | Geschafft | |
| | | | WH | WH | kg | WH | WH | kg | WH | WH | kg | WH | WH | kg |
| Klimmzüge, breit | Rack | | max. | | | max. | | | max. | | | max. | | |
| Bankdrücken | Maschine od. LH | | 15 | | | 15 | | | 15 | | | 15 | | |
| Kniebeugen | Multipresse | | 15 | | | 15 | | | 15 | | | 15 | | |
| Rudern, horizontal | Maschine | | 15 | | | 15 | | | 15 | | | 15 | | |
| Taillenknicks | Holzstange | | je 25 | | | je 25 | | | je 25 | | | je 25 | | |
| Rückenstrecker | Gerät od. Matte | | 15 | | | 15 | | | 15 | | | 15 | | |
| AUSDAUER-EINHEIT | Gerät: | | Benötigte Zeit: | | | KM: | | max. Puls: | | | Zusätzliches: | | | |

# 1. Trainingsplan - Woche 3

## EINSTIEG: 4 Wochen Krafttraining für den ganzen Körper "GRUNDKRAFT"

| **Woche 3 - Tag 1** | | | **1. Satz** | | | **2. Satz** | | | **3. Satz** | | | **4. Satz** | | |
|---|---|---|---|---|---|---|---|---|---|---|---|---|---|---|
| **Übung** | **Equipment** | **Datum** | Vorgabe | **Geschafft** | | Vorgabe | **Geschafft** | | Vorgabe | **Geschafft** | | Vorgabe | **Geschafft** | |
| | | | WH | **WH** | **kg** | WH | **WH** | **kg** | WH | **WH** | **kg** | WH | **WH** | **kg** |
| Klimmzüge, breit | Rack | | max. | | | max. | | | max. | | | max. | | |
| Butterfly | Maschine | | 15 | | | 15 | | | 15 | | | 15 | | |
| Beinbeuger | Maschine | | 15 | | | 15 | | | 15 | | | 15 | | |
| Latzug | Maschine | | 15 | | | 15 | | | 15 | | | 15 | | |
| Beinstrecker | Maschine | | 15 | | | 15 | | | 15 | | | 15 | | |
| Sit Ups | Matte | | 15 | | | 15 | | | 15 | | | 15 | | |
| Rückenstrecker | Gerät od. Matte | | 15 | | | 15 | | | 15 | | | 15 | | |
| AUSDAUER-EINHEIT | Gerät: | | Benötigte Zeit: | | | KM: | | max. Puls: | | | Zusätzliches: | | | |

| **Woche 3 - Tag 2** | | | **1. Satz** | | | **2. Satz** | | | **3. Satz** | | | **4. Satz** | | |
|---|---|---|---|---|---|---|---|---|---|---|---|---|---|---|
| **Übung** | **Equipment** | **Datum** | Vorgabe | **Geschafft** | | Vorgabe | **Geschafft** | | Vorgabe | **Geschafft** | | Vorgabe | **Geschafft** | |
| | | | WH | **WH** | **kg** | WH | **WH** | **kg** | WH | **WH** | **kg** | WH | **WH** | **kg** |
| Klimmzüge, breit | Rack | | max. | | | max. | | | max. | | | max. | | |
| Kniebeugen | Multipresse | | 15 | | | 15 | | | 15 | | | 15 | | |
| Schulterdrücken | Maschine | | 15 | | | 15 | | | 15 | | | 15 | | |
| Abduktoren | Maschine | | 15 | | | 15 | | | 15 | | | 15 | | |
| Adduktoren | Maschine | | 15 | | | 15 | | | 15 | | | 15 | | |
| Käfer | Matte | | je 30 | | | je 30 | | | je 30 | | | je 30 | | |
| Rückenstrecker | Gerät od. Matte | | 15 | | | 15 | | | 15 | | | 15 | | |
| AUSDAUER-EINHEIT | Gerät: | | Benötigte Zeit: | | | KM: | | max. Puls: | | | Zusätzliches: | | | |

| **Woche 3 - Tag 3** | | | **1. Satz** | | | **2. Satz** | | | **3. Satz** | | | **4. Satz** | | |
|---|---|---|---|---|---|---|---|---|---|---|---|---|---|---|
| **Übung** | **Equipment** | **Datum** | Vorgabe | **Geschafft** | | Vorgabe | **Geschafft** | | Vorgabe | **Geschafft** | | Vorgabe | **Geschafft** | |
| | | | WH | **WH** | **kg** | WH | **WH** | **kg** | WH | **WH** | **kg** | WH | **WH** | **kg** |
| Klimmzüge, breit | Rack | | max. | | | max. | | | max. | | | max. | | |
| Bankdrücken | Maschine od. LH | | 15 | | | 15 | | | 15 | | | 15 | | |
| Kniebeugen | Multipresse | | 15 | | | 15 | | | 15 | | | 15 | | |
| Rudern, horizontal | Maschine | | 15 | | | 15 | | | 15 | | | 15 | | |
| Taillenknicks | Holzstange | | je 30 | | | je 30 | | | je 30 | | | je 30 | | |
| Rückenstrecker | Gerät od. Matte | | 15 | | | 15 | | | 15 | | | 15 | | |
| AUSDAUER-EINHEIT | Gerät: | | Benötigte Zeit: | | | KM: | | max. Puls: | | | Zusätzliches: | | | |

# 1. Trainingsplan - Woche 4

## EINSTIEG: 4 Wochen Krafttraining für den ganzen Körper "GRUNDKRAFT"

### Woche 4 - Tag 1

| Übung | Equipment | Datum | 1. Satz | | | 2. Satz | | | 3. Satz | | | 4. Satz | | |
|---|---|---|---|---|---|---|---|---|---|---|---|---|---|---|
| | | | Vorgabe | Geschafft | | Vorgabe | Geschafft | | Vorgabe | Geschafft | | Vorgabe | Geschafft | |
| | | | WH | WH | kg | WH | WH | kg | WH | WH | kg | WH | WH | kg |
| Klimmzüge, breit | Rack | | max. | | | max. | | | max. | | | max. | | |
| Butterfly | Maschine | | 15 | | | 15 | | | 15 | | | 15 | | |
| Beinbeuger | Maschine | | 15 | | | 15 | | | 15 | | | 15 | | |
| Latzug | Maschine | | * | | | * | | | * | | | * | | |
| Beinstrecker | Maschine | | 15 | | | 15 | | | 15 | | | 15 | | |
| Sit Ups | Matte | | 20 | | | 20 | | | 20 | | | 20 | | |
| Rückenstrecker | Gerät od. Matte | | 15-20 | | | 15-20 | | | 15-20 | | | 15-20 | | |
| AUSDAUER-EINHEIT | Gerät: | | Benötigte Zeit: | | | KM: | max. Puls: | | | | Zusätzliches: | | | |

### Woche 4 - Tag 2

| Übung | Equipment | Datum | 1. Satz | | | 2. Satz | | | 3. Satz | | | 4. Satz | | |
|---|---|---|---|---|---|---|---|---|---|---|---|---|---|---|
| | | | Vorgabe | Geschafft | | Vorgabe | Geschafft | | Vorgabe | Geschafft | | Vorgabe | Geschafft | |
| | | | WH | WH | kg | WH | WH | kg | WH | WH | kg | WH | WH | kg |
| Klimmzüge, breit | Rack | | max. | | | max. | | | max. | | | max. | | |
| Kniebeugen | Multipresse | | * | | | * | | | * | | | * | | |
| Schulterdrücken | Maschine | | 15 | | | 15 | | | 15 | | | 15 | | |
| Abduktoren | Maschine | | 15 | | | 15 | | | 15 | | | 15 | | |
| Adduktoren | Maschine | | 15 | | | 15 | | | 15 | | | 15 | | |
| Käfer | Matte | | je 50 | | | je 50 | | | je 50 | | | je 50 | | |
| Rückenstrecker | Gerät od. Matte | | 15-20 | | | 15-20 | | | 15-20 | | | 15-20 | | |
| AUSDAUER-EINHEIT | Gerät: | | Benötigte Zeit: | | | KM: | max. Puls: | | | | Zusätzliches: | | | |

### Woche 4 - Tag 3

| Übung | Equipment | Datum | 1. Satz | | | 2. Satz | | | 3. Satz | | | 4. Satz | | |
|---|---|---|---|---|---|---|---|---|---|---|---|---|---|---|
| | | | Vorgabe | Geschafft | | Vorgabe | Geschafft | | Vorgabe | Geschafft | | Vorgabe | Geschafft | |
| | | | WH | WH | kg | WH | WH | kg | WH | WH | kg | WH | WH | kg |
| Klimmzüge, breit | Rack | | max. | | | max. | | | max. | | | max. | | |
| Bankdrücken | Maschine od. LH | | 15 | | | 15 | | | 15 | | | 15 | | |
| Kniebeugen | Multipresse | | * | | | * | | | * | | | * | | |
| Rudern, horizontal | Maschine | | 15 | | | 15 | | | 15 | | | 15 | | |
| Taillenknicks | Holzstange | | je 50 | | | je 50 | | | je 50 | | | je 50 | | |
| Rückenstrecker | Gerät od. Matte | | 15-20 | | | 15-20 | | | 15-20 | | | 15-20 | | |
| AUSDAUER-EINHEIT | Gerät: | | Benötigte Zeit: | | | KM: | max. Puls: | | | | Zusätzliches: | | | |

* = wo keine WH-Vorgabe eingetragen ist, setze diese bitte selbst ein, da hier deine Zielsetzung die Wiederholungen bestimmt

# 2. Trainingsplan - Woche 1

# 4 WOCHEN KRAFTAUSDAUER- u. AUSDAUER Ganzkörper + PUSH-UP täglich

### Woche 1 - Tag 1

| Übung | Equipment | Datum | 1. Satz | | | 2. Satz | | | 3. Satz | | | 4. Satz | | |
|---|---|---|---|---|---|---|---|---|---|---|---|---|---|---|
| | | | Vor-gabe | Geschafft | | Vor-gabe | Geschafft | | Vor-gabe | Geschafft | | Vor-gabe | Geschafft | |
| | | | WH | WH | kg | WH | WH | kg | WH | WH | kg | WH | WH | kg |
| Klimmzüge, breit | Rack | | max. | | | max. | | | max. | | | max. | | |
| Deep Squats | Multipresse | | 15 | | | 15 | | | 15 | | | 15 | | |
| Butterfly | Maschine | | 15 | | | 15 | | | 15 | | | 15 | | |
| Beinbeuger | Maschine | | 15 | | | 15 | | | 15 | | | 15 | | |
| Latzug | Maschine | | 15 | | | 15 | | | 15 | | | 15 | | |
| Beinstrecker | Maschine | | 15 | | | 15 | | | 15 | | | 15 | | |
| Abduktoren vorgeb. | Maschine | | 15 | | | 15 | | | 15 | | | 15 | | |
| Schulterdrücken | KH od. Maschine | | 15 | | | 15 | | | 15 | | | 15 | | |
| Adduktoren | Maschine | | 15 | | | 15 | | | 15 | | | 15 | | |
| Cable Cross | Seilzug | | 15 | | | 15 | | | 15 | | | 15 | | |
| Sit Ups | Matte | | 20 | | | 20 | | | 20 | | | 20 | | |
| Rückenstrecker | 90° Gerät | | 20 | | | 20 | | | 20 | | | 20 | | |

### Woche 1 - Tag 2

| AUSDAUER-EINHEIT (kann auch Outdoor sein) | Benötigte Zeit | KM | max. Puls | Zusätzliches: |
|---|---|---|---|---|
| Gerät 1: | | | | |
| Gerät 2: | | | | |
| Zusätzliches: | | | | |

### Woche 1 - Tag 3

| Übung | Equipment | Datum | 1. Satz | | | 2. Satz | | | 3. Satz | | | 4. Satz | | |
|---|---|---|---|---|---|---|---|---|---|---|---|---|---|---|
| | | | Vor-gabe | Geschafft | | Vor-gabe | Geschafft | | Vor-gabe | Geschafft | | Vor-gabe | Geschafft | |
| | | | WH | WH | kg | WH | WH | kg | WH | WH | kg | WH | WH | kg |
| Klimmzüge, breit | Rack | | max. | | | max. | | | max. | | | max. | | |
| Deep Squats | Multipresse | | 15 | | | 15 | | | 15 | | | 15 | | |
| Butterfly | Maschine | | 15 | | | 15 | | | 15 | | | 15 | | |
| Beinbeuger | Maschine | | 15 | | | 15 | | | 15 | | | 15 | | |
| Latzug | Maschine | | 15 | | | 15 | | | 15 | | | 15 | | |
| Beinstrecker | Maschine | | 15 | | | 15 | | | 15 | | | 15 | | |
| Abduktoren vorgeb. | Maschine | | 15 | | | 15 | | | 15 | | | 15 | | |
| Schulterdrücken | KH od. Maschine | | 15 | | | 15 | | | 15 | | | 15 | | |
| Adduktoren | Maschine | | 15 | | | 15 | | | 15 | | | 15 | | |
| Cable Cross | Seilzug | | 15 | | | 15 | | | 15 | | | 15 | | |
| Sit Ups | Matte | | 20 | | | 20 | | | 20 | | | 20 | | |
| Rückenstrecker | 90° Gerät | | 20 | | | 20 | | | 20 | | | 20 | | |

### Woche 1 - Tag 4

| AUSDAUER-EINHEIT (kann auch Outdoor sein) | Benötigte Zeit | KM | max. Puls | Zusätzliches: |
|---|---|---|---|---|
| Gerät 1: | | | | |
| Gerät 2: | | | | |
| Zusätzliches: | | | | |

# 2. Trainingsplan - Woche 2

## 4 WOCHEN KRAFTAUSDAUER- u. AUSDAUER Ganzkörper + PUSH-UP täglich

### Woche 2 - Tag 1

| Übung | Equipment | Datum | 1. Satz | | | 2. Satz | | | 3. Satz | | | 4. Satz | | |
|---|---|---|---|---|---|---|---|---|---|---|---|---|---|---|
| | | | Vor-gabe | Geschafft | | Vor-gabe | Geschafft | | Vor-gabe | Geschafft | | Vor-gabe | Geschafft | |
| | | | WH | WH | kg | WH | WH | kg | WH | WH | kg | WH | WH | kg |
| Klimmzüge, breit | Rack | | max. | | | max. | | | max. | | | max. | | |
| Deep Squats | Multipresse | | 15 | | | 15 | | | 15 | | | 15 | | |
| Butterfly | Maschine | | 15 | | | 15 | | | 15 | | | 15 | | |
| Beinbeuger | Maschine | | 15 | | | 15 | | | 15 | | | 15 | | |
| Latzug | Maschine | | 15 | | | 15 | | | 15 | | | 15 | | |
| Beinstrecker | Maschine | | 15 | | | 15 | | | 15 | | | 15 | | |
| Abduktoren vorgeb. | Maschine | | 15 | | | 15 | | | 15 | | | 15 | | |
| Schulterdrücken | KH od. Maschine | | 15 | | | 15 | | | 15 | | | 15 | | |
| Adduktoren | Maschine | | 15 | | | 15 | | | 15 | | | 15 | | |
| Cable Cross | Seilzug | | 15 | | | 15 | | | 15 | | | 15 | | |
| Käfer | Matte | | je 50 | | | je 50 | | | je 50 | | | je 50 | | |
| Rückenstrecker | 90° Gerät | | 20 | | | 20 | | | 20 | | | 20 | | |

### Woche 2 - Tag 2

| AUSDAUER-EINHEIT (kann auch Outdoor sein) | Benötigte Zeit | KM | max. Puls | Zusätzliches: |
|---|---|---|---|---|
| Gerät 1: | | | | |
| Gerät 2: | | | | |
| Zusätzliches: | | | | |

### Woche 2 - Tag 3

| Übung | Equipment | Datum | 1. Satz | | | 2. Satz | | | 3. Satz | | | 4. Satz | | |
|---|---|---|---|---|---|---|---|---|---|---|---|---|---|---|
| | | | Vor-gabe | Geschafft | | Vor-gabe | Geschafft | | Vor-gabe | Geschafft | | Vor-gabe | Geschafft | |
| | | | WH | WH | kg | WH | WH | kg | WH | WH | kg | WH | WH | kg |
| Klimmzüge, breit | Rack | | max. | | | max. | | | max. | | | max. | | |
| Deep Squats | Multipresse | | 15 | | | 15 | | | 15 | | | 15 | | |
| Butterfly | Maschine | | 15 | | | 15 | | | 15 | | | 15 | | |
| Beinbeuger | Maschine | | 15 | | | 15 | | | 15 | | | 15 | | |
| Latzug | Maschine | | 15 | | | 15 | | | 15 | | | 15 | | |
| Beinstrecker | Maschine | | 15 | | | 15 | | | 15 | | | 15 | | |
| Abduktoren vorgeb. | Maschine | | 15 | | | 15 | | | 15 | | | 15 | | |
| Schulterdrücken | KH od. Maschine | | 15 | | | 15 | | | 15 | | | 15 | | |
| Adduktoren | Maschine | | 15 | | | 15 | | | 15 | | | 15 | | |
| Cable Cross | Seilzug | | 15 | | | 15 | | | 15 | | | 15 | | |
| Käfer | Matte | | je 50 | | | je 50 | | | je 50 | | | je 50 | | |
| Rückenstrecker | 90° Gerät | | 20 | | | 20 | | | 20 | | | 20 | | |

### Woche 2 - Tag 4

| AUSDAUER-EINHEIT (kann auch Outdoor sein) | Benötigte Zeit | KM | max. Puls | Zusätzliches: |
|---|---|---|---|---|
| Gerät 1: | | | | |
| Gerät 2: | | | | |
| Zusätzliches: | | | | |

## 2. Trainingsplan - Woche 3

## 4 WOCHEN KRAFTAUSDAUER- u. AUSDAUER Ganzkörper + PUSH-UP täglich

### Woche 3 - Tag 1

| Übung | Equipment | Datum | 1. Satz | | | 2. Satz | | | 3. Satz | | | 4. Satz | | |
|---|---|---|---|---|---|---|---|---|---|---|---|---|---|---|
| | | | Vorgabe | Geschafft | | Vorgabe | Geschafft | | Vorgabe | Geschafft | | Vorgabe | Geschafft | |
| | | | WH | WH | kg | WH | WH | kg | WH | WH | kg | WH | WH | kg |
| Klimmzüge, breit | Rack | | max. | | | max. | | | max. | | | max. | | |
| Deep Squats | Multipresse | | * | | | * | | | * | | | * | | |
| Butterfly | Maschine | | 15 | | | 15 | | | 15 | | | 15 | | |
| Beinbeuger | Maschine | | 15 | | | 15 | | | 15 | | | 15 | | |
| Latzug | Maschine | | 15 | | | 15 | | | 15 | | | 15 | | |
| Beinstrecker | Maschine | | 15 | | | 15 | | | 15 | | | 15 | | |
| Abduktoren vorgeb. | Maschine | | 15 | | | 15 | | | 15 | | | 15 | | |
| Schulterdrücken | KH od. Maschine | | 15 | | | 15 | | | 15 | | | 15 | | |
| Adduktoren | Maschine | | 15 | | | 15 | | | 15 | | | 15 | | |
| Cable Cross | Seilzug | | 15 | | | 15 | | | 15 | | | 15 | | |
| Seitstütz | Matte | | je 15 | | | je 15 | | | je 15 | | | je 15 | | |
| Rückenstrecker m. Ball | 90° Gerät | | 20 | | | 20 | | | 20 | | | 20 | | |

### Woche 3 - Tag 2

| AUSDAUER-EINHEIT (kann auch Outdoor sein) | Benötigte Zeit | KM | max. Puls | Zusätzliches: |
|---|---|---|---|---|
| Gerät 1: | | | | |
| Gerät 2: | | | | |
| Zusätzliches: | | | | |

### Woche 3 - Tag 3

| Übung | Equipment | Datum | 1. Satz | | | 2. Satz | | | 3. Satz | | | 4. Satz | | |
|---|---|---|---|---|---|---|---|---|---|---|---|---|---|---|
| | | | Vorgabe | Geschafft | | Vorgabe | Geschafft | | Vorgabe | Geschafft | | Vorgabe | Geschafft | |
| | | | WH | WH | kg | WH | WH | kg | WH | WH | kg | WH | WH | kg |
| Klimmzüge, breit | Rack | | max. | | | max. | | | max. | | | max. | | |
| Deep Squats | Multipresse | | * | | | * | | | * | | | * | | |
| Butterfly | Maschine | | 15 | | | 15 | | | 15 | | | 15 | | |
| Beinbeuger | Maschine | | 15 | | | 15 | | | 15 | | | 15 | | |
| Latzug | Maschine | | 15 | | | 15 | | | 15 | | | 15 | | |
| Beinstrecker | Maschine | | 15 | | | 15 | | | 15 | | | 15 | | |
| Abduktoren vorgeb. | Maschine | | 15 | | | 15 | | | 15 | | | 15 | | |
| Schulterdrücken | KH od. Maschine | | 15 | | | 15 | | | 15 | | | 15 | | |
| Adduktoren | Maschine | | 15 | | | 15 | | | 15 | | | 15 | | |
| Cable Cross | Seilzug | | 15 | | | 15 | | | 15 | | | 15 | | |
| Seitstütz | Matte | | je 15 | | | je 15 | | | je 15 | | | je 15 | | |
| Rückenstrecker m. Ball | 90° Gerät | | 20 | | | 20 | | | 20 | | | 20 | | |

### Woche 3 - Tag 4

| AUSDAUER-EINHEIT (kann auch Outdoor sein) | Benötigte Zeit | KM | max. Puls | Zusätzliches: |
|---|---|---|---|---|
| Gerät 1: | | | | |
| Gerät 2: | | | | |
| Zusätzliches: | | | | |

* = wo keine WH-Vorgabe eingetragen ist, setze diese bitte selbst ein, da hier deine Zielsetzung die Wiederholungen bestimmt

## 2. Trainingsplan - Woche 4

## 4 WOCHEN KRAFTAUSDAUER- u. AUSDAUER Ganzkörper + PUSH-UP täglich

### Woche 4 - Tag 1

| Übung | Equipment | Datum | 1. Satz | | | 2. Satz | | | 3. Satz | | | 4. Satz | | |
|---|---|---|---|---|---|---|---|---|---|---|---|---|---|---|
| | | | Vor-gabe | Geschafft | | Vor-gabe | Geschafft | | Vor-gabe | Geschafft | | Vor-gabe | Geschafft | |
| | | | WH | WH | kg | WH | WH | kg | WH | WH | kg | WH | WH | kg |
| Klimmzüge, breit | Rack | | max. | | | max. | | | max. | | | max. | | |
| Deep Squats | Multipresse | | * | | | * | | | * | | | * | | |
| Butterfly | Maschine | | 15 | | | 15 | | | 15 | | | 15 | | |
| Beinbeuger | Maschine | | 15 | | | 15 | | | 15 | | | 15 | | |
| Latzug | Maschine | | 15 | | | 15 | | | 15 | | | 15 | | |
| Beinstrecker | Maschine | | 15 | | | 15 | | | 15 | | | 15 | | |
| Abduktoren vorgeb. | Maschine | | 15 | | | 15 | | | 15 | | | 15 | | |
| Schulterdrücken | KH od. Maschine | | 15 | | | 15 | | | 15 | | | 15 | | |
| Adduktoren | Maschine | | 15 | | | 15 | | | 15 | | | 15 | | |
| Cable Cross | Seilzug | | 15 | | | 15 | | | 15 | | | 15 | | |
| Sit-Ups mit Plate | Bauch-Schrägbank | | 20 | | | 20 | | | 20 | | | 20 | | |
| Rückenstrecker m. Ball | 90° Gerät | | 20 | | | 20 | | | 20 | | | 20 | | |

### Woche 4 - Tag 2

| AUSDAUER-EINHEIT (kann auch Outdoor sein) | Benötigte Zeit | KM | max. Puls | Zusätzliches: |
|---|---|---|---|---|
| Gerät 1: | | | | |
| Gerät 2: | | | | |
| Zusätzliches: | | | | |

### Woche 4 - Tag 3

| Übung | Equipment | Datum | 1. Satz | | | 2. Satz | | | 3. Satz | | | 4. Satz | | |
|---|---|---|---|---|---|---|---|---|---|---|---|---|---|---|
| | | | Vor-gabe | Geschafft | | Vor-gabe | Geschafft | | Vor-gabe | Geschafft | | Vor-gabe | Geschafft | |
| | | | WH | WH | kg | WH | WH | kg | WH | WH | kg | WH | WH | kg |
| Klimmzüge, breit | Rack | | max. | | | max. | | | max. | | | max. | | |
| Deep Squats | Multipresse | | * | | | * | | | * | | | * | | |
| Butterfly | Maschine | | 15 | | | 15 | | | 15 | | | 15 | | |
| Beinbeuger | Maschine | | 15 | | | 15 | | | 15 | | | 15 | | |
| Latzug | Maschine | | 15 | | | 15 | | | 15 | | | 15 | | |
| Beinstrecker | Maschine | | 15 | | | 15 | | | 15 | | | 15 | | |
| Abduktoren vorgeb. | Maschine | | 15 | | | 15 | | | 15 | | | 15 | | |
| Schulterdrücken | KH od. Maschine | | 15 | | | 15 | | | 15 | | | 15 | | |
| Adduktoren | Maschine | | 15 | | | 15 | | | 15 | | | 15 | | |
| Cable Cross | Seilzug | | 15 | | | 15 | | | 15 | | | 15 | | |
| Sit-Ups mit Plate | Bauch-Schrägbank | | 20 | | | 20 | | | 20 | | | 20 | | |
| Rückenstrecker m. Ball | 90° Gerät | | 20 | | | 20 | | | 20 | | | 20 | | |

### Woche 4 - Tag 4

| AUSDAUER-EINHEIT (kann auch Outdoor sein) | Benötigte Zeit | KM | max. Puls | Zusätzliches: |
|---|---|---|---|---|
| Gerät 1: | | | | |
| Gerät 2: | | | | |
| Zusätzliches: | | | | |

* = wo keine WH-Vorgabe eingetragen ist, setze diese bitte selbst ein, da hier deine Zielsetzung die Wiederholungen bestimmt

| Position 1 | Abduktoren – Maschine |
|---|---|
| 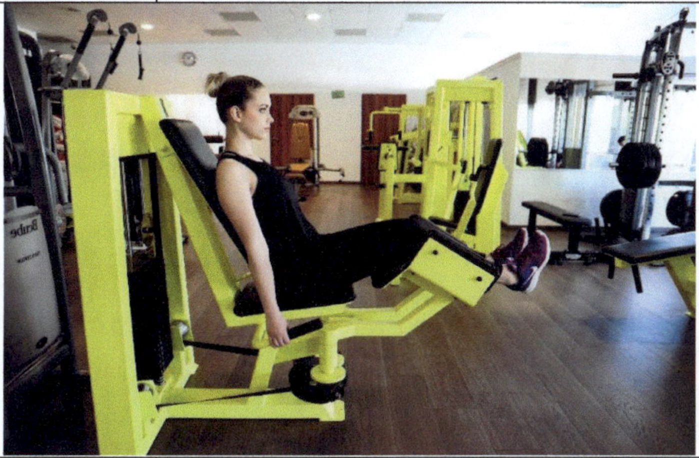 | |
| **Position 2** | |
| 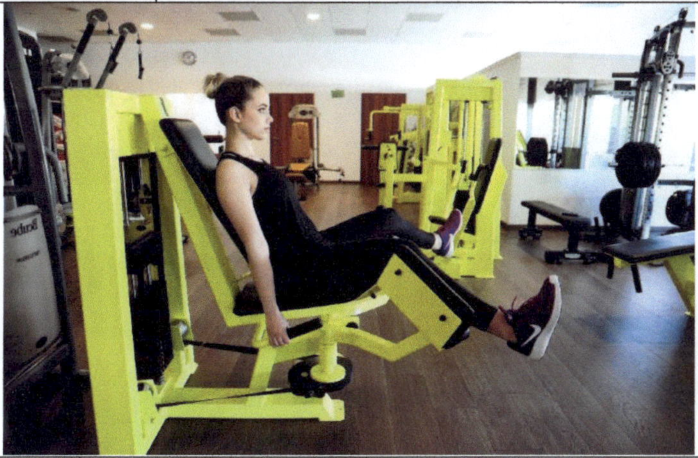 | |
| **Einstellungen:** | - Passt die Position Rückenpolster?<br>- Passt die Positionierung der Beine?<br>- Passt das Gewicht? |
| **Ausführung:** | - Halte dich an den Griffen fest, was aber nicht zwingend ist. Du kannst die Arme auch entspannt vor deinem Körper halten und dich auf die Schenkel-Außenseiten konzentrieren.<br>- Drücke beide Beine gleichmäßig und kontrolliert nach außen, bis du den maximalen Grätschpunkt erreicht hast<br>- Gehe kontrolliert in die Ausgangsposition, ohne, dass dabei das Gewicht einrastet.<br>- Einmal den Satz begonnen, machst du alle Wiederholungen des Satzes im gleichmäßigen Tempo. Denke an das Sekundenzählen „1+2“. |
| **Tipps:** | - Atme beim Auseinanderdrücken aus, beim Schließen ein. Du spürst diese Übung in deinen Po-Außenseiten. |

| Position 1 | Abduktoren, vorgebeugt – Maschine |
|---|---|

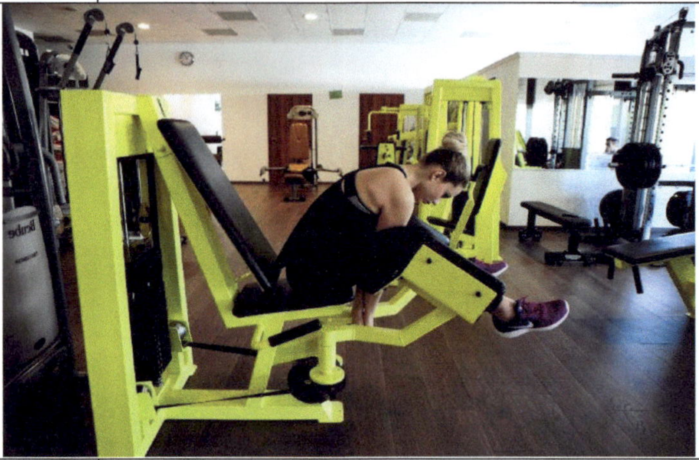

| Position 2 | |
|---|---|

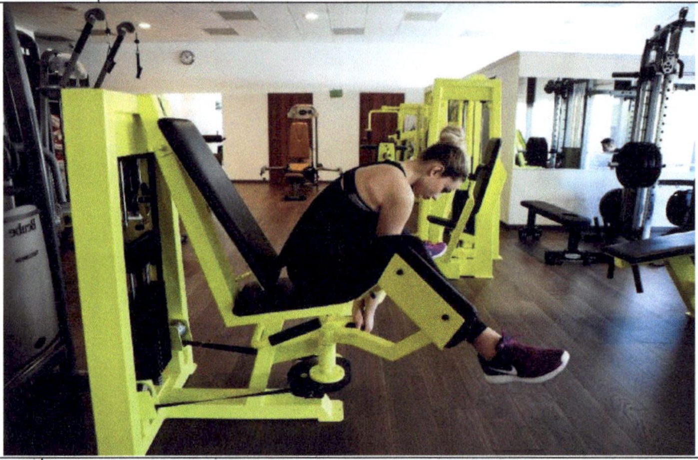

| | |
|---|---|
| **Einstellungen:** | - Passt die Positionierung der Beine?<br>- Passt das Gewicht? |
| **Ausführung:** | - Halte dich an einem Teil der Maschine unter dem Sitz fest.<br>- Drücke beide Beine kontrolliert in kleinen Bewegungen maximal nach außen.<br>- Bei dieser Übung kannst du keinen so großen Bewegungsradius als bei der Übung „Abduktoren – Maschine“ machen. |
| **Tipps:** | - Atme bei jedem Auseinanderdrücken aus. Du spürst diese Übung intensiver im mittleren Pobereich (Mm. Gluteus Medius) |

| **Position 1** | **Adduktoren – Maschine** |
|---|---|

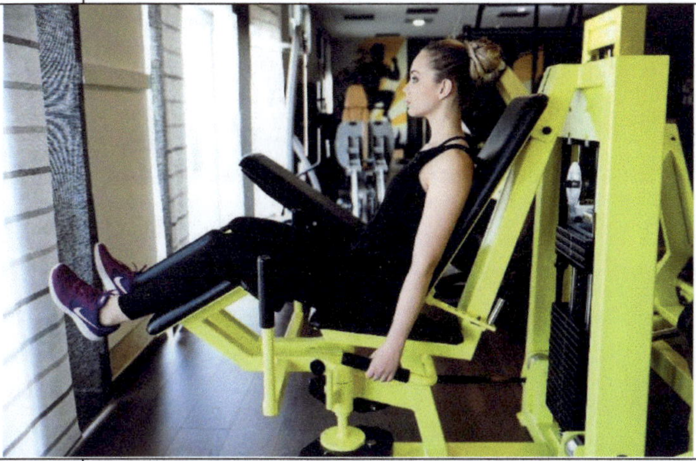

| **Position 2** | |
|---|---|

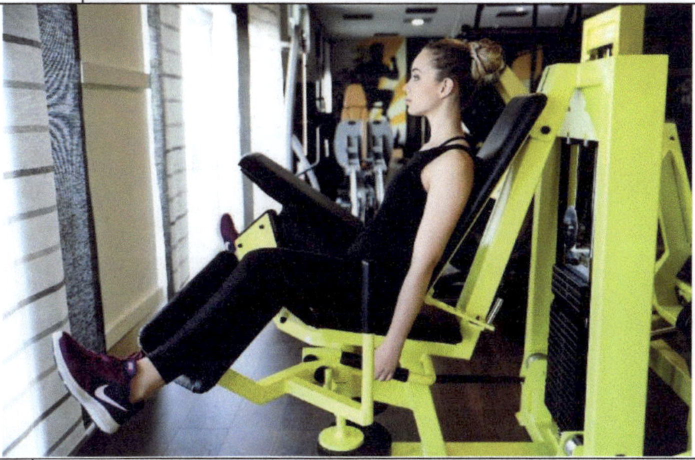

| | |
|---|---|
| **Einstellungen:** | - Passt die Position Rückenpolster?<br>- Passt die Positionierung der Beine?<br>- Passt das Gewicht? |
| **Ausführung:** | - Halte dich an den Griffen fest, was aber nicht zwingend ist. Du kannst die Arme auch entspannt vor deinem Körper halten und dich auf die Schenkel-Innenseiten konzentrieren.<br>- Bringe beide Beine gleichmäßig und kontrolliert zusammen.<br>- Gehe kontrolliert in die Ausgangsposition, ohne, dass dabei das Gewicht einrastet.<br>- Einmal den Satz begonnen, machst du alle Wiederholungen des Satzes im gleichmäßigen Tempo. Denke an das Sekundenzählen „1+2". |
| **Tipps:** | - Atme beim Beine schließen aus, beim Auseinandergehen ein. Du spürst diese Übung in deinen Innenschenkeln. |

| Position 1 | Bankdrücken – Maschine |
|---|---|

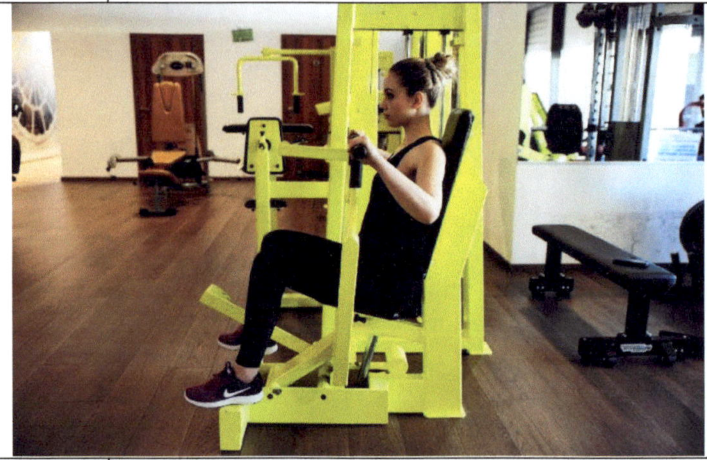

| Position 2 | |
|---|---|

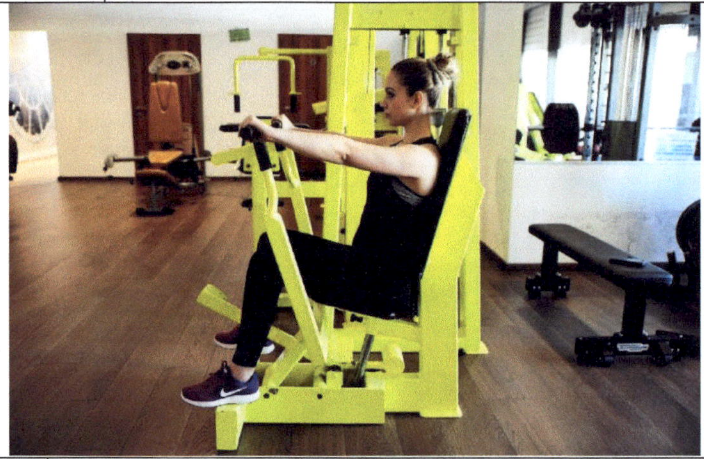

| | |
|---|---|
| **Einstellungen:** | - Passt die Position Rückenpolster?<br>- Passt die Sitzhöhe?<br>- Passt das Gewicht? |
| **Ausführung:** | - Nimm die Griffe in Brusthöhe, drücke sie kontrolliert nach vorne.<br>- Und wieder kontrolliert in die Ausgangsposition, ohne, dass dabei das Gewicht einrastet.<br>- Einmal den Satz begonnen, machst du alle Wiederholungen des Satzes im gleichmäßigen Tempo. Denke an das Sekundenzählen „1+2".<br>- Dein Rücken lehnt zu jeder Zeit am Rückenpolster - kein Hohlkreuz machen. Sonst hast du zu viel Gewicht gewählt.<br>- Deine Handgelenke bilden die Verlängerung des Unterarms – sie sind stabil. |
| **Tipps:** | - Atme beim Vordrücken der Griffe aus, beim Zurückgehen ein. Du spürst diese Übung in deiner Brustmuskulatur. |

| Position 1 | Bankdrücken – LH (Langhantel) |
|---|---|

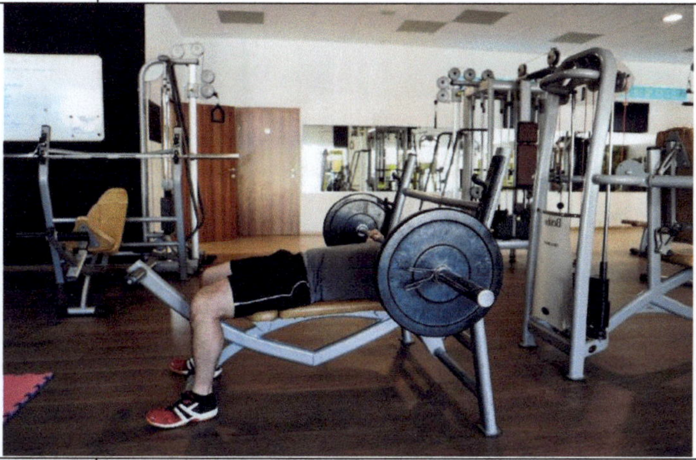

| Position 2 | |
|---|---|

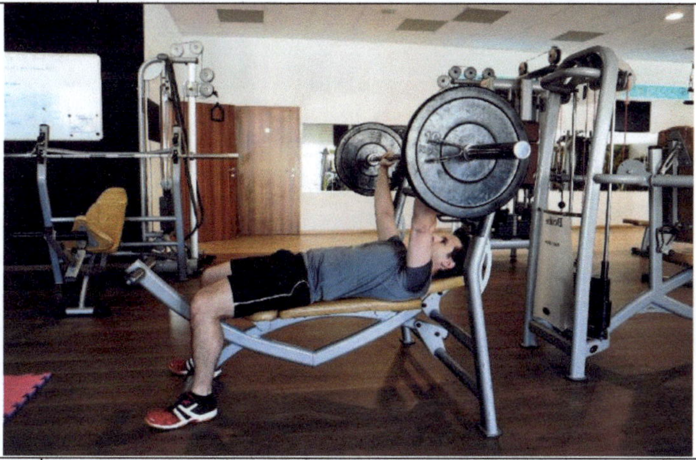

| | |
|---|---|
| **Einstellungen:** | - Passt das Gewicht? |
| **Ausführung:** | - Nimm die LH aus der Halterung. Die Handgelenke sind stabilisiert, nicht geknickt.<br>- Führe die LH gleichmäßig und kontrolliert hoch und wieder zur Brust tief. Die Stange berührt nicht die Brust.<br>- Einmal den Satz begonnen, machst du alle Wiederholungen des Satzes im gleichmäßigen Tempo. Denke an das Sekundenzählen „1+2“.<br>- Vermeide beim Hochdrücken ein Hohlkreuz – wenn du das bemerkst, hast du wahrscheinlich zu viel Gewicht gewählt. |
| **Tipps:** | - Atme beim Hochdrücken der LH aus, beim Tieflassen ein.<br>- Achte darauf, dass die LH zu jeder Zeit gerade ist und nicht auf einer Seite tiefer als auf der anderen. |

| Position 1 | Beinbeuger - Maschine |
|---|---|

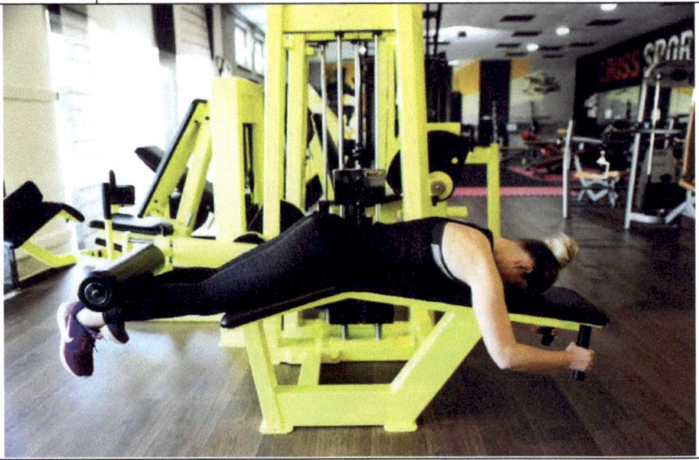

| Position 2 | |
|---|---|

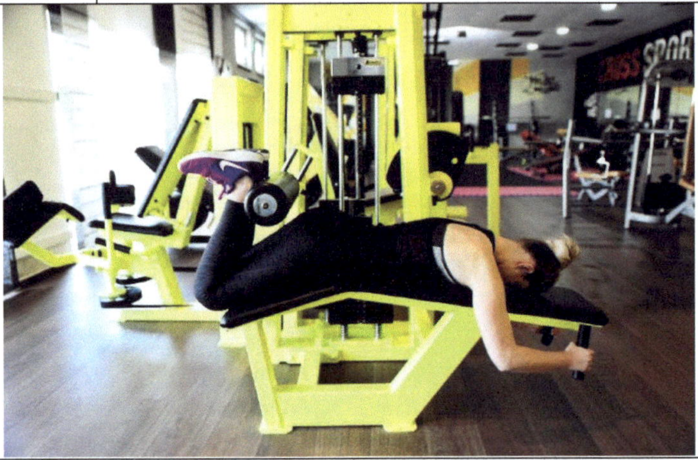

| | |
|---|---|
| **Einstellungen:** | - Knie liegen nicht am Polster. Sie brauchen die Bewegungsfreiheit für die Übung.<br>- Deine Stirn liegt am Handtuch<br>- Ist der Bügel richtig an der Hinterseite deiner Beine positioniert?<br>- Passt das Gewicht? |
| **Ausführung:** | - Halte dich an den Griffen fest.<br>- Zieh den Bügel gleichmäßig und kontrolliert so weit wie möglich in Richtung Po.<br>- Lass den Bügel gleichmäßig und kontrolliert in die Ausgangsposition, ohne, dass das Gewicht einrastet. Mache den maximalen Bewegungsradius – so nutzt du die Übung gleichzeitig zur Dehnung deiner hinteren Beine.<br>- Einmal den Satz begonnen, machst du alle Wiederholungen des Satzes im gleichmäßigen Tempo (Sekundenzählen „1+2"). |
| **Tipps:** | - Atme beim Hochziehen aus, beim Tieflassen ein. Du spürst diese Übung auf der Hinterseite deiner Oberschenkel (Beinbizeps). |

| **Position 1** | **Beinstrecker - Maschine** |
|---|---|

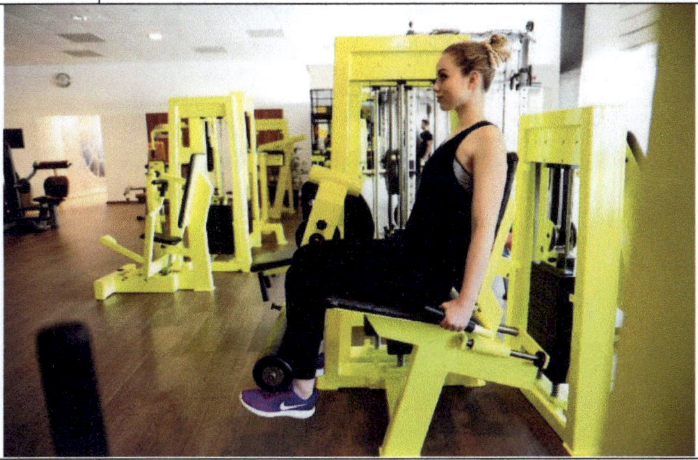

| **Position 2** | |
|---|---|

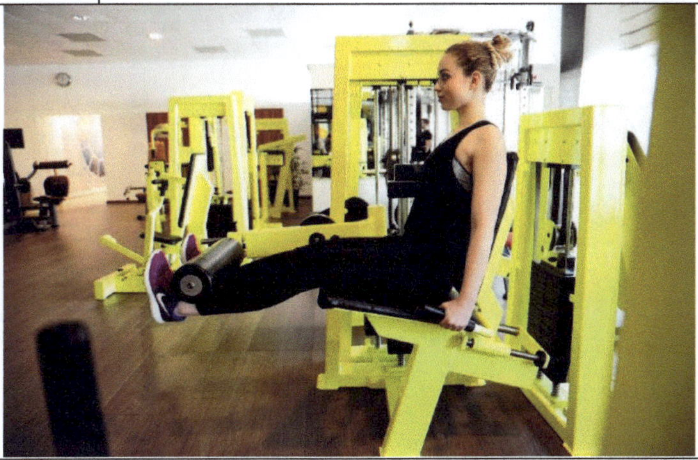

| | |
|---|---|
| **Einstellungen:** | - Passt die Sitzposition und die Positionierung Rückenpolster?<br>- Passt die Positionierung des Bügels an deinen Beinen?<br>- Passt das Gewicht? |
| **Ausführung:** | - Halte dich an den Griffen fest.<br>- Dein Rücken lehnt am Rückenpolster – kein Hohlkreuz. Sonst hast du wahrscheinlich zu viel Gewicht gewählt.<br>- Zieh den Bügel gleichmäßig und kontrolliert nach oben, bis du die maximale Spannung in den Oberschenkeln spürst.<br>- Lass den Bügel gleichmäßig und kontrolliert tief, ohne, dass das Gewicht einrastet.<br>- Einmal den Satz begonnen, machst du alle Wiederholungen des Satzes im gleichmäßigen Tempo (Sekundenzählen „1+2“). |
| **Tipps:** | - Atme beim Hochziehen aus, beim Tieflassen ein. Du spürst diese Übung auf der Vorderseite deiner Oberschenkel. |

| Position 1 | Butterfly - Maschine |
|---|---|

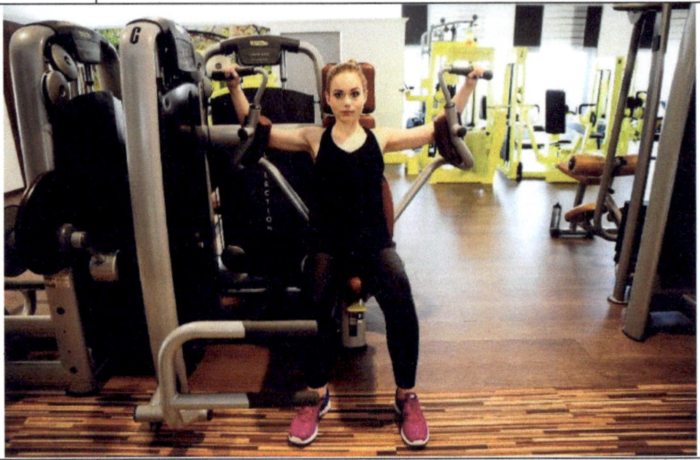

| Position 2 | |
|---|---|

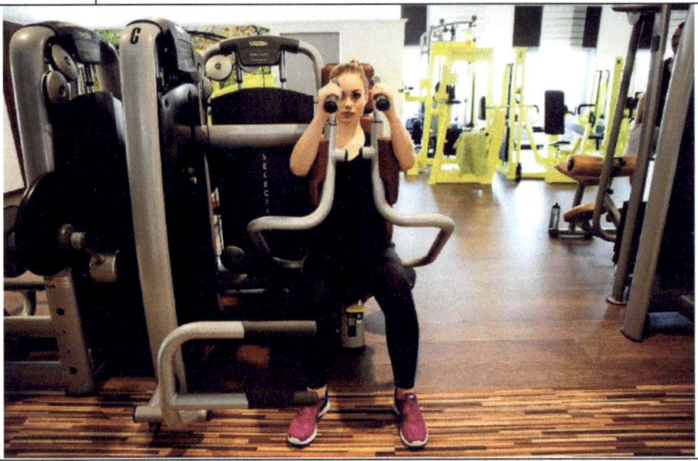

| | |
|---|---|
| **Einstellungen:** | - Passt die Sitzposition / Sitzhöhe?<br>- Passt das Gewicht? |
| **Ausführung:** | - Nimm die Griffe und bringe sie gleichmäßig und kontrolliert komplett zusammen.<br>- Dein Rücken lehnt am Rückenpolster. Sobald du merkst, dass du während der Übung ein Hohlkreuz machst, hast du wahrscheinlich zu viel Gewicht gewählt.<br>- Lass den Bügel gleichmäßig und kontrolliert in die Ausgangsposition, ohne, dass das Gewicht einrastet.<br>- Einmal den Satz begonnen, machst du alle Wiederholungen des Satzes im gleichmäßigen Tempo. Denke an das Sekundenzählen „1+2“. |
| **Tipps:** | - Atme beim Zusammenbringen aus, beim Zurücklassen ein. Du spürst diese Übung in der Brustmuskulatur. |

| Position 1 | Cable Cross - Seilzug |
|---|---|

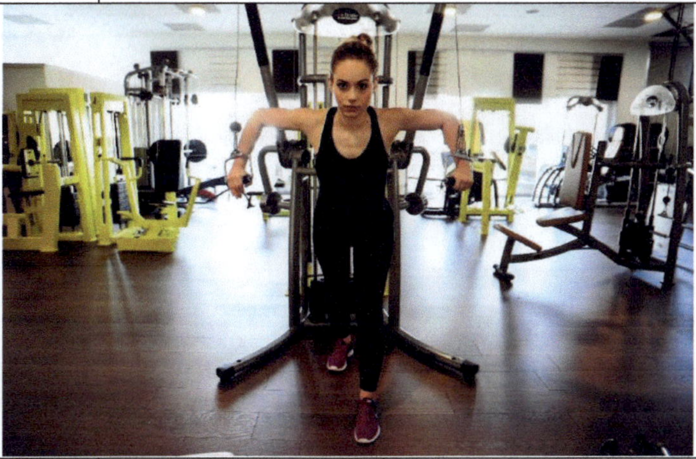

| Position 2 | |
|---|---|

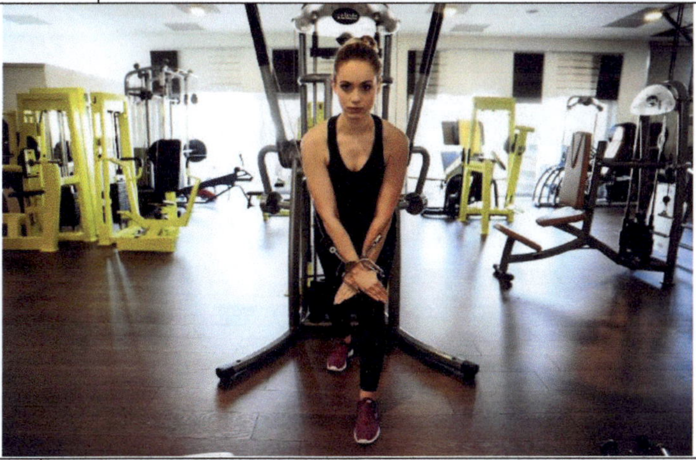

| | |
|---|---|
| **Einstellungen:** | - Passst deine Standposition? (Beine schulterbreit aufgestellt; nebeneinander oder ein Bein weiter vorne)<br>- Passt das Gewicht? |
| **Ausführung:** | - Deine Fingerspitzen schauen nach unten.<br>- Ausgangsposition: Deine Ellbogen sind seitlich in Schulterhöhe, Finger nach unten gerichtet.<br>- Zieh das Gewicht gleichmäßig und kontrolliert nach unten, bis eine Hand über der anderen gekreuzt ist und deine Arme gestreckt.<br>- Einmal den Satz begonnen, machst du alle Wiederholungen des Satzes im gleichmäßigen Tempo. Denke an das Sekundenzählen „1+2". |
| **Tipps:** | - Atme beim Tiefziehen aus, beim Hochlassen ein. Du spürst diese Übung in der Brustmuskulatur. |

| **Position 1** | **„Käfer“ - Matte** |
|---|---|

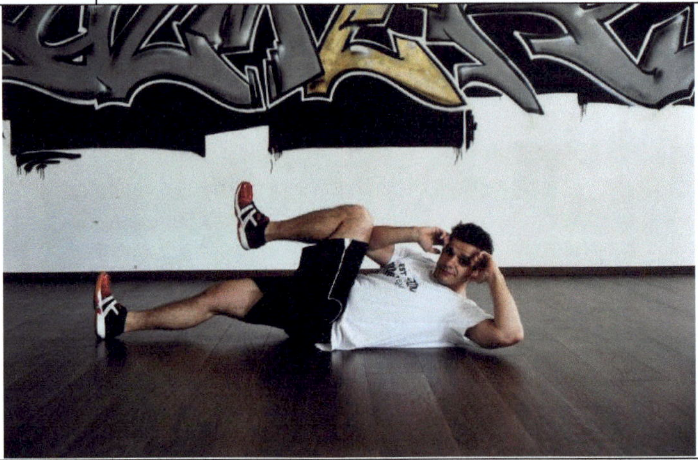

| **Position 2** | |
|---|---|

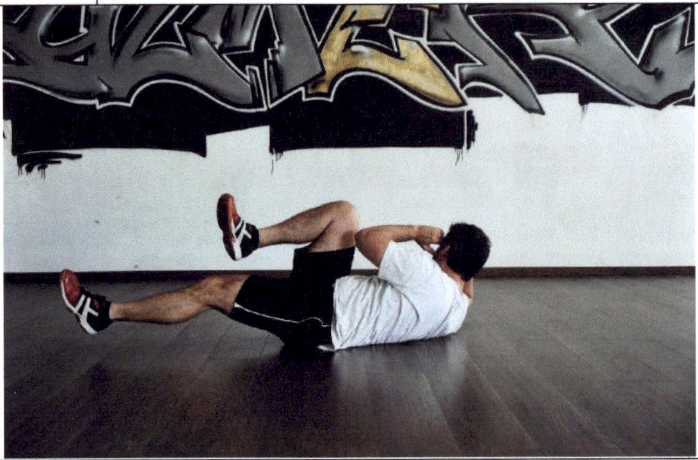

| | |
|---|---|
| **Ausführung:** | - Positioniere deine Hände seitlich am Kopf.<br>- Beide Beine sind abgewinkelt in der Luft (von der Matte abgehoben).<br>- Bringe nun im Wechsel rechten Ellbogen zu linkem Knie und umgekehrt.<br>- Verliere bis zur Beendigung des Satzes nicht mehr die Spannung im Bauch.<br>- Führe diese Übung anfangs langsamer aus. Je öfter du sie wiederholst, desto schneller wirst du sie ausführen können. |
| **Tipps:** | - Atme bei jeder Ellbogen-Knie-Berührung aus. Du spürst diese Übung besonders in der schrägen Bauchmuskulatur. |

**Position 1** **Klimmzug, breit - Rack**

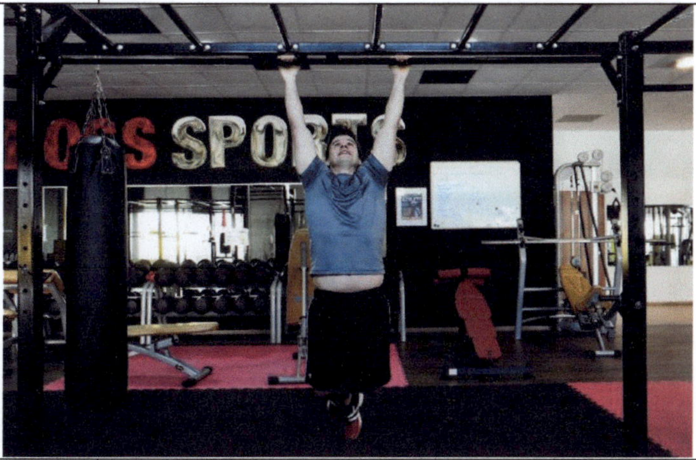

**Position 2**

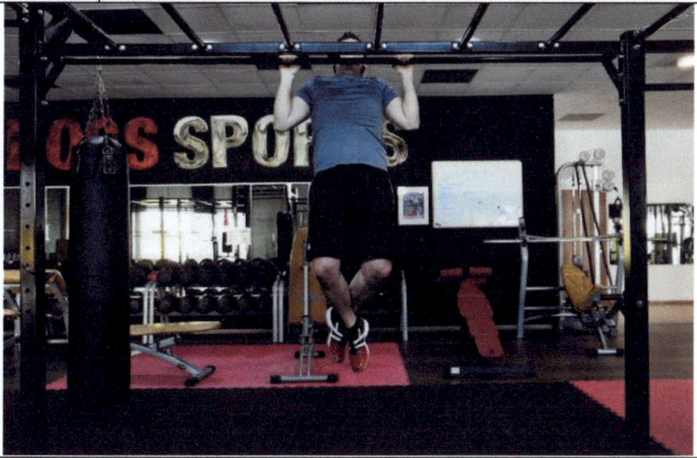

| | |
|---|---|
| **Ausführung:** | - Springe hoch und fasse die Klimmzugstange breit.<br>- Bringe dein Kinn gleichmäßig und kontrolliert über die Stange.<br>- Lass dich kontrolliert hinunter, bis Arme durchgestreckt sind.<br>- Einmal den Satz begonnen, machst du alle Wiederholungen des Satzes im gleichmäßigen Tempo. Denke an das Sekundenzählen „1+2". |
| **Tipps:** | - Atme beim Hochziehen aus, beim Tieflassen ein. Diese Übung ist für den gesamten Oberkörper, speziell aber für den großen Rückenmuskel (Lat).<br>- Mache anfangs so viele wie möglich im kontrollierten Hochziehen und Tieflassen. Wenn die Kraft nachlässt, springe noch ein paar Mal hoch und bringe dein Kinn mit Schwung über die Stange. So wirst du mit der Zeit immer mehr Klimmzüge schaffen. Als Hilfe kannst du auch eine „Steighilfe" (ein starkes Gummiband) nützen. |

| **Position 1 - frontal** | **Kniebeuge – LH (Langhantel)** |
|---|---|
| 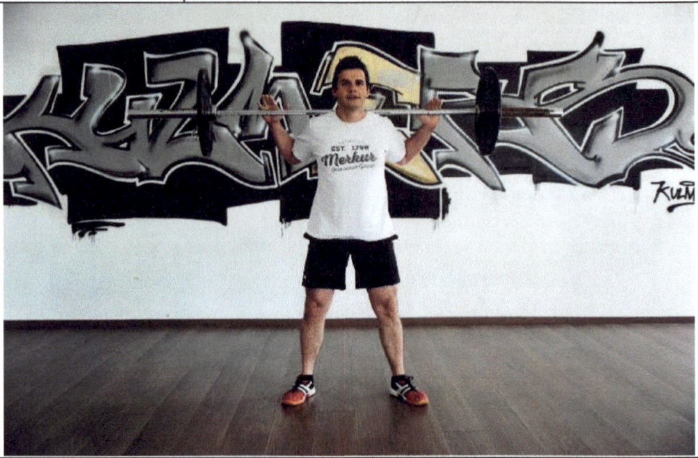 | |
| **Position 2 - frontal** | |
| 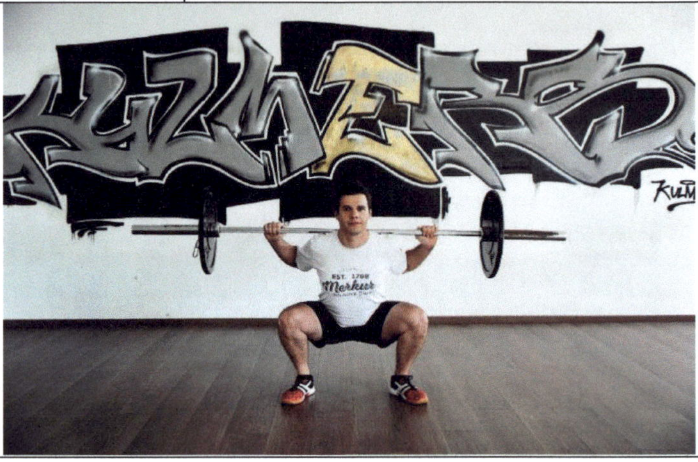 | |

| Position 2 - seitlich | |
|---|---|
| 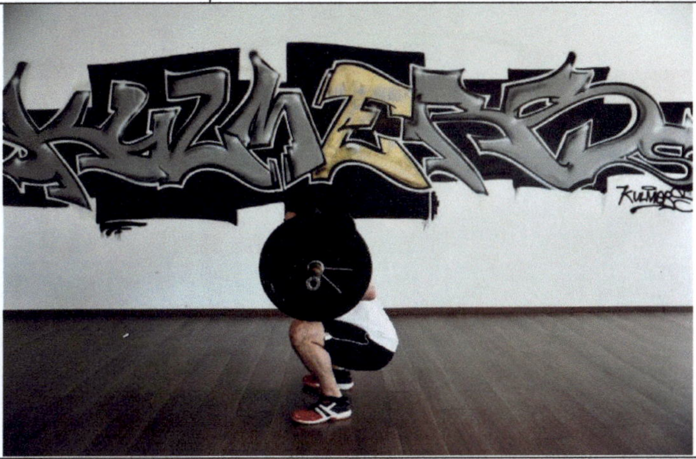 | |
| **Einstellungen:** | - Passt deine Standposition? (Beine schulterbreit aufgestellt; Fußspitzen leicht nach außen, Stange ruht in richtiger Position; Ellbogen nach hinten hochgezogen)<br>- Passt das Gewicht? |
| **Ausführung:** | - Deine Finger umfassen die Stange so, dass alle Finger, auch der Daumen, vorne sind. Deine Ellbogen sind nach hinten hochgezogen.<br>- Bevor du die LH aus dem Squat-Ständer nimmst, atme tief in die Brust ein.<br>- Steige einen Schritt nach hinten, sodass die Sicherheitsbügel des Squat-Ständers neben dir sind.<br>- Mit gerade nach vor gerichtetem Blick gehst du in die Kniebeuge. Atme dabei ein.<br>- Gehe wirklich so tief wie möglich. Denke an deine mittleren Fußsohlen – sie sind der „Mittel-Schwerpunkt".<br>- Atme beim Hochgehen aus. |
| **Tipps:** | - Du spürst diese Übung im Core-Bereich, der Beinmuskulatur und im Po. |

| **Position 1** | **Latzug - Maschine** |
|---|---|

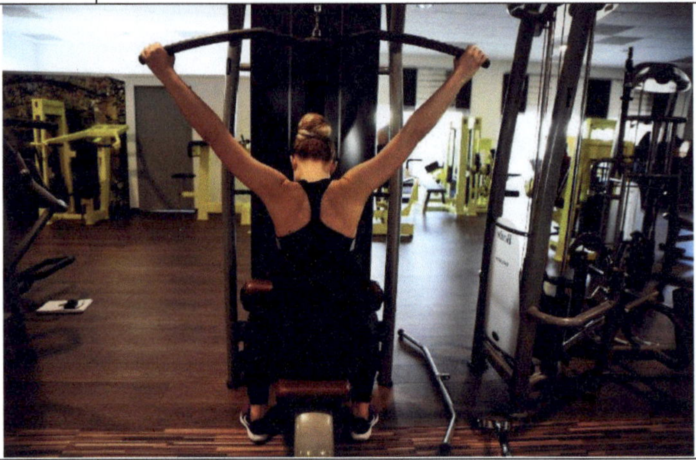

| **Position 2** | |
|---|---|

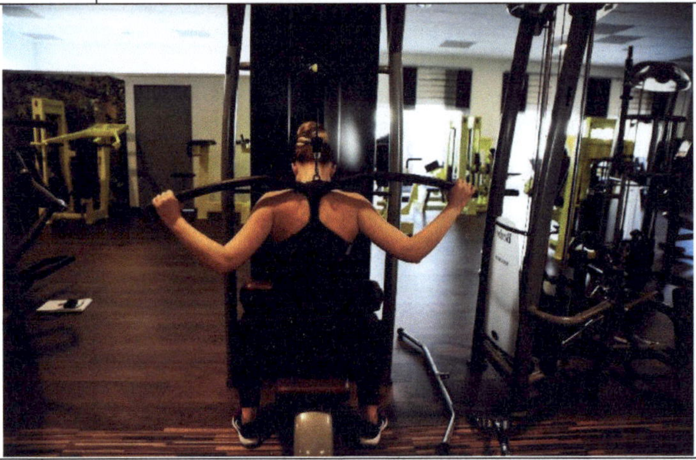

| | |
|---|---|
| **Einstellungen:** | - Passt deine Sitzposition und der Griff?<br>- Passt das Gewicht? |
| **Ausführung:** | - Nimm die Stange so breit wie möglich mit beiden Händen und setze dich hin.<br>- Lehne dich mit dem ganzen Oberkörper ein Stück nach vor.<br>- Zieh das Gewicht gleichmäßig und kontrolliert nach unten, bis die Stange deinen Nacken berührt.<br>- Lass die Stange gleichmäßig und kontrolliert so weit nach oben, bis deine Arme vollständig gestreckt sind (so nutzt du die Übung gleichzeitig zur Dehnung).<br>- Einmal den Satz begonnen, machst du alle Wiederholungen des Satzes im gleichmäßigen Tempo. Denke an das Sekundenzählen „1+2“. |
| **Tipps:** | - Atme beim Tiefziehen aus, beim Hochlassen ein. Du spürst diese Übung in der großen Rückenmuskulatur. |

| Position 1 | Rückenstrecker ohne Ball – 45° od. 90° Gerät |
|---|---|

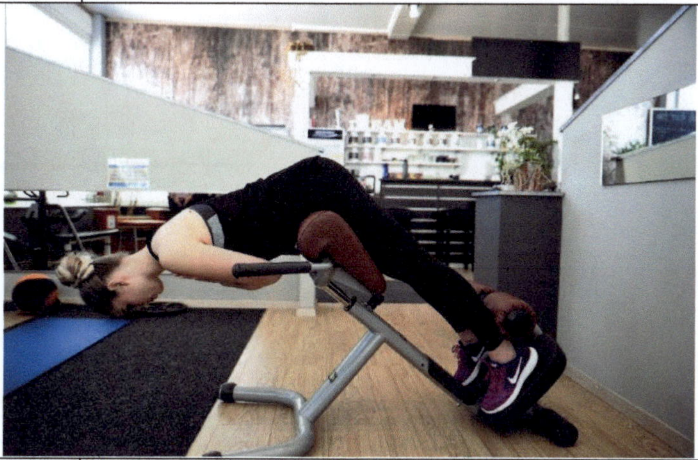

| Position 2 | |
|---|---|

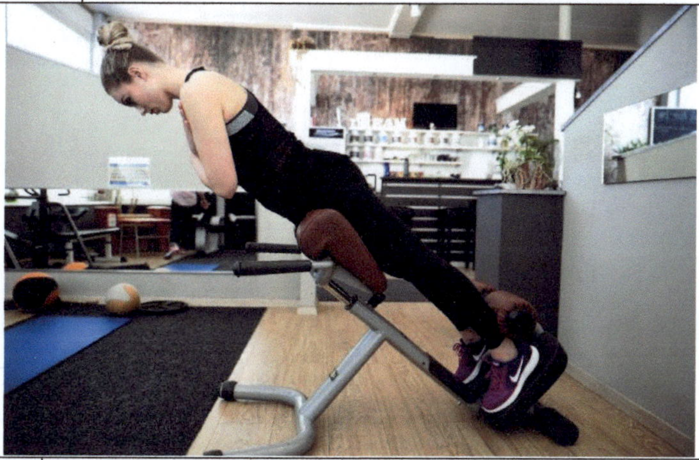

| | |
|---|---|
| **Einstellungen:** | - Passt die Höhe der Stütze (bei 45° Gerät wie am Bild)?<br>- Passt die Position des Fußbügels (bei 90° Gerät)? |
| **Ausführung:** | - Positioniere dich am 45° Gerät (= lt. Bild) bzw. am 90° Gerät, sodass alles für dich passt.<br>- Verschränke die Hände vor der Brust und halte dich an den Schultern fest.<br>- Gehe mit geradem Oberkörper tief und dann wieder so weit hoch, bis dein Po angespannt ist. Überstrecke dich also nicht. Im Prinzip machst du eine Viertelkreis-Bewegung.<br>- Einmal den Satz begonnen, machst du alle Wiederholungen des Satzes im gleichmäßigen Tempo. Denke an das Sekundenzählen „1+2". |
| **Tipps:** | - Atme beim Hochgehen aus, beim Tiefgehen ein. Du spürst diese Übung im Lendenwirbelsäulen-Bereich, in den hinteren Beinen (eine perfekte Dehnübung für sie) und im Po. |

| Position 1 | Rückenstrecker mit Ball – 45° oder 90° Gerät |
|---|---|
| 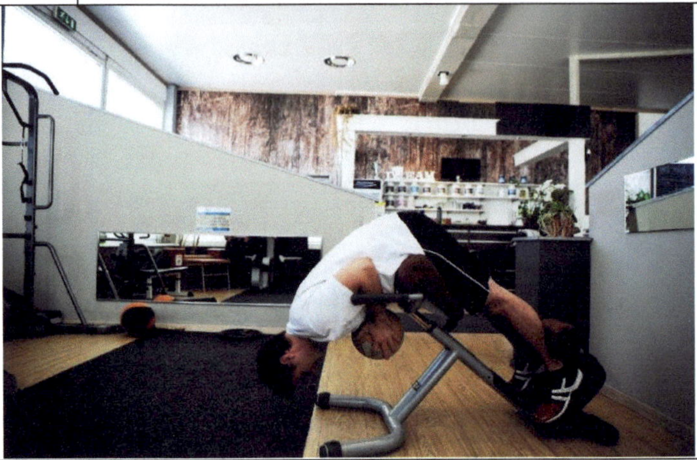 | |
| **Position 2** | |
| 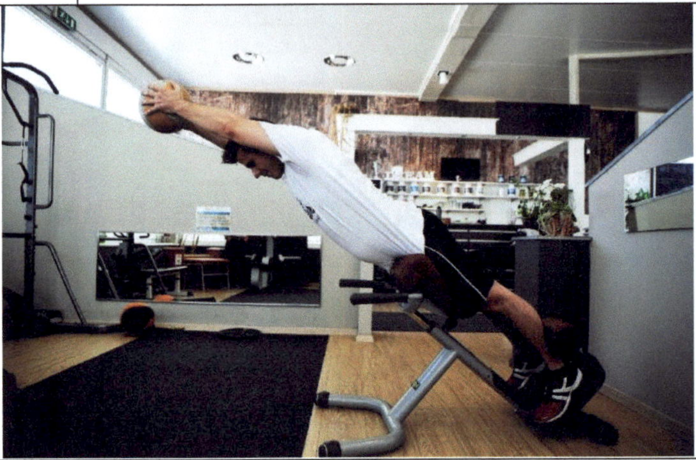 | |
| **Einstellungen:** | - Wie bei der einfacheren Variante des Rückenstreckers. |
| **Ausführung:** | - Positioniere dich am 45° Gerät (= lt. Bild) bzw. am 90° Gerät, sodass alles für dich passt und halte den Ball vor der Brust.<br>- Gehe hoch und strecke die Arme maximal mit dem Ball.<br>- Gehe so weit hoch, bis dein Po angespannt ist. Überstrecke dich nicht. Im Prinzip vollführst du eine Viertelkreis-Bewegung.<br>- In der Endposition hältst du den Ball mit ausgestreckten Armen, dein Po ist angespannt und die Oberarme sind neben den Ohren.<br>- Einmal den Satz begonnen, machst du alle Wiederholungen des Satzes im gleichmäßigen Tempo (Sekundenzählen „1+2“). |
| **Tipps:** | - Atme beim Hochgehen aus, beim Tiefgehen ein. Du spürst diese Übung im gesamten Wirbelsäulen-Bereich, in den hinteren Beinen (eine perfekte Dehnübung für sie) und im Po. Besser kannst du deinen „hinteren Körper“ einfach nicht trainieren. |

| Position 1 | Rückenstrecker mit oder ohne Ball – Matte |
|---|---|
| 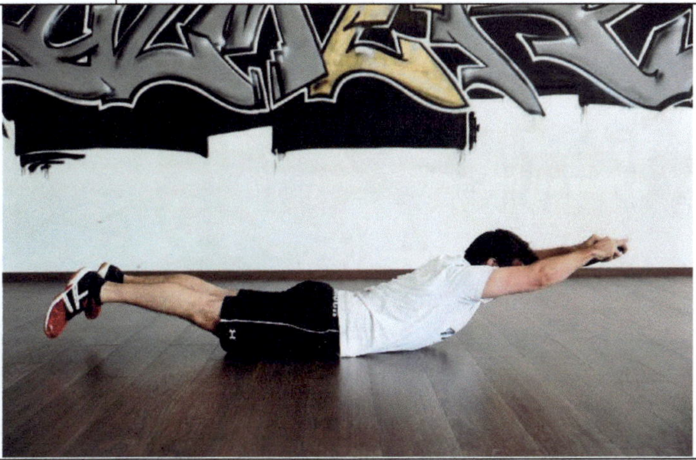 | |
| **Einstellungen:** | - Liege mit dem Bauch ausgestreckt auf der Matte. |
| **Ausführung:** | - Strecke deine Hände nach vor und lege eine Hand auf die andere.<br>- Gehe nun gleichzeitig mit Beinen und Armen hoch. Die Oberschenkel sind dabei von der Matte abgehoben.<br>- Gehe kontrolliert tief, allerdings legst du Beine und Arme nicht mehr ganz ab. Du hältst die Spannung<br>- Einmal den Satz begonnen, machst du alle Wiederholungen des Satzes im gleichmäßigen Tempo. Denke an das Sekundenzählen „1+2“. |
| **Tipps:** | - Atme beim Hochgehen aus, beim Tiefgehen ein. Du spürst diese Übung besonders im Lendenwirbelsäulen-Bereich, aber im gesamten Rückenbereich. |

| Position 1 | Rudern, horizontal – Maschine |
|---|---|

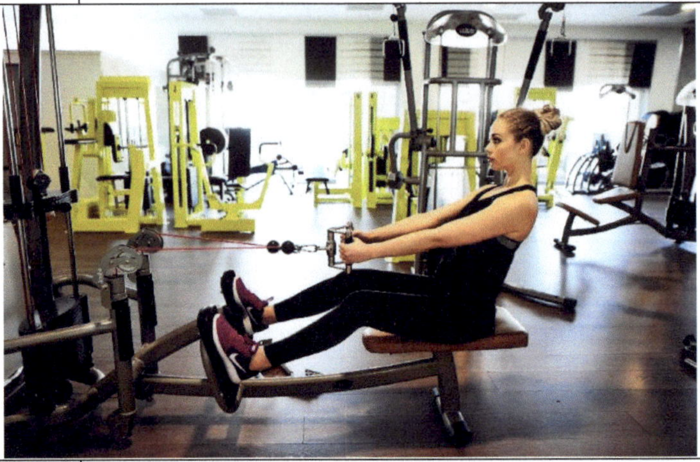

| Position 2 | |
|---|---|

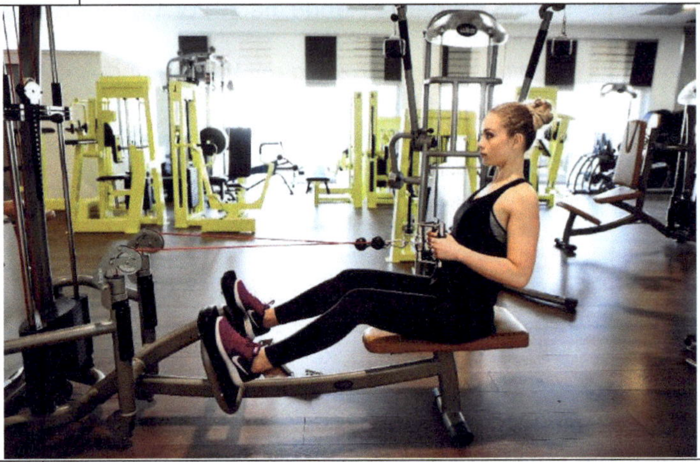

| | |
|---|---|
| **Einstellungen:** | - Passt die Sitzposition (bei Maschine wie am Foto, Beine nicht ganz durchgestreckt)?<br>- Passt der Griff?<br>- Passt das Gewicht? |
| **Ausführung:** | - Nimm die Griffe bzw. den Griff und atme ein, so dass dein Core-Bereich stabilisiert ist.<br>- Zieh das Gewicht gleichmäßig und kontrolliert zu dir – Ellbogen dabei nach hinten ziehen.<br>- Lass das Gewicht kontrolliert nach vorne. Der Oberkörper bleibt immer stabil.<br>- Einmal den Satz begonnen, machst du alle Wiederholungen des Satzes im gleichmäßigen Tempo. Denke an das Sekundenzählen „1+2“. |
| **Tipps:** | - Atme beim Herziehen aus, beim Vorlassen ein. Du spürst diese Übung im Rückenbereich. |

| **Position 1** | **Schulterdrücken – Maschine** |
|---|---|

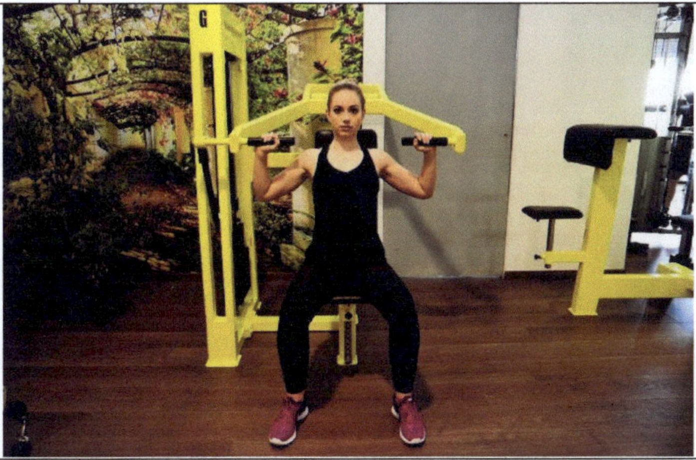

| **Position 2** | |
|---|---|

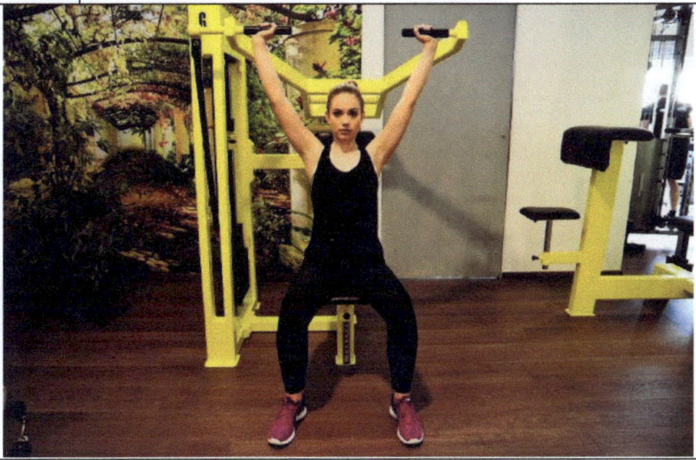

| | |
|---|---|
| **Einstellungen:** | - Passt die Sitzposition / Sitzhöhe?<br>- Passt das Gewicht? |
| **Ausführung:** | - Dein Rücken lehnt am Rückenpolster - kein Hohlkreuz. Sonst hast du wahrscheinlich zu viel Gewicht gewählt.<br>- Drücke die Griffe und damit das Gewicht gleichmäßig und kontrolliert nach oben.<br>- Lass das Gewicht kontrolliert nach unten, ohne, dass das Gewicht einrastet.<br>- Einmal den Satz begonnen, machst du alle Wiederholungen des Satzes im gleichmäßigen Tempo. Denke an das Sekundenzählen „1+2“. |
| **Tipps:** | - Atme beim Hochdrücken aus, beim Herunterlassen ein. Du spürst diese Übung im Schulterbereich. |

| Position 1 | Schulterdrücken – KH (Kurzhanteln) |
|---|---|

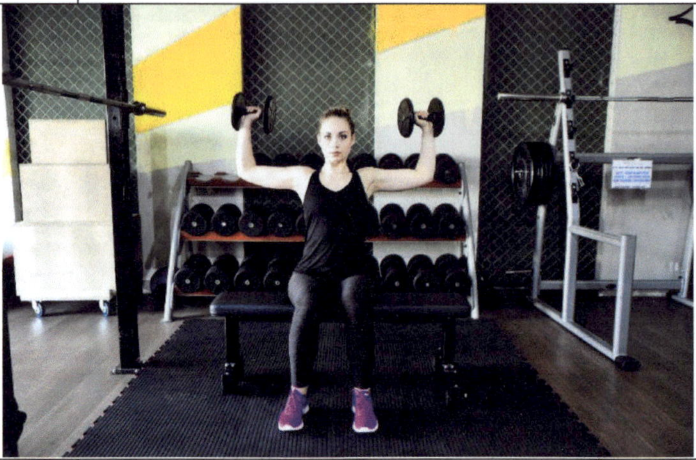

| Position 2 | |
|---|---|

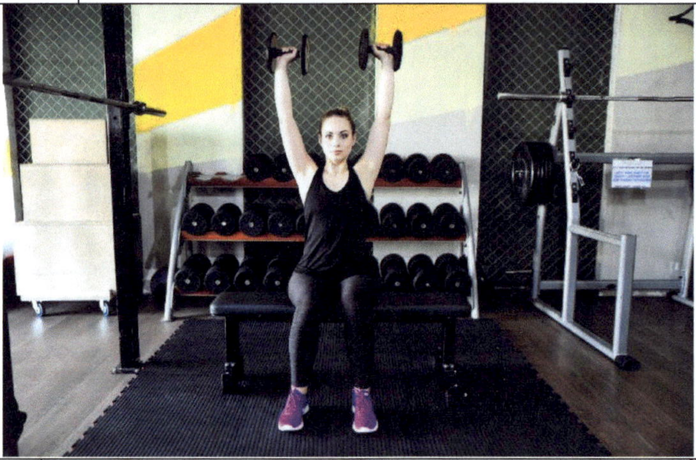

| | |
|---|---|
| **Einstellungen:** | - Passt die Sitz- bzw. Stehposition? Du kannst die Übung stehend, auf einer Flach- oder Schrägbank sitzend ausführen.<br>- Passt das Gewicht? |
| **Ausführung:** | - Platziere die KH so, dass beide Ellbogen seitlich in Schulterhöhe und die Unterarme parallel zum Kopf sind.<br>- Handgelenke knicken nicht – sie sind stabil. Die Handrücken bilden die Verlängerung zum Unterarm.<br>- Drücke die KH kontrolliert in einem eiförmigen Halbkreis nach oben, bis sich die KH über deinem Kopf berühren.<br>- Lass das Gewicht kontrolliert in die Ausgangsposition.<br>- Einmal den Satz begonnen, machst du alle Wiederholungen des Satzes im gleichmäßigen Tempo. Denke an das Sekundenzählen „1+2“. |
| **Tipps:** | - Atme beim Hochdrücken aus, beim Herunterlassen ein. Du spürst diese Übung im Schulterbereich. |

| **Position 1** | **Seitstütz, einfachere Variante – Matte** |
|---|---|
| 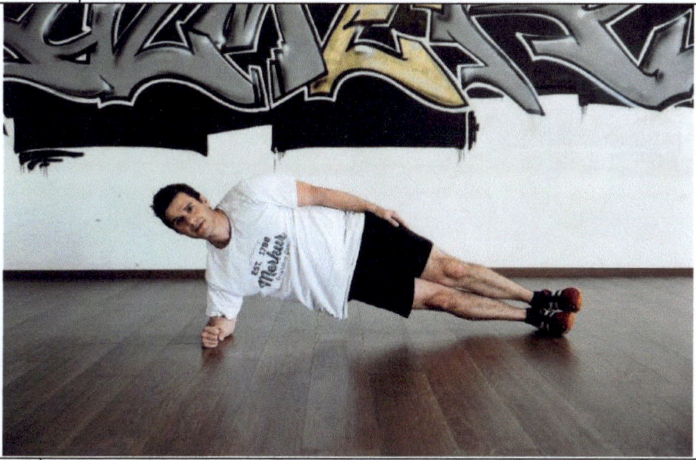 | |
| **Ausführung:** | - Stütze dich auf einem Unterarm ab – dein gesamter Körper bildet eine Linie.<br>- Lass deine Hüfte tief und drücke sie wieder hoch.<br>- Einmal den Satz begonnen, machst du alle Wiederholungen des Satzes im gleichmäßigen Tempo (Sekundenzählen „1+2“). |
| **Position 2** | **Seitstütz, fortgeschrittene Variante – Matte** |
| 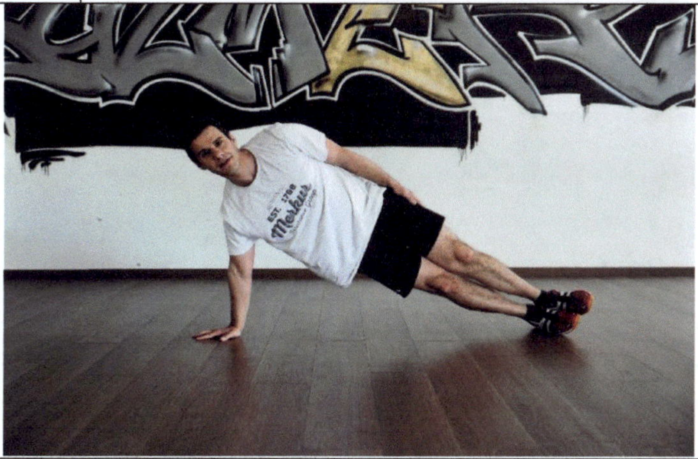 | |
| **Ausführung:** | - Stütze dich auf einer Hand ab – dein gesamter Körper bildet eine Linie.<br>- Lass deine Hüfte tief und drücke sie wieder hoch.<br>- Einmal den Satz begonnen, machst du alle Wiederholungen des Satzes im gleichmäßigen Tempo (Sekundenzählen „1+2“). |
| **Tipps:** | - Atme beim Hochdrücken aus. Du spürst diese Übung besonders in der schrägen Bauchmuskulatur.<br>- Wiederhole die Übung im Wechsel einmal auf linker dann auf rechter Seite. |

| Position 1 | Sit-Ups mit oder ohne Gewicht – Matte |
|---|---|
| 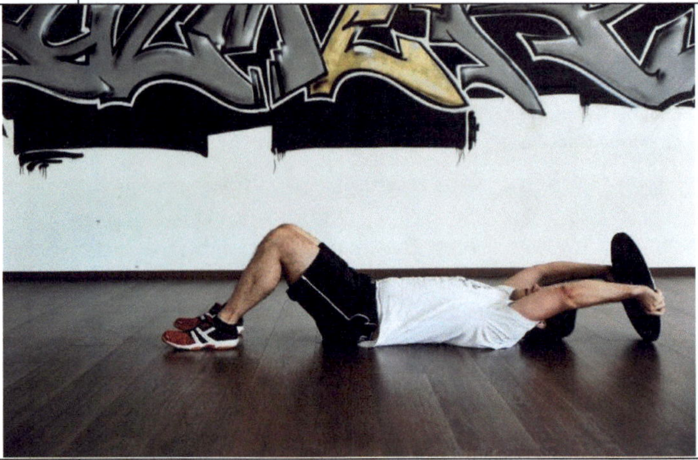 | |
| **Position 2** | |
| 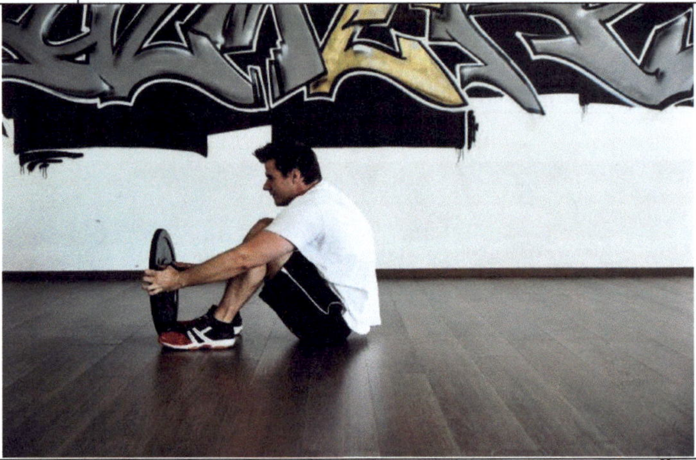 | |

| | |
|---|---|
| **Einstellungen:** | - Du wählst, ob und welches Gewicht du für die Übung nimmst. Es kann ein Medizinball, eine Gewichtsscheibe u.v.m. sein. |
| **Ausführung:** | - Lege dich am Rücken auf die Matte und stelle beide Beine abgewinkelt auf.<br>- Halte das Gewicht mit gestreckten Armen hinter dem Kopf.<br>- Gehe nun wenn möglich ohne Schwung hoch und „tippe“ kurz mit dem Gewicht vor deinen Zehen auf die Matte. Danach gehe wieder in die Ausgangsposition.<br>- Die Arme sind so weit es geht gestreckt, wenn du mit Gewicht arbeitest.<br>- Einmal den Satz begonnen, machst du alle Wiederholungen des Satzes im gleichmäßigen Tempo. Denke an das Sekundenzählen „1+2“. |
| **Tipps:** | - Atme beim Hochgehen aus, beim Zurücklegen ein. Du spürst diese Übung besonders in der geraden Bauchmuskulatur. |

| **Position 1** | **Sit-Ups, einfachere Variante – Bauch-Schrägbank** |
|---|---|
| 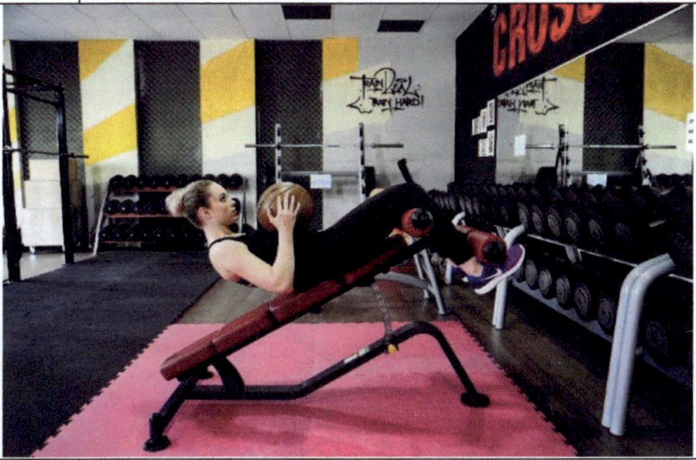 | |
| **Position 2** | |
| 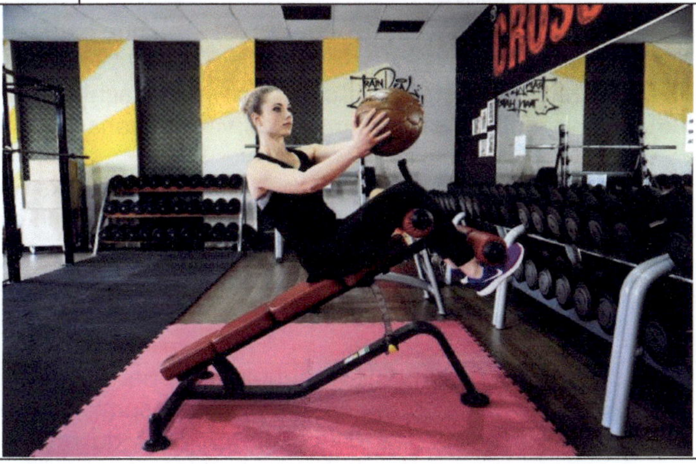 | |

| Position 3 | |
|---|---|
| | 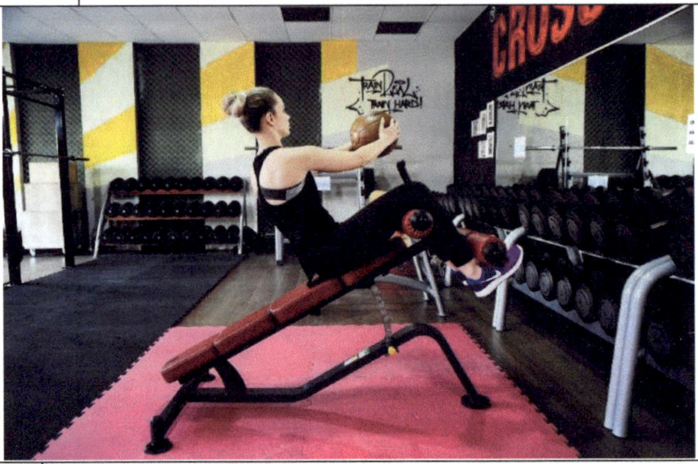 |
| **Ausführung:** | - Wenn am Gerät möglich, wähle den von dir gewünschten Schrägwinkel.<br>- Halte das Gewicht vor der Brust – ab nun hältst du die Spannung im Core-Bereich.<br>- Gehe wenn möglich ohne Schwung nach rechts hoch und strecke dabei das Gewicht nach vorne. Danach gehe wieder in die Ausgangsposition.<br>- Gehe wenn möglich ohne Schwung nach links hoch und strecke dabei das Gewicht nach vorne, dann wieder in die Ausgangsposition.<br>- Einmal den Satz begonnen, machst du alle Wiederholungen des Satzes im gleichmäßigen Tempo. Denke an das Sekundenzählen „1+2". |
| **Tipps:** | - Atme bei jedem Hochgehen aus, beim Zurückgehen ein. Du spürst diese Übung besonders im gesamten Core-Bereich.<br>- Denke bei dieser Übung daran, dass du rechts UND links die angegebenen Wiederholungszahlen absolvieren musst. |

| Position 1 | Sit-Ups, schwere Variante – Bauch-Schrägbank |
|---|---|
| 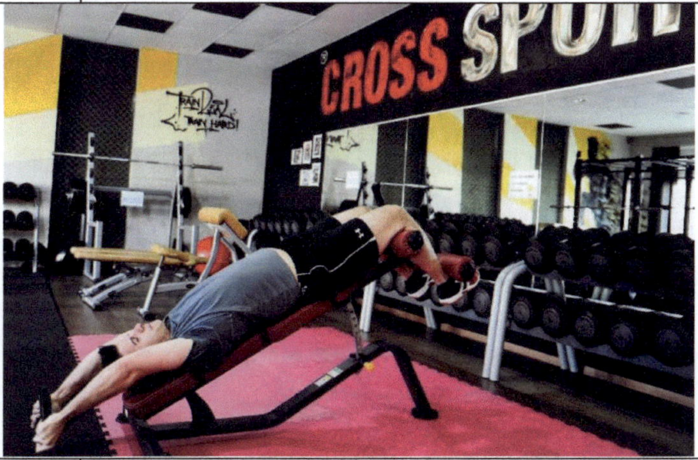  | |
| **Position 2** | |
| 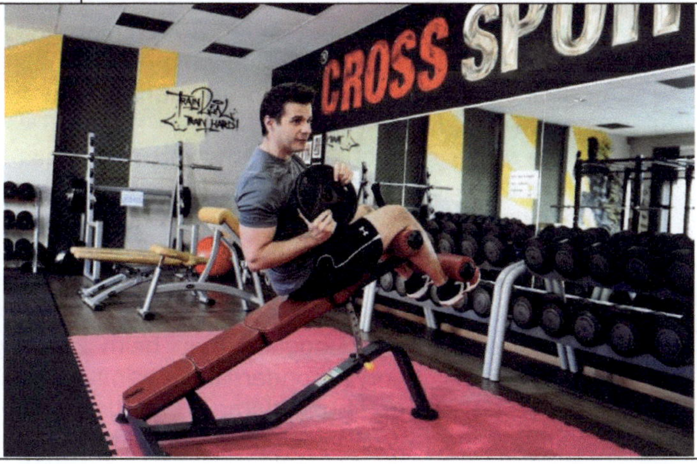  | |

| **Position 3** | |
|---|---|
| | 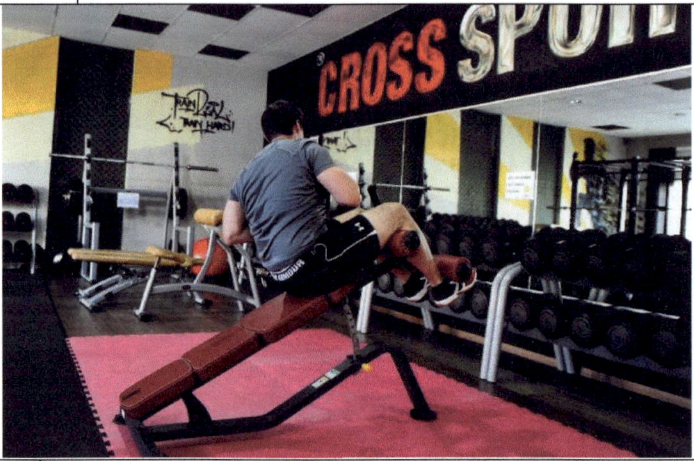 |
| **Ausführung:** | - Wenn am Gerät möglich, wähle den von dir gewünschten Schrägwinkel.<br>- Tippe mit dem Gewicht auf den Boden hinter dir.<br>- Gehe wenn möglich ohne Schwung nach rechts hoch und halte dabei das Gewicht vor der Brust, dann wieder in die Ausgangsposition.<br>- Gehe wenn möglich ohne Schwung nach links hoch und halte dabei das Gewicht vor der Brust, dann wieder in die Ausgangsposition.<br>- Einmal den Satz begonnen, machst du alle Wiederholungen des Satzes im gleichmäßigen Tempo. Denke an das Sekundenzählen „1+2". |
| **Tipps:** | - Atme bei jedem Hochgehen aus, beim Zurückgehen ein. Du spürst diese Übung besonders im gesamten Core-Bereich.<br>- Denke bei dieser Übung daran, dass du rechts UND links die angegebenen Wiederholungszahlen absolvieren musst. |

| Position 1 | Taillenknicks – Holzstange |
| --- | --- |
| 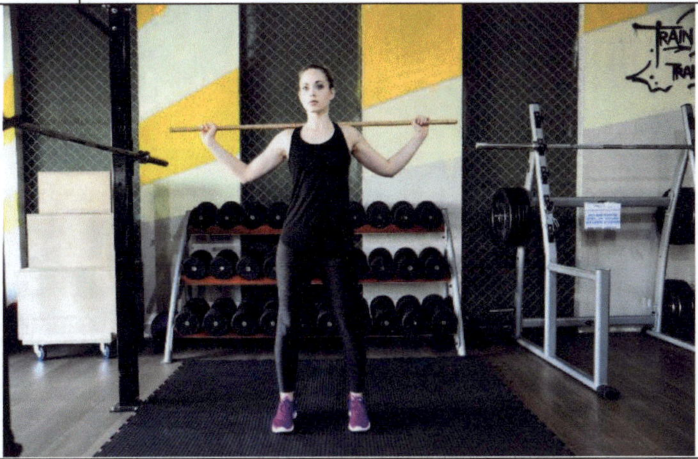 | |
| Position 2 | |
| 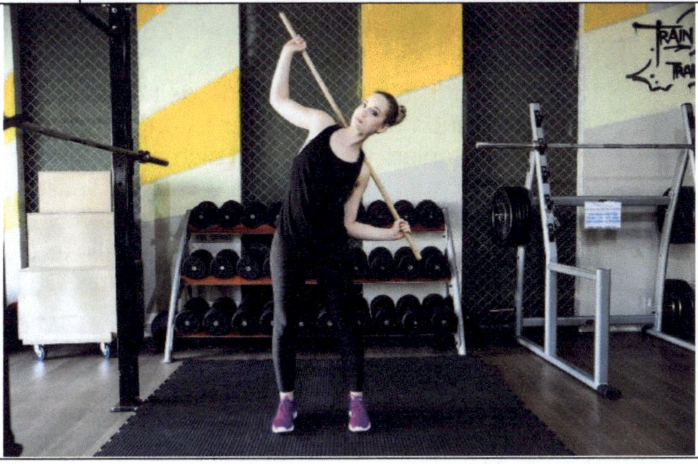 | |

| **Position 3** | |
|---|---|
| 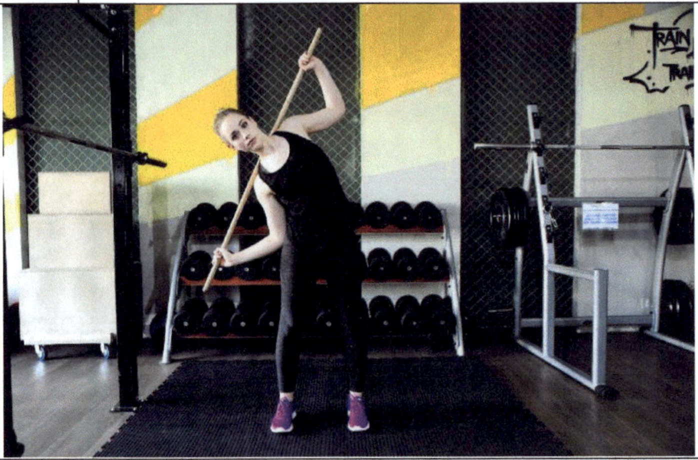 | |
| **Ausführung:** | - Lege dir die Stange in den Nacken und halte sie so weit außen wie möglich.<br>- Deine Beine stehen schulterbreit, Zehen dabei nach vorne gerichtet.<br>- Gehe leicht in die Knie, spanne deinen Po und Bauch an. Nun hast du deinen unteren Körper fixiert. Er ist während der Übung wie „festbetoniert“ und bewegt sich nicht.<br>- Beuge dich auf die linke Seite – wirklich seitlich und nimm beim Beugen den Kopf mit.<br>- Berühre mit dem linken Ellbogen deine linke Hüfte – und zwar so weit unten wie möglich. Atme dabei aus. Du presst jetzt praktisch deine linke Taille zusammen.<br>- Gehe wieder in die Ausgangsposition und wiederhole das Ganze auf der rechten Seite.<br>- Einmal den Satz begonnen, machst du alle Wiederholungen des Satzes im gleichmäßigen Tempo. Denke an das Sekundenzählen „1+2“. |
| **Tipps:** | - Du spürst diese Übung besonders in der Taille.<br>- Mache die Übung vor einem Spiegel, damit du immer selbst kontrollieren kannst, dass dein unterer Körper nicht „ausweicht“. Mache sie deshalb anfangs langsamer. Mit der Zeit, wenn du die Übung intus hast, geht sie relativ rasch und du kannst viele Wiederholungen in kurzer Zeit machen. |

# VEGAN SEIN HEISST, RESPEKT FÜR SICH UND MITGEFÜHL FÜR ANDERE

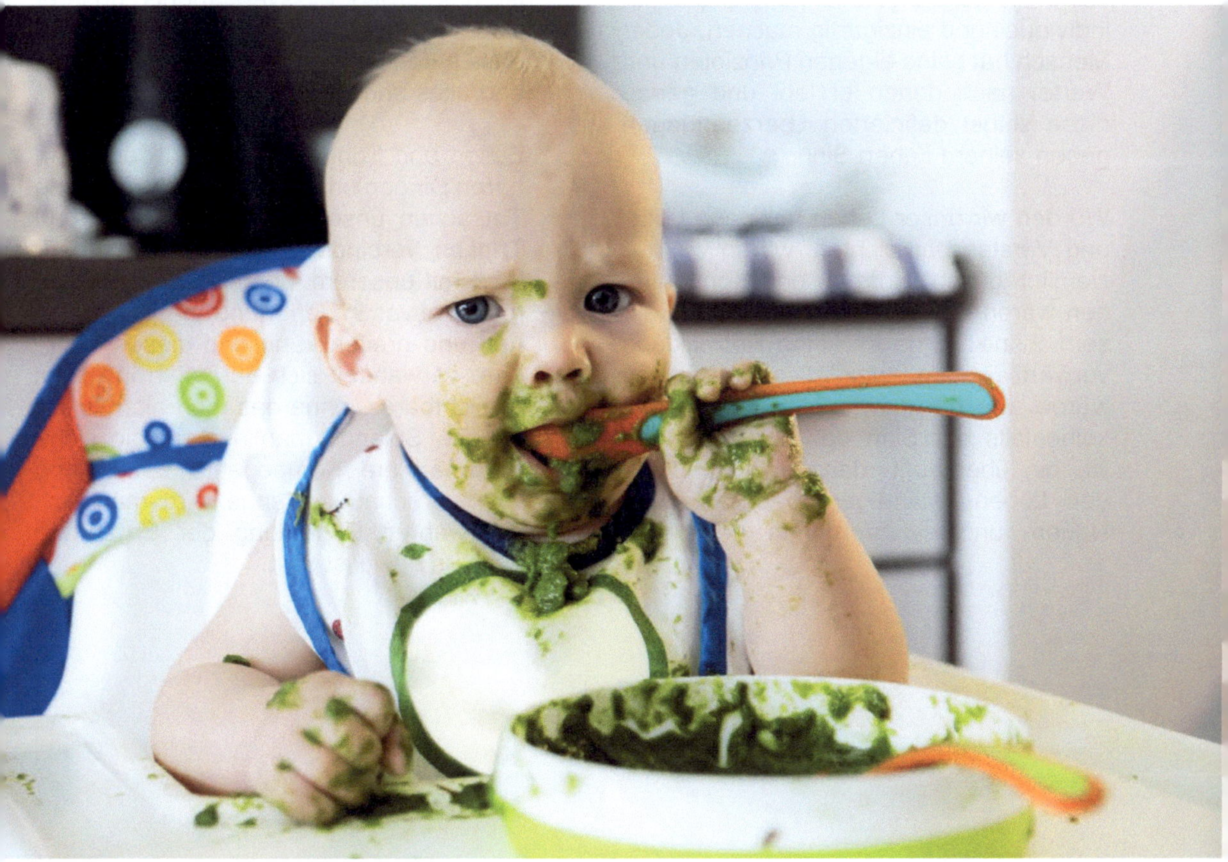

Wir leben in einer Zeit der Logik, der Rationalität und der wissenschaftlichen Fakten. In dieser Welt hat nur Daseinsberechtigung, was beweisbare Tatsachen vorweist. Es ist eine Welt des Außen, des Sichtbaren. Intellekt und Verstand beherrschen vorrangig unser Dasein, Gefühlen wird dabei meist eine klare Absage erteilt. Genauso, wie den geistigen, nicht greifbaren Tatsachen.

Doch das Leben funktioniert nicht nur mit Logik und Verstand, auch wenn uns das unser System, in dem wir leben, ständig einreden will. Ausgenommen die Werbung: Sie appelliert immer an unsere Gefühle, weil sie weiß, wie wichtig sie sind. Denn erst Gefühle machen den Menschen aus. Es sind seine Leidenschaften und Überzeugungen, seine Werte und seine Herzensangelegenheiten, die ihn individuell und einzigartig machen. Jeder Mensch hat seine eigenen Prinzipien und Werte, nach denen er lebt und genau diese selbst definierten Überzeugungen geben seinem Leben Sinn.

Würden wir unser Leben nur nach Logik und Verstand ausrichten, wären wir alle ziemlich gleich. Normen und Konventionen wären das oberste Gebot. In gewissem Sinne würde es keine Entwicklung vorwärts geben, weil alles so bleiben würde, wie es gerade ist. Doch das ist keinesfalls der Sinn des Lebens. Nein, ich bin überzeugt, dass ein Grundsatz des Lebens ständiges Wachstum von Neuem und ein Vergehen des Alten heißt. Das Leben ist eine ständige Veränderung und Entwicklung der Dinge. Nichts bleibt jemals so, wie es jetzt gerade ist. Alte Überzeugungen sterben, damit neuere, bessere ihren Platz finden können. Eine sich nach oben schraubende Spirale des Wachstums – das ist das Leben.

Wir Menschen sind keine Maschinen und keine gefühllosen Zombies. Wir haben einen großen Sinn für unsichtbare Werte wie Gerechtigkeit, Liebe, Wut und viele andere Gefühlsdinge. Wörter haben wir unzählige für diese unsichtbaren Dinge vergeben. Für Dinge, die wir nicht angreifen können. Doch erzogen wurden wir dahingehend, dass wir nur an die Dinge glauben, die sich sicht- und greifbar vor unseren Augen befinden. Und genau das ist das große Missverständnis unserer Zeit. Von klein auf wurde uns eingeimpft, dass nur die Materie, das Materielle zählt und alles andere hinten einzureihen ist.

Essen und Trinken zählen zu den sichtbaren Dingen und sie sind unentbehrliche Tatsachen unseres Lebens. Essen und Trinken verbindet die äußere sichtbare Welt mit unserem inneren Kosmos. Man nimmt etwas in den Mund, dass man sehen und greifen kann und dieses Sichtbare verwandelt sich daraufhin in etwas Unsichtbares, ohne das man nicht leben könnte. Solange man nur auf die sichtbare, äußere Komponente Essen und Trinken schaut, solange wird man sich der wahren Bedeutung der Ernährung niemals bewusst sein.

## Meine veganen Anfänge

In den Anfangsjahren meines veganen Daseins bekam ich am eigenen Leib zu spüren, dass eine abweichende Art des Essens und Trinkens große emotionale Reaktionen im Umfeld auslöst. Ich lebe am Rande einer Kleinstadt, in einem eher ländlichen Gebiet. Als ich mich vor über zehn Jahren dort niederließ, war ich bereits an einem Punkt, wo ich lieber nicht mehr jedem auf die Nase binden wollte, dass ich vegan lebe. Der Grund waren die unzähligen und mehr oder weniger heftigen Diskussionen, die mein Vegan-Outing jedes Mal auslöste.

Doch das Thema schien stets unvermeidbar. War ich z.B. zu einer Party bei Nachbarn oder Freunden eingeladen, kam das Thema früher oder später sicher zur Sprache. Meist kippte dann die bis dahin unbeschwerte Stimmung und es entbrannten ernste Diskussionen. Es kam mir vor, als ob sich alle in gewisser Weise angegriffen fühlten, sobald ich erzählte, dass ich mich vegan ernähre.

Ich begegnete damals selten Menschen, die meiner Ernährungsweise gegenüber wirklich tolerant eingestellt waren. Manche begannen sich sofort vor mir zu rechtfertigen, warum und wieso sie Fleisch essen. Andere wollten meine Denkweise mit Schmäh und abfälligen Bemerkungen zu etwas Lächerlichem abstempeln. Ein paar von ihnen wiederum wandten sich sofort anderen Tischnachbarn zu, damit sie sich erst gar nicht mit meiner "außerirdischen Lebensweise" befassen mussten. Nur wenige waren wirklich interessiert, warum ich mich für eine vegane Lebensweise entschieden hatte.

Im Nachhinein kann ich nur sagen: Es war eine äußerst mühsame Zeit! Die Leute verstanden mich einfach nicht bzw. sie wollten es nicht. Ich fühlte mich in diesen Gesprächsrunden als Außenseiter. Doch ich konnte damals noch nicht richtig einordnen, warum ich mich so fühlte.

Heute glaube ich zu wissen, warum ich damals so kontroverse Reaktionen hervorgerufen habe und warum ich mich als Außenseiter gefühlt hatte. Essen ist ein Zeichen der Gemeinschaft, der Zugehörigkeit und der Gleichheit. Gegessen wird mit Familie und mit Freunden. Man isst nicht mit "Feinden". Gemeinsames Essen und Trinken ist ein menschliches Ritual, das Gemeinsamkeit, Verbundenheit und Freundschaft beweist.

Weil ich also nicht das gleiche aß, wie die Leute um mich herum, brach ich sozusagen diese menschlichen Regeln. Ich war praktisch der Feind in den eigenen Reihen, ein Verräter, weil ich die Gleichheit zerstörte. Dazu kam, dass alles Neue zunächst einmal Angst und Abwehr erzeugt.

### Gefangen in unseren Erziehungsmustern und Erfahrungen:

## Essen ist Gefühlssache!

Ja, wir alle sind stärker in unseren Erziehungsmustern verhaftet, als uns lieb ist. Schließlich halten wir uns gern an die uns beigebrachten Werte bzw. an unsere gemachten Erfahrungen. Und weil wir in einer Welt leben, wo wie gesagt hauptsächlich nur greifbare Dinge und Fakten zählen, ist es umso schwerer, sich dessen bewusst zu werden. Essen und Trinken ist für uns selbstverständlich und läuft deshalb meist unbewusst ab.

So halten sich viele Menschen einfach an die einmal erlernten Ernährungsgewohnheiten, leben diese und erkennen nicht die Wichtigkeit von gesundem Essen. Sie sehen keinen Grund, etwas zu verändern. Das ändert sich meist erst, wenn sie aus irgendeinem Grund die eigene Ernährung wirklich anschauen müssen und erkennen, dass es höchste Zeit ist, ihr Essverhalten umzustellen.

Ich hatte als Ernährungscoach, Trainerin und als Umsteigerin auf die vegane Ernährungsweise viele Berührungspunkte mit Menschen, was Essen und Trinken angeht. Durch diese Erfahrungen und Erlebnisse im Laufe der Jahre, habe ich verschiedene "Ernährungstypen" definiert, die ich dir vorstellen will. Das Ess-Leben dieser Typen ist überspitzt formuliert. Meist findet man Mischtypen davon. Ich erhebe dabei natürlich keinen Anspruch auf Vollständigkeit. Es sind Analysen der Beobachtungen meiner über 25-jährigen Laufbahn als Trainerin und Ernährungscoach.

# Die verschiedenen "Ernährungstypen"

## 1. Der "Ego- bzw. Gern-Esser"

Gutes Essen wird bei ihm absolut hochgehalten. Entweder verbringt er selbst viel Zeit in der Küche, um die besten Speisen zu kreieren, die perfekt dekoriert sind oder er verbringt viel Zeit in guten Restaurants. Er weiß immer, was gerade in ist, was Essen und Trinken anbelangt. Er kann sich stundenlang über gute Küche unterhalten und ist oft wirklich sehr gut informiert.

Zu diesem Typ zählen Gourmets, Wein-, Bier-, Whiskey-Liebhaber und ähnliche Ernährungs-Profis. Er macht vielleicht Kurse und Ausbildungen zu den verschiedensten Themenbereichen oder arbeitet bereits als Spezialist und Fachmann in der Welt der Ernährung.

Dieser Mensch zelebriert Essen und Trinken auf höchstem Niveau mit seinen Liebsten und seinen Geschäftsfreunden. Er betet es fast gottähnlich an. Das Miteinander an einer perfekt gedeckten Tafel und der damit verbundene Genuss hat für ihn absoluten Vorrang. Dieser Typ hält gerne Traditionen hoch, sucht aber auch immer wieder das Außergewöhnliche in aller Herren Länder. Das alte Gute ist genauso willkommen wie die neueste Ernährungs-Errungenschaft.

Essen macht einen großen Teil seines persönlichen Menschseins aus. Er definiert sein Dasein zu einem hohen Grad über Essen und Trinken. Gleichgesinnte sind bei ihm jederzeit willkommen. Mit ihnen kann er gemeinsam über gute Küche schwelgen. Es soll an nichts fehlen und alles darf probiert werden. Oft neigt er zu Übergewicht, weil er dem Essen einen so großen Stellenwert in seinem Leben gibt.

Dieser Mensch will keine Veränderung. Es geht ihm gut und genauso soll es bleiben. Er zählt oft zu den Unbelehrbaren, was das Verzichten bei Essen und Trinken zugunsten etwas oder jemanden anderen angeht. Ihm geht das eigene Wohl und das seiner Lieben über alles.

Er kann z.B. das Verzicht-Motiv eines vegan lebenden Menschen nicht nachvollziehen. Essen und Trinken ist ein Gott für ihn und dieses Bild darf nicht zerstört werden. Es würde für ihn einen grundlegenden Wert bzw. einen Lebenssinn zerstören.

Oft ist diesem Menschen gar nicht bewusst, dass seinem Genuss Leiden vorausging. Es ist ihm entweder egal, dass auch das "glückliche Biorind" für sein perfektes Beef Tartare sterben musste oder er meint, das steht ihm zu, weil sein Essen und Trinken unantastbar ist. Mit Gedanken von Leid und Verzicht will er sich gar nicht erst befassen. Er weiß um seine Vorherrschaftsstellung als Mensch in der Nahrungskette und lebt dieses Wissen in vollen Zügen. Sein Ego ist sozusagen unantastbar.

Wenn bei einem solchen Menschen nicht ein einschneidendes Erlebnis passiert, lebt er bis an sein Ende so weiter. Nur ein Erkennen, das z.B. in Form einer Krankheit oder einem anderen herzberührenden Erlebnis zu ihm kommt, kann einen solchen Menschen aus seiner Ego-Welt herausholen.

Denn das Hauptproblem ist, dass Essen und Trinken bei diesem Menschen einen so hohen Stellenwert in seinem Leben einnimmt, dass er sich als Mensch enorm ausgeschlossen fühlen würde, wenn er plötzlich anders leben müsste.

## 2. Der "Leistungs-Esser"

Er ist ein Mensch, der erkannt hat, wie wichtig ein gesunder Körper ist und dass er selbst viel dazu beitragen kann, das Beste aus seinem Körper zu holen. Sport zu treiben und auf die Ernährung zu achten, ist für ihn eine Selbstverständlichkeit.

Da er in einer Welt von *"schneller – höher – weiter"* aufgewachsen ist, ist dieser Spruch für ihn zu einer Lebens-Maxime geworden. Von ihm kann man Disziplin und Härte gegen sich selbst lernen. Er ist äußerst ehrgeizig, ein absoluter Perfektionist und stellt sich selbst unter großen Druck. Gefühle und Genuss haben bei ihm nur wenig Platz. Er erstellt sich gern Pläne und alles soll zu 100% nach diesem Plan laufen. Im Training genauso wie bei seiner Ernährung.

Er verbietet sich alles, was nicht sein darf, denn er hat seinen Blick stets auf ein Ziel gerichtet und nur dieses zählt. Für solche Menschen gibt es nur 100% Leistung, es gibt keine Grauzonen. Seinen Stellenwert im Leben bewertet er praktisch mit Leistungsabzeichen, die er sich abholt.

Wenn er kein gutes Ergebnis erreicht, verliert er sich selbst gegenüber an "Lebensberechtigung". Er schimpft sich (oft unbewusst) im Geiste und straft sich mit noch härteren Plänen. Er greift, wenn nötig, zu weiteren Nahrungsergänzungsmittel, um das Meistmögliche aus seinem Körper zu holen. Essen und Trinken ist für ihn kein Genuss – es ist eine große Pflicht, um immer bessere Leistungen abliefern zu können.

Ein gutes Gefühl bekommt er nur, wenn er in seinen Augen perfekt war. Was immer für ihn gerade perfekt heißt. Nur dann kann er sich selbst einen Schulterklopfer geben. Doch nach diesem spärlichen Eigenlob steckt er sich seine Ziele bereits wieder höher. Es gilt, das nächste

Limit zu sprengen, noch mehr zu leisten. Nur dann wird er sich wieder als gut empfinden und mit sich zufrieden sein können. Wenn auch wieder nur für kurze Zeit.

Zu diesen Ernährungs-Typen zählen Menschen wie disziplinierte Bodybuilder, erfolgreiche Triathleten, Radfahrer oder Läufer. Aber auch Models, die die Leistung ihres Körpers als die einzig wahre Maxime sehen. Sie verlangen ihrem Körper alles ab – egal, in welcher Richtung. Sie sind – wenn man so will – Egozentriker, wobei "Körper-Zentriker" ein passenderer Ausdruck wäre. Der Großteil der Definition ihres Menschseins heißt ein perfekter Körper bzw. eine perfekte Leistung. Nur, wenn sie der Welt zeigen können, wie gut sie ihren Körper im Griff haben, fühlen sie sich wohl.

Dabei stellen sie viel zu oft ihren inneren Menschen hinten an. Sie vergessen bzw. verdrängen Gefühle und Bedürfnisse, die in ihren Augen schwach sind. Schwäche hat keine Daseins-Berechtigung. Nur Ellbogentechnik zählt. Nur so kommt man weiter.

## 3. Der "Angst-Esser"

Er zählt zu den ständig Ängstlichen. Er ist immer gut informiert, wie man sich vor dieser oder jener Krankheit schützen kann. Alles Neue ist willkommen, was die Gesundheit weiter stärkt. Oft ist dieser Mensch ein großer Bio-Befürworter, denn alles, was schaden könnte, vermeidet er so gut es geht.

In manchen Fällen wird er zu einer Art Apostel, der seine Mitmenschen belehren will. Schließlich hat er sich großes Wissen angeeignet und weiß genau, wie man zu leben hat, damit man gesund und stark bleibt.

Dieser Mensch ist oft ein enthaltsamer Asket, der aber doch gerne zu hochwertigem Fleisch greift, weil er sonst Angst hätte, in irgendeiner Form unterernährt zu sein. Er hat Angst, dass er dadurch mit gesundheitsschädigenden Folgen rechnen müsste.

Er zeigt sich anderen Ernährungsformen gegenüber tolerant, ist sogar interessiert an ihnen. Doch im Prinzip greift er wieder zu seinen altbewährten Methoden, auch wenn er gerne mal da und dort etwas Neues ausprobiert. Seine Angst hält ihn aber immer in einem gewissen Rahmen gefangen.

## 4. Der "Dauer-Diät-Halter"

Der "Dauer-Diät-Halter" ist ein Mensch, dem seine Selbstzweifel nie von der Seite weichen. Ihm schwebt immer ein Traumbild des perfekten Körpers vor Augen, das er erreichen will. Doch unbewusst lassen ihn seine Zweifel niemals ans Ziel kommen. Die verinnerlichten Selbstzweifel verwehren es ihm. Er traut es sich einfach nicht zu, dass er eines Tages wirklich seine Traumfigur erreicht.

Was immer es für eine neue Diät am Markt gibt, der Dauer-Diät-Halter kennt sie bereits oder probiert sie gerade aus. Er ist immer im Diät-Trend der Zeit, wenn man so will. Er will an Wundermittel glauben, die die Werbung verspricht und hat viele dieser Hilfsmittel zuhause. Alle möglichen Pulver und Kapseln verstauben aber nach einer gewissen Zeit im Schrank.

Der Dauer-Diät-Halter muss kein übergewichtiger Mensch sein, nein. Es gibt auch sehr dünne Menschen unter diesem Ernährungs-Typ. Das Aussehen ist hier nicht der Punkt.

Er kreiert vielmehr ein Wunschbild seines Äußeren, das er sich selbst an einer imaginären Angel, die er sich zwischen Hals und Schulter geklemmt hat, vor sich herträgt. Dieses Bild beherrscht ständig seine Gedanken und genau diesen Körper will er haben. Im Endeffekt traut er es sich selbst nicht zu, dass er jemals so aussehen wird. Doch das sieht er nicht.

Er sieht die vielen 1000 Gründe, die daran schuld sind, dass sein Körpertraum nicht real wird. Und zu guter Letzt gibt es für diesen Menschen immer den gleichen gemeinsamen Nenner: Die ausprobierte Diät war schuld oder die Pulver bzw. Pillen haben nicht gewirkt. Genau sie versprachen ein Ergebnis, was sich nun wieder als eine Lüge entpuppte. Die Schuld wird der jeweiligen Diät zugeschoben.

So läuft der Dauer-Diät-Halter weiter ständig seinem Traumbild hinterher und wartet auf ein neues Wundermittel, das ihm endlich hilft, seinen Körpertraum Wirklichkeit werden zu lassen. Und so gibt es die Zeiten, wo dieser Mensch sich alles Mögliche an Essen und Trinken in sich hineinstopft und dann wieder jene Zeiten, wo er sich selbst bis zum Exzess kasteit.

Ein trauriges Auf und Ab. Eine Lösung wäre hier, sich seiner Zweifel zu stellen, sich wirklich seine Ernährungsgewohnheiten anzuschauen, um dann mit ihnen für immer aufzuräumen.

Doch statt sich selbst bei der Nase zu nehmen, spielt dieser Mensch weiter Ping Pong mit seinem Körper. Eigentlich will er nicht wirklich etwas verändern. Unbewusst, versteht sich.

Denn was wäre, wenn sein Traumkörper wirklich real werden würde? Es würde Platz für eine andere Beschäftigung entstehen, was nicht absehbar wäre. Weil es etwas Neues sein würde. So hält sich dieser Mensch seine Zweifel lieber aufrecht, denn seine Träume geben ihm eine Art Halt. Und mit diesem Zustand hat er schließlich gelernt umzugehen.

## 5. Der "Frust-Esser"

Der "Frust-Esser" zählt für mich zu den allerärmsten Ernährungstypen. Mit ihm habe ich großes Mitleid. Unter ihnen findet man oft Menschen, die Traumatisches erlebt haben, sich einsam fühlen oder irgendeine Form großer seelischer Verletzung erfahren haben.

Der Frust-Esser ist meist ein sehr sensibler Mensch, dem in irgendeiner Form übel mitgespielt wurde. Er kompensiert viele Dinge mit Essen, da er es sich angewöhnt hat, die für ihn negativen Dinge mit Essen zu verarbeiten.

Essen ist sein Freund – zumindest für kurze Zeit. Essen gibt ihm ein gutes Gefühl und einen gewissen Halt. Es kann aber auch sein, dass er isst und sich danach selbst beschimpft. Er bestraft sich also selbst. Gerne baut sich der Frust-Esser eine Schutzschicht gegenüber dem Außen in Form von großem Übergewicht auf. Unbewusst soll ihn diese Schicht vor weiteren Verletzungen schützen.

Dieser Mensch steckt in einem großen Teufelskreis. Weil er von Haus aus ein sehr empfindsamer Mensch ist, seelisch arg verletzt wurde, misstraut er anderen Menschen generell. Sein Schutzschild heißt Übergewicht, doch das bringt nur mit sich, dass er sich jetzt zusätzlich vor anderen Menschen schämt. Er ist grundsätzlich der Meinung, dass seine Gefühle es nicht wert sind, angehört zu werden. So stopft er nicht nur Essen, sondern auch seine Emotionen in sich hinein. Er lässt alles „in sich drin", versteckt nicht nur seine Gefühle vor anderen Menschen, sondern mit zunehmendem Gewicht legt er sich selbst lahm. Die Gewichts-Schutzschicht ist häufig das äußere Symbol einer Schutzschicht, die ihn gegen das böse Außen abschirmen soll. In seinen Augen bleibt ihm nur das Essen, das er liebt und hasst zugleich. Das Essen ist Freund und gleichzeitig Feind. Dieser Mensch lebt in einer Riesenportion Selbstmitleid und Angst vor neuen Verletzungen durch andere Menschen. So beschwert er sich mit der Zeit immer mehr.

Diesen Menschen muss wirklich geholfen werden. Mit viel Geduld und Verständnis, wobei hier meist professionelle Unterstützung gebraucht wird. Es gilt für diese Menschen, dass sie wieder auf das Leben zugehen. Dass sie wieder offener werden. Dass sie begreifen, dass ihre Emotionen es wert sind, beachtet zu werden und sie sie nicht länger vor anderen Menschen verstecken müssen. Damit sie ihre Verletzlichkeit nicht mehr mit Essen kompensieren.

## 6. Der "Stress- oder Schnell-Esser"

Dieser Mensch hat so gut wie nie Zeit. Er geht in seinem Job auf und Zeit für Essen herzugeben, ist für ihn verlorenes Geld. Essen ist nur dann wichtig für ihn, wenn es um die Abwicklung eines guten Geschäftes geht. Meist hat dieser Mensch eine gute Figur, ist immer gut gekleidet und hat auch sonst viel Luxus um sich. Er definiert sich über seine materiellen Werte, wozu natürlich auch ein gutes Aussehen gehört.

Doch, was er isst, ist ihm eigentlich egal. Insgeheim ist er der Meinung, dass Essen und Trinken überbewertet wird. Hauptsache, man funktioniert im wichtigen und einzig richtigen Leben: Viel Geld zu verdienen, um sich viel leisten zu können. Zwar ist er wahrscheinlich stets gut über die neuesten Küchentrends informiert, doch nur, um in einer wichtigen Runde mitreden zu können. Er lebt auf der Überholspur, verfolgt siegessicher seine Karriereziele und schaut, dass er so viele materielle Dinge wie möglich sein Eigen nennen kann. Gesundes Essen nimmt für ihn einen sehr geringen Stellenwert ein, solange er gesund ist. Seinem inneren Menschen schenkt er nur wenig bis gar kein Gehör.

## 7. Der "Essens-Verweigerer"

Er ist eine sehr traurige Figur, die mir nahezu das Herz zerreißt. Dieser Mensch hat es sich zur Aufgabe gemacht, sich unsichtbar zu machen. Er will unbewusst gar nicht mehr auf dieser Welt sein. In gewisser Weise will sich dieser Mensch selbst zerstören.

Das heißt nicht, dass er ein schwacher Mensch ist. Im Gegenteil: Er beraubt sich selbst mit großer Disziplin und Selbstkontrolle um lebenserhaltendes Essen und Trinken. Oft geht diese exzessive Selbstzerstörung mit ehrgeizigem Sporttreiben einher.

Doch Fakt ist, dass hier irgendein traumatisches Erlebnis vorausgegangen ist. Ein Ereignis, dass diesem Menschen tiefinnerlich suggerierte, dass er es nicht wert ist, sich mit Energie zu versorgen. Es hat auf jeden Fall mit einem großen Manko an Selbstwert-Gefühl zu tun. Hier möchte ich anmerken, dass ein solch traumatische Erlebnis alles Mögliche gewesen sein kann. Jeder Mensch ist auf verschiedene Weise empfindsam. Was für den einen den Weltuntergang bedeutet, kann für den anderen einfach ein Nichts sein.

Besonders auf das Thema Gruppenzwang im Kindes- bzw. Teenageralter möchte ich hier hinweisen. Die Schönheitsideale unserer Medienlandschaft sind die Vorbilder unserer jungen Generation. Das Schönheitsbild "Size Zero" ist für unsere Kinder und Teenager wirklich ein gefährliches Thema. Junge Menschen halten sich an Idolen fest und eifern ihnen nach. Näher kann und möchte ich nicht auf dieses Thema eingehen. Ein Essens-Verweigerer braucht nämlich auf jeden Fall professionelle Hilfe! Das gilt für Magersüchtige genauso wie für an Bulimie erkrankte Personen. Sie müssen wieder von Grund auf ein gesundes Verhältnis zu Essen und Trinken und zu sich selbst aufbauen.

## 8. Der "Nicht-Wertschätzer" oder "Weils-Sein-Muss-Esser"

Man könnte ihn auch so umschreiben: *"... Mir doch egal, was ich esse ..."*. Essen als familiäres Ritual ist ihm meist fremd, weil gemeinsames Essen in seiner Familie so gut wie gar nicht zelebriert wurde. Diesem Menschen fehlt die Erfahrung, dass gemeinsames Essen mit der Familie und Freunden Fürsorge und Zusammenhalt bedeutet. Andererseits kann es genauso gut sein, dass dieser Mensch nur negative Erlebnisse mit gemeinsamen Essen innerhalb der Familie verbindet.

Egal, aus welchem Grund: Essen nimmt bei ihm so gut wie gar keinen Stellenwert ein. Dieser Mensch ist meist ein "Nichtkocher". Er vergisst oft auch einfach auf das Essen. Nur dann, wenn sein Körper nach Essen verlangt, greift er zum Nächstbesten, das er gerade finden kann.

Ernährung ist ihm einfach nicht wichtig. Ihm fehlt der Zugang, dass Essen seinem Körper sehr viel Gutes tun kann. Diesen Gedankengang kennt er gar nicht.

## 9. Der "Nicht-drauf-schauen-müssen-Esser"

Dieser Mensch ist der Gesegnete, weil er von Haus aus eine Topfigur hat. Er kann essen was er will und wann er will, sein Traumkörper ist ihm einfach gegeben. Wovon andere nur träumen können – er hat sie: die perfekten Proportionen.

Aus diesem Grund ist diesem Menschen Essen gar nicht wichtig. Er sieht keine Notwendigkeit darin, auf gesundes Essen zu achten. Schließlich hat er bereits den perfekten Körper. Und so vergisst er, dass Essen und Trinken für ein gutes Funktionieren seines inneren Körpers wichtig ist, was sich im fortgeschrittenem Alter rächen kann.

## 10. Der "Jammernde Esser"

Ich nenne diesen Ernährungstyp gerne den "Jammerer". Diesem Menschen bin ich in meiner Laufbahn als Trainerin schon unzählige Male begegnet. Er ist meist unzufrieden mit seinem Körper-Status-Quo und verlangt von irgendjemandem – wie zum Beispiel von mir – die Lösung präsentiert zu bekommen.

Wenn man ihn bezüglich seiner Ernährungsgewohnheiten befragt, kommen Antworten wie *"... ich esse eh nur ..."* oder *"... ich lebe eh schon so gesund ..."* oder *"... ich kann tun was ich will, es ändert sich einfach nichts bei mir ..."*.
Das Problem dieses Menschen ist seine eigene Inkonsequenz. Er will zwar seinen Traumbody haben, aber wirklich etwas dafür tun will er dann doch nicht. Am liebsten wäre ihm, wenn man das "Problem" mit einer bezahlbaren Lösung aus der Welt schaffen könnte. Nur ja keine Eigenverantwortung übernehmen – so lautet sein unbewusstes Credo.

Ab und zu packt diesen Menschen zwar ein Anflug von *"... so, jetzt ändere ich das ..."*, doch meist verläuft sich dieser Ehrgeiz so rasch und schnell wieder im Sande, wie er aufgetaucht ist. Er will einfach nicht kapieren, dass er seinen Körper- bzw. Ernährungszustand nur mit einer ernst gemeinten Umstellung und mit Disziplin ändern kann.

## 11. Der "Bewusste Esser"

Natürlich gibt es ihn auch: Den bewussten Esser, dem frische Lebensmittel wichtig sind und der sie schonend zubereitet. Der die Portionsgrößen mit Maß und Ziel anrichtet und einer abwechslungsreichen Ernährung den Vorrang gibt.

Er weiß um die Wichtigkeit eines guten Essensrituals mit Familie und Freunden Bescheid und bewertet das Essen trotzdem nicht über. Er will sich und seiner Familie wirklich gute Energie mit Hilfe einer ausgewogenen Ernährung geben und gibt auch gerne mal mehr Geld dafür aus.

Dieser Mensch hat bereits den richtigen Zugang, was die Bewertung von Essen und Trinken angeht. Doch trotzdem fehlt ihm eine wichtige Komponente: Er schaut gut auf sich und seine Familie, aber die Tiere, die für die Speisen gestorben sind, sind ihm egal.

## Beginne, über den Tellerrand hinauszuschauen:

# Vegan zu leben heißt, als Mensch zu wachsen

Ich behaupte nicht, dass ich mit meiner Ernährungstyp-Theorie recht habe, aber ganz von der Hand weisen kann man gewisse Punkte nicht. Unabhängig davon, zu welchem Typus du dich eher zuordnest, wirst du bereits die eine oder andere dieser Essensphasen durchlaufen haben.

Bleiben wir bei den genannten Ernährungstypen. Sie unterscheiden sich teilweise stark in ihren Gewohnheiten, doch sie haben alle eine gemeinsame Komponente: Ihnen fehlt das Mitgefühl und der Respekt anderen Lebewesen gegenüber – den Tieren. Zumindest sind sie sich dessen noch nicht bewusst.

Menschen, die in dieser Kategorie „Wir unter uns Menschen" verhaftet sind, glauben vorrangig: Der Mensch steht an der Spitze der Nahrungskette und darf sich allem anderen Leben zu seinem Nutzen bedienen. Das ist für sie eine Selbstverständlichkeit. Dabei ist es egal, ob diese Menschen den Anspruch einem Gott zuschreiben oder dem Recht des Stärkeren. Die Konsequenz aus diesem Denken heraus bleibt die gleiche: Tiere müssen sterben, weil der Mensch das Recht hat, ihr Fleisch zu essen. Das zieht sich noch weiter durch: Äcker und Plantagen dürfen mit Pestiziden und Kunstdünger vergiftet werden, weil der Mensch sich den größtmöglichen Ertrag herausholen darf. Und das Ganze geht noch weiter: Menschen dürfen als Billiglohnkräfte ausgebeutet werden, damit die so gewonnenen Produkte für "wichtigere Menschen" billiger werden.

Aus diesem Aufzeigen der vorherrschenden Denkweise kann man klar erkennen, dass wir in einer Welt leben, die immer nur den Stärkeren hochhält. Und genau dieses Glaubensmuster ist meiner Meinung nach die Wurzel des Grundübels unserer heutigen Welt: Jemand oder etwas ist mehr wert als etwas oder jemand anderer. Deshalb darf das Minderwertigere, das Schwächere benutzt und ausgebeutet werden. Der Stärkere hat das Recht, dass er jemanden benutzen und ausbeuten darf.

Kann das stimmen? Kann diese Denkweise wirklich groß und zivilisiert sein? Ich will dich mit ein paar Gedankenmodellen zum Nachdenken anregen. Es geht mir nicht darum, ob ich recht habe. Ich fordere dich auf, den Momentan-Zustand der Welt zu hinterfragen. Du sollst dir deine eigenen Gedanken machen, um dir ein eigenes Urteil über unsere Systeme bilden zu können.

Die folgenden Gedankenmodelle sind nur ein paar Auszüge, die mir einfallen, wenn ich mich mit der vorherrschenden Gangart der Welt befasse. Die genannten Modelle haben in weiterer Folge mit unserem Umgang mit Essen und Trinken zu tun. Ich würde es sehr begrüßen, wenn diese Gedanken zu kontroversen Diskussionen führen würden.

## 1. Gedanke: Das Recht des Stärkeren

**Der Grundgedanke dieses Modells:**

Der Stärkere gewinnt den Kampf, weil er über mehr Kraft, mehr Intelligenz, mehr Ausdauer oder über ein Mehr an Technik verfügt. Mit mindestens einer dieser Qualitäten ausgestattet, steht ihm das Recht zu, sich den Gewinn einzuverleiben – egal, um welchen Gewinn es sich dabei handelt.

**Zwei weitere „Unter-Gedanken" dazu:**
**a)** Wir leben in einer überwiegend männlich gesteuerten Welt.
**b)** Wir halten an Althergebrachtem fest, weil sich dieses zu irgendeiner Zeit als gut bewährt hatte.

**zu a)**
Der Mann ist körperlich gesehen der stärkere Mensch, stellt man ihm die Frau gegenüber. Nach einer langen Geschichte voll von Kriegen und Schlachten hat uns diese körperliche Überlegenheit in eine vorwiegend patriarchalisch geführte Welt gebracht. Nach wie vor halten vor allem Männer die Machtzügel in der Hand. Obwohl in unseren westlichen Ländern Frauenrechte bereits „installiert" sind, werden sie noch immer nicht zu 100% gelebt, von anderen Ländern ganz zu schweigen.

Doch bleiben wir in unserer westlichen Zivilisation: Am Papier werden Frauen die gleichen Rechte wie Männern zugesichert. Doch die Realität sieht anders aus, denn noch wirken die alten Erziehungsmuster in Männern und Frauen gleichermaßen. Sie besagen in etwa:
- Die Frau ist für Heim und Familie zuständig.
- Die Frau ist eher für den emotionalen Zusammenhalt zuständig.
- Der Mann ist der Ernährer. Er muss immer stark sein und darf keine Schwäche zeigen.
- Ein guter Mann hat großes Ansehen. Er steckt sich so sein Revier ab (was mit den Revierkämpfen im Tierreich vergleichbar ist).

Diese Liste ließe sich noch lange fortsetzen, doch du hast sicherlich die Grundaussage verstanden. Auch, wenn es heute vermehrt wirklich gleichberechtigte Partnerschaften gibt, bleiben diese doch noch Einzelfälle. Denn man darf die subtilen und unbewussten Strömungen unserer Erziehungsmuster nicht vergessen. Oft ist einem gar nicht bewusst, dass man sich insgeheim in der alten Geschlechterrolle befindet.

Ich habe das an mir selbst erfahren. Es hat mich enorm viel Kraft, Zeit und Innenschau gekostet, um diese tief verankerten alten Muster zu erkennen und ein für alle Mal zu eliminieren. Ich bin überzeugt, es geht vielen Frauen so – ich sage sogar, den meisten geht es so! Damit möchte ich keinesfalls die Männerwelt verteufeln, nein! Ich will einfach darauf hinweisen, dass dieses Gleichberechtigungsgefühl aus dem Inneren eines jeden Menschen kommen muss. Es kann nicht einfach von außen übergestülpt werden, indem man z.B. am Papier die gleichen Rechte für Frauen definiert.

Noch existiert sie nicht wirklich: Die Gleichberechtigung zwischen Mann und Frau und Kind. Aber ich bin eine Optimistin und glaube, dass wir uns jetzt an einer Schwelle befinden, wo zumindest die Frauen in den nächsten Jahren aus ihren Schatten treten werden und wo sie endlich beginnen, für sich selbst einzustehen und alles Nötige dafür einzufordern.

Das ist gut so und vor allem sehr wichtig für die Zukunft der Welt, denn worauf will ich hinaus? Es fehlt in dieser vorrangig patriarchalisch gesteuerten Welt einfach an Emotionalität! Gefühle beinhalten große Qualitäten, wenn man sie ernst nimmt. Sie würden zu mehr Gerechtigkeit und weniger Machtgehabe, zu mehr Wärme für andere statt Eigenprofilierung, zu mehr Moral und vielem mehr beitragen.

Denn nach wie vor sind auch die meisten Männer in alten Erziehungsmustern verhaftet. Eines dieser Muster heißt: Gefühle zeigen bedeutet Schwäche. Das ist natürlich absoluter Nonsens, weil gerade mit dem Zulassen von Gefühlen schneller eine Verbesserung des Weltzustandes stattfinden würde. Es sollten also unbedingt mehr Frauen ins Machtgefüge integriert werden, denn sie durften sich in Gefühlsdingen freier entwickeln.

Jetzt meine brennende Frage dazu: Wenn die Gleichberechtigung zwischen den Geschlechtern noch gar nicht wirklich existiert, wie soll es da bereits ein Verständnis für das Thema ‚Tierrechte' geben? Ich sage, wir Veganer sind in diesem Denken gewissermaßen Vorreiter. Es ist bereits in unser Bewusstsein vorgedrungen, dass Tiere genauso ein Recht auf ein schmerzfreies Leben haben und dass sie nicht für uns Menschen ausgebeutet werden dürfen.

**zu b)**
Es heißt nicht umsonst: Der Mensch ist ein Gewohnheitstier. Alles, was neu auf uns zukommt, macht uns zuerst einmal so richtig Angst. Wir halten gerne an Altbewährtem fest, weil es uns ein Gefühl der Sicherheit gibt. Auch wenn es sich dabei um ein trügerisches Gefühl handelt, denn nichts ist wirklich sicher.
*„Es war immer so, so hat es sich bewährt und so soll es auch bleiben!"* Das ist der Grundtenor, dem die meisten Menschen folgen. Dem vor allem auch die alten Bonzen und Machtinhaber folgen. Aber wir brauchen dringend frischen Wind in unserer Welt! Wir haben dazugelernt und wissen heute Vieles besser.

Doch das Alte wird noch immer mit voller Inbrunst hochgehalten. Neue Ansätze werden nach wie vor gerne verpönt. Das zieht sich durch alle Lebenslagen und hindert uns an einem echten Fortschritt. Es hindert uns, endlich eine bessere Welt mit mehr Respekt und Toleranz zu installieren. Eine Welt mit einem Mehr an Verständnis. Wir brauchen neuen Mut und sollten uns nicht von der Angst vor allem Neuen lähmen lassen. Genau das ist der Weg, den wir beschreiten müssen.

**Mein Fazit:**
Das Recht des Stärkeren hat ausgedient! Wir leben heute in einer Welt, wo wir dieses Recht nicht mehr brauchen. Diese Erkenntnis und ein dementsprechendes Handeln wäre ein wirklicher Bewusstseinssprung für die Menschheit. Wir sind den Zeitaltern des Faustrechts entwachsen. Die Fülle, über die wir zurzeit verfügen, unsere hervorragenden technischen Hilfsmittel, unsere globalisierte Welt, unsere unendlichen Möglichkeiten der Kommunikation – das alles widerruft den Sinn am Festhalten am Recht des Stärkeren.

Fakt ist, dass wir West-Menschen in einer hochtechnischen, übervollen Welt leben und Essen wegschmeißen, weil wir zu viel haben. Wir töten zu viele Tiere, weil es uns egal ist. Und gleich neben uns existieren Länder, wo Menschen verhungern. Das Schlimmste ist: Wir wissen das! Doch wir können im Zeitalter der Globalisierung nicht länger unsere Augen und Ohren verschließen.
Jeder von uns weiß über diese barbarischen Ungerechtigkeiten Bescheid. Die meisten haben es sich in ihren warmen

Nestern gemütlich eingerichtet und halten Augen und Ohren weiterhin verschlossen. Um dieses Scheinheilige weiterhin aufrecht halten zu können, argumentieren sie mit Unwissenheit oder Verleumdungen. Doch wie lange funktioniert das noch?

Wir rasten uns auf dem Rücken von unzähligem Leid aus und spielen dabei auch noch die „nichtwissenden Opfer" mit unseren banalen Alltagssorgen. Wer bitte kann so auf Dauer leben? Mit all dem Wissen im Kopf? Ich sage: Nur solche Menschen, die keine wahren Herzensqualitäten haben. Sie wollen einfach nicht über den Tellerrand schauen, sie bleiben in ihrem Ego verhaftet.

Im Vergleich zu Menschen, die zu früheren Zeiten lebten, sind wir heute enorm verweichlicht. Viele lassen ihre angeborene Intelligenz einfach dahinvegetieren. Sie strengen sich gedankenmäßig nicht wirklich an, höchstens, wenn es um die eigenen Belange geht. Dabei könnte die Menschheit bereits um Lichtjahre weiter sein. Ich sage: Keine Ausreden mehr! Es ist Zeit, dass jeder von uns die Verantwortung für sein eigenes Handeln übernimmt.

## 2. Gedanke: Kampf ist mehr wert als Herzensqualität und Mitgefühl

Was bedeutet Herzensqualität? Die meisten Menschen verbinden das Herz maximal mit dem Zustand des Verliebtseins. Doch in meinen Augen ist Herzensqualität ein viel größerer Begriff, der weit über das Gefühl von Verliebtheit hinausgeht.

Ich bin der Meinung, dass in unseren Breitengraden zurzeit nur wenige Menschen über diese Herzensqualitäten verfügen, von denen ich spreche. Ich übersetze es nämlich mit „über das eigene Ego hinausgehen". Es bedeutet, wahres Mitgefühl mit anderen Lebewesen – egal, ob Mensch, Tier oder Natur – zu haben und aus dem Wissen heraus, niemandem schaden zu wollen. Eben auf gewisse Dinge zu verzichten. Vorbehaltlos und ohne Ego-Absichten zieht man für sich selbst die Konsequenzen daraus und handelt danach.

Doch wir westlichen Kinder wurden vorrangig mit dem Leistungsgedanken erzogen. Nur wer kämpft und auch gewinnt, ist ein Sieger und damit ein „Super-Mensch". Wer einfach nachgibt (für uns wurde das mit ‚aufgeben' übersetzt), ist ein Loser. Kampf und Gewinn. Sich holen, was man braucht. Sich holen, was die Werbung einem sagt. Genau so arbeitet unser Staatensystem, wo die Wirtschaft auf ein überdimensionales Podest gestellt wird. Nichts zählt mehr, als dass wir Menschen konsumieren was das Zeug hält, um den Wirtschaftsmotor am Laufen zu halten. Es ist ein Kampf. Ein Kampf um die Geldverteilung. Wer erhält das größte Stück vom Kuchen? Alles andere wird nachgereiht. Der Tod von Millionen und Abermillionen Nutztieren, der Tod dieser komplexen Lebensformen und auch der Tod unserer Natur ist dem vom Menschen installierten Geldsystem untergeordnet.

Kampf mag ja in Ritter Kuniberts Zeiten noch Sinn gemacht haben. Wenn die Männer auszogen, um Ländereien einzunehmen, damit sie der zuhause gebliebenen Familie mehr bieten konnten. Doch diese Zeiten sind lange vorbei. Zum Glück. Und doch gibt es heute mehr Kriege auf der Welt als jemals zuvor, nebenbei bemerkt.

Wir brauchen dringend mehr von dieser Herzenswärme in der Welt. Wir brauchen

Menschen, die Mitgefühl für andere haben. Wir brauchen dringend mehr Menschlichkeit. Emotionale Intelligenz statt intelligente Waffen und Kriegsstrategien. Wir brauchen Menschen mit Gefühlen und nicht noch mehr Maschinen und Drohnen, die uns weiter in Schach halten. Wir brauchen Offenheit, ein Verstehen für andere und vor allem Mut, für diese Herzensqualitäten auch vor anderen einzustehen.

Ich glaube, es passiert von selbst. Immer mehr Menschen entdecken für sich, dass sie mit all den materiellen Gütern nicht wirklich glücklich werden. Sie entdecken, dass da noch etwas anderes sein muss. Etwas, dass sie glücklich und zufrieden macht.

Vielleicht bricht jetzt das Zeitalter des geistigen Höherstrebens an. Ich zähle mich bereits zu diesen Menschen. Unser Mitgefühl für den Planeten ist gefragt und nicht *„... wie kann ich noch mehr aus ihm herausholen ...?“*

Ich bin wirklich überzeugt, dass immer mehr Menschen klar wird, dass sie nicht nur das sind, was sie besitzen oder welche Position sie im Berufsleben einnehmen. Ihnen wird klar, dass in ihnen eine ganz spezielle, sehr individuelle Mischung aus Liebe, Leidenschaft, Zorn, Traurigkeit, und vielem mehr existiert und dass sie diese Innenwelt leben müssen, um glücklich und zufrieden werden zu können. Und genau diese jeweilige so spezielle Mischung wird in der Welt gebraucht. Jeder ist wichtig und jeder ist einzigartig. Aus diesem Wissen heraus wird es den Menschen nicht länger schwerfallen, auf etwas zu verzichten, das jemandem anderen Leid bringt. Sie wissen dann um ihre eigene Wichtigkeit und um die Wichtigkeit allen Lebens auf diesem Planeten. Denn wir sollen uns nicht bekämpfen, wir sollen uns ergänzen.

## 3. Gedanke: Das Festhalten am gewohnten System

Wir in unserer westlichen Welt werden von klein auf zu Egoisten erzogen. Damit meine ich aber nicht die Portion gesunder Egoismus, die jeder Mensch braucht, um sich seinen Platz in der Welt nehmen zu können. Nein, es geht hier um den Egoismus in Sachen „Nimmersatt“. Nie genug bekommen, weil man glaubt, nur mit möglichst viel Rundherum ist man ein toller Mensch. Es geht um Leistung erbringen, besser als andere sein zu wollen, jemand anderen ausstechen zu können, um seine eigene Lebensberechtigung mehr zu fühlen. Es geht darum, sich so oft wie möglich profilieren zu können, um nur ja aus der Masse hervorzustechen.

Genau dieser Egoismus wird uns nach wie vor tagtäglich eingeimpft. Die Wirtschaft braucht ihn. Ohne das Streben des Menschen nach immer mehr materiellen Dingen, nach immer mehr sich im Außen beweisen, würde das System des Konsums zusammenbrechen.

Der krasse Widerspruch ist, dass wir auf der anderen Seite einfach zu funktionieren haben. Uns wird gesagt, dass wir uns an Regeln halten müssen, im Job und im Staat. Wenn du alles dem fordernden Außen gibst, bist du ein guter Bürger.

Vielleicht macht uns diese Widersprüchlichkeit so konfus. Was und wie sollen wir nun leben? Wer sollen wir sein, um ein toller und guter Mensch zu sein? Schließlich sind wir Herdentiere und wollen dazugehören. Von außen betrachtet sind wir ganz schön arm dran. Es wird ein ständiger Spagat von uns verlangt. Das eine Mal ist von uns der volle Egotrip erwünscht, das andere Mal sollen wir die maximale Leistung z.B. für die Firma abliefern und uns selbst dabei vergessen. Ein ständiger Widerstreit. So kann es nur zu Burnout und Depression kommen.

Wir leben in einer Welt, die uns vorgaukelt, dass wir frei sind. Wir sollen uns so individuell wie möglich zeigen, aber nach den Regeln eines Konsumsystems. Dieses System möchte, dass wir ständig konsumieren und somit niemals unabhängig vom System sind. Doch gleichzeitig suggeriert es uns, dass wir nur mit Ellbogentechnik an unser Ziel kommen. Widersprüchlicher geht es einfach nicht.

So führt meiner Meinung nach kein Weg daran vorbei, sich selbst im Inneren zu betrachten. Es gilt, sich Fragen zu stellen: Wer bin ich wirklich? Wie fühle ich mich? Bin ich in dem Leben, in dem ich sein will? Bin ich glücklich? Diese Selbstbefragung erfordert Eigeninitiative, denn das Konsumsystem hat kein Interesse daran, dass du deine Werte und Bedürfnisse selbst definierst. Dann würdest du nämlich nicht mehr so viel kaufen, wie du es bisher getan hast. Du bräuchtest einfach Vieles gar nicht mehr, weil du den Dingen nachgehen würdest, die dich wirklich erfüllen und ausfüllen.

Ständig wird von uns verlangt, dass wir mit der Welle schwimmen. Doch gleichzeitig sollen wir dabei den Kopf so hoch wie möglich aus der Welle herausstrecken. Um das System so gut wie möglich weiter zu nähren. Eine solche Art der Gegensätzlichkeit kann nur Zweifel und Ängste in einem Menschen hervorrufen.

Wir Menschen sollen nach Logik und Systemvorgaben leben und unsere Gefühle, also unsere Einzigartigkeit unterdrücken. Wir sollen zwar bestimmte Eigenschaften leben, wie z.B. stressresistent sein, entgegenkommend und aufopfernd im Job. Aber eben nur diese gewissen Eigenschaften, die der Staaten- und Wirtschaftsstruktur nutzen. Alle anderen persönlichen Noten sind unerwünscht. Das Ganze passiert so unterschwellig und subtil, dass sich viele dessen gar nicht bewusst sind. Uns wird ständig auf die eine oder andere Weise suggeriert: *"... du bist dann ein guter Mensch, wenn du ... kaufst/machst"*. Das System ist nicht an dir als Mensch interessiert. Nur als Ausführender und Konsumierender.

## 4. Gedanke: Essen als modische Selbstdarstellung

Die Medienlandschaft – vor allem die Werbung – suggeriert uns vorrangig, dass es hauptsächlich perfekte und zufriedene Menschen gibt, die in perfekten Familienidyllen leben. Man braucht nur Produkt X und schon ist man stark und mit Produkt Y liegt einem sowieso die ganze Welt zu Füßen.

Doch natürlich ist das ein Vorgaukeln von Tatsachen, die es zwar gibt, doch nicht immer und überall. Alle Menschen haben ihre eigene Geschichte, in der nicht nur positive Lebenserfahrungen vorkommen. Jeder Mensch hat neben seinen Stärken auch verschiedenste Zweifel und Ängste.

Nun kommt also z.B. die Werbung daher galoppiert und behauptet frech, dass mit ihrem Produkt plötzlich alles in Ordnung kommt. Genau mit dieser Message ködern sie viele Menschen, denn jeder wünscht sich natürlich ein perfektes Leben.

Und da wir eben in unserer westlichen Welt hauptsächlich materiellen Dingen nacheifern und innere Schwächen und Blockaden lieber verdrängen als aufarbeiten, wirken die Werbebotschaften in hohem Maße.

Die Wahrheit ist, dass viele Menschen mit ihrem Körper und sich selbst unzufrieden sind, sich alles andere als perfekt fühlen und oft in einer Welt leben, die von Sich-selbst-kleinmachen bestimmt ist. Um sich besser zu fühlen, versuchen deshalb viele, mit verschiedenen Sachen und Aktivitäten im Außen aufzutrumpfen. Man will sich vor anderen profilieren, um sich selbst das Gefühl geben zu können, wichtig zu sein. Man will sich vor anderen Menschen als toll und trendy darstellen.

Diese Profilierung fand früher hauptsächlich mittels Kleidung oder Autos statt, um nur ein paar Beispiele zu nennen. Doch zunehmend findet die Selbstdarstellung eines Menschen nun auch durch die Ernährung Ausdruck. Die Food-Trendscouts sind massentauglich geworden. Gegessen wird, was „trendy" ist. Einen solchen Luxus können wir uns übrigens nur erlauben, weil wir in einer übervollen Zeit leben.

Wenn es einerseits auch gut ist, dass sich immer mehr Menschen mit Lebensmitteln und ihrer Wirkung beschäftigen, so ist es doch nicht der richtige Zugang zum Essen und Trinken. Denn, wenn ich ausschließlich den Food-Trends der Zeit folge, befasse ich mich wieder nicht mit dem, was mein Körper braucht.

Essen kann niemals Trend sein. Die Ernährung ist ein unerlässlicher Teil unseres Lebens. Wir sollten dankbar sein, dass wir uns über Hunger keine Sorgen machen müssen und genau aus diesem Grund stets respektvoll mit Essen und Trinken umgehen.

## 5. Gedanke: Je älter man wird, desto eingefahrener werden die Denkgeleise

Unsere Erfahrungen und Muster über die Jahre hinweg lassen uns in unserem Denken immer unflexibler werden. Je älter man wird, desto schwerer fällt es einem, so tolerant wie ein Kind oder ein Jugendlicher zu sein. In jungen Jahren ist man neugierig aufs Leben und voller Feuer, doch die Erwartungen an das Leben nehmen bei den meisten mit zunehmendem Alter ab.

Dabei wäre es das Einfachste auf der Welt, sich ständig mit der Zeit zu verändern, aber die vielfach inhalierten Muster und Vorstellungen halten viele Menschen davon ab. Sie klammern sich lieber krampfhaft an Altbekanntes, als sich auf neue Erfahrungen einzulassen.

Loslassen zu können ist wirklich eine Kunst, die einem ein ständig neues und frisches Lebensgefühl bringen würde. Das gilt auch für althergebrachte Ernährungsgewohnheiten. Das Einzige, was es zum Loslassen braucht ist, dass man bereit ist, sich auf etwas Neues einzulassen. Ja, so einfach ist das! Es lohnt sich, sich im Zulassen von Neuem zu üben. Auf diese Weise würden viele Menschen das Leben als leichter, intensiver und reicher erfahren. Das Leben will, dass man sich auf das Leben einlässt.

Mit einem solchen Zugang zu Neuem würden sich auch eingefahrene Ernährungsgewohnheiten leichter ändern lassen. Denn schließlich würde man das

Neue begrüßen anstatt es als „*... das kann und darf nicht sein ...*" abzustempeln.

Wir brauchen in jedem Lebensalter die Neugierde eines Kindes. Das ist nämlich ihre wundervolle Eigenschaft: Sie gehen ohne Vorurteile auf etwas oder jemanden zu, ohne gleich misstrauisch zu sein. Sie unterteilen nicht in gut und schlecht, sondern erfahren das Unbekannte und bilden sich anschließend ihr Urteil. Sie verkünden nicht: Ich weiß, wie das Leben läuft. Sie sind offen und lassen sich gerne etwas Neues erzählen. Ja, das können wir von Kindern lernen. Die Leichtigkeit des Seins.

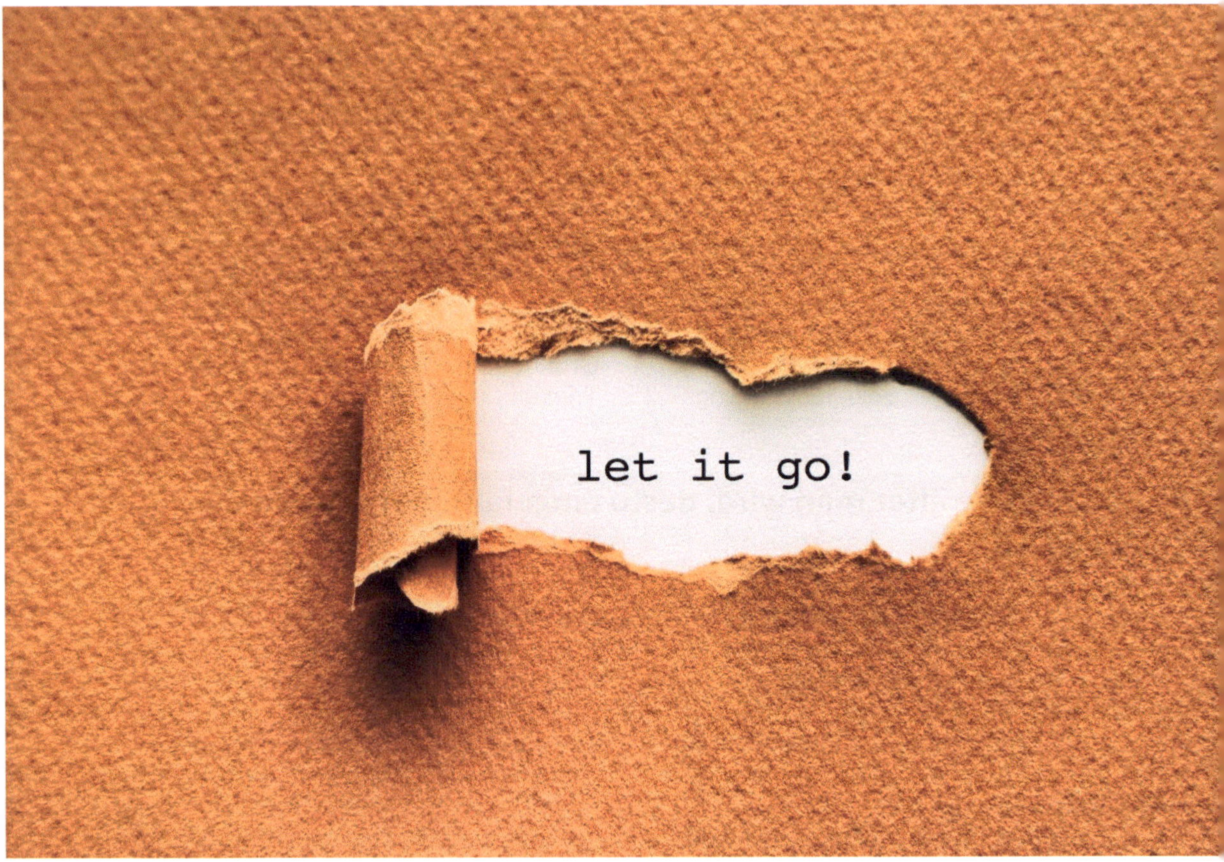

# FAKTEN RUND UM ENERGIEBEREITSTELLUNG, VERDAUUNG UND ENERGIEBILANZ

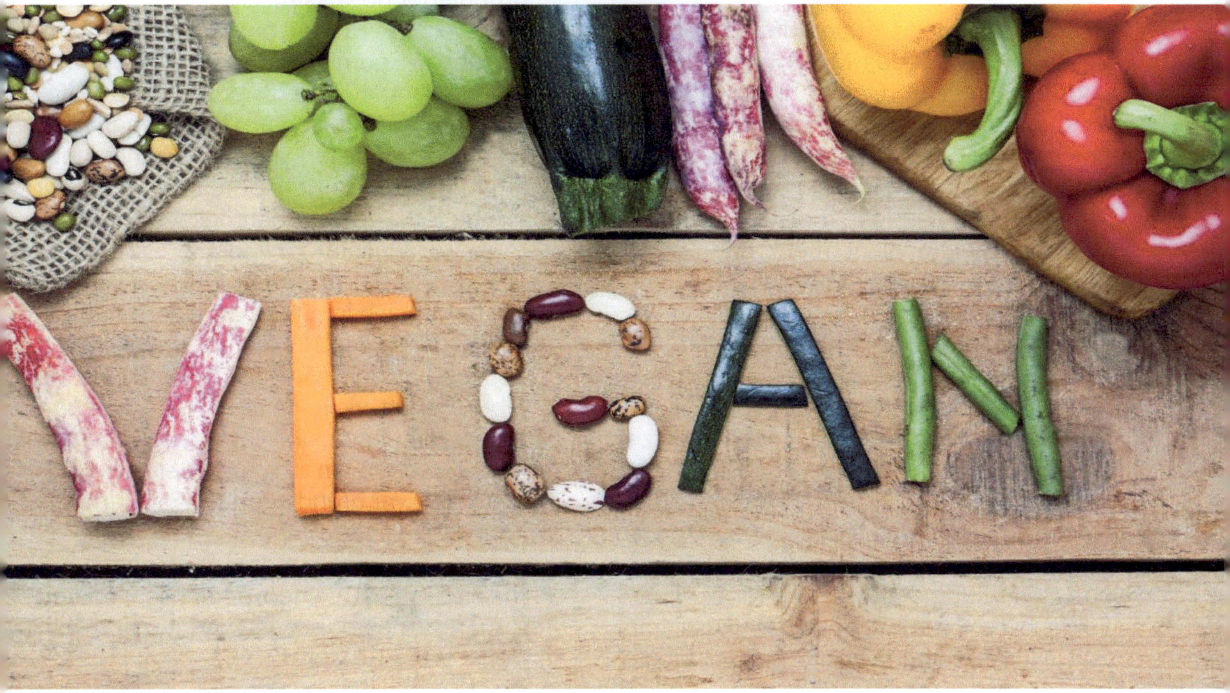

# Warum dreht sich eigentlich alles um Essen?

Wir Menschen kommen relativ lange ohne Essen aus. Doch im Endeffekt brauchen wir Nahrung – besser gesagt, unser Körper braucht Essen und Trinken, um an Lebensenergie zu kommen. Indem du nämlich isst und trinkst, lieferst du deinem Körper die Grundstoffe, aus denen dein Organismus sich die lebensnotwendige Energie holt, um überhaupt funktionieren zu können. Ohne diese aus der Nahrung gewonnene Energie wären wir alle nicht lebensfähig. Es ist ein essenzieller (lebensnotwendiger) Bestandteil des Lebens.

Das ist uns oft nicht mehr bewusst, denn wir haben in unserer westlichen Welt Essen und Trinken im Überfluss. Wir leben in einer sehr reichen Zeit, wo wir uns wenig Mühe geben müssen, um an Nahrung zu kommen. Wir gehen einfach in einen Supermarkt oder in ein Restaurant und holen uns genau das, was wir wollen.

Doch anscheinend ist der Mensch ein zügelloses Wesen, das Mühe hat, mit Maß und Ziel zu leben. Denn anstatt sich aus diesem großen Nahrungsreichtum genau das zu holen, was der Körper braucht, um perfekt zu funktionieren, hat sich der Mensch ein neues Problem gemacht. Heute plagt ihn nicht mehr die Sorge, dass er zu wenig auf den Tisch bekommt. Heute plagt ihn die Sorge, wie er es schafft, durch seine Ernährung nicht dick bzw. krank zu werden. Viele Menschen finden einfach nicht den für sie richtigen Ernährungsweg und das ist ein absolutes Luxusproblem!

Es ist für jeden Menschen unerlässlich, dass er sich die wichtige und umfangreiche Bedeutung der Nahrung für sich und seinen Körper erneut in sein Bewusstsein holt. Nur dann wird er die für sich beste Ernährungsweise finden können und nur dann wird er seine Essgewohnheiten dauerhaft umstellen können.

Leider passiert dieses Sich-bewusst-werden meist erst dann, wenn z.B. Krankheit, Übergewicht oder ein anderes einschneidendes Erlebnis ins eigene Leben tritt, wobei Übergewicht natürlich nicht plötzlich entsteht.

Doch DU kannst ganz anders an die Sache herangehen. Du musst nicht darauf warten, dass etwas passiert. Wenn du erkennst, dass du mit Essen und Trinken deine dir zur Verfügung stehende Energie steuerst und dass deshalb eine gesunde Ernährung für deinen Körper wichtig ist, wirst du mit Sicherheit ganz entspannt deine Essgewohnheiten neu ausrichten.

In diesem Teil des Buches findest du grundlegende wissenschaftliche Erkenntnisse über Energiebereitstellung, Verdauung, Energiebilanz und über den Kraft-Nährstoff Eiweiß, sowie eine Hilfestellung, wie du dich auf eine vegane Ernährung umstellen kannst. Meine langjährige Erfahrung im Bereich vegan soll dir helfen, deinen persönlichen Ernährungsweg leichter zu finden.

Ich habe mich im Laufe der Jahre mit vielen verschiedenen Ansätzen bezüglich richtiger Sporternährung befasst und es gibt wirklich viele davon. Nach etlichen Selbstversuchen und im Food-Coaching mit Menschen bin ich heute der Meinung, dass es zwar grundlegende Tipps und Erkenntnisse als Hilfsgerüst und Leitlinien geben kann, dass aber jeder Mensch nur für sich selbst seinen persönlich besten Zugang zu einer ausgewogenen und zielgerichteten Ernährung finden kann.

Ich stelle dir hier also Grundinformationen zur Verfügung. Sie sollen deinen Weg zu einer veganen Ernährung erleichtern bzw. beschleunigen. Doch es bleibt an dir hängen, dass du mit eigenem Ausprobieren und Rücksicht auf deine Vorlieben den für dich richtigen Weg findest. Dazu kommt, dass ich deine körperlichen und sportlichen Ziele nicht kenne.

Aus der sehr breiten Fachliteratur habe ich mich schließlich für folgende literarische Quellen entschieden:

- "Optimale Sporternährung" (Wolfgang Friedrich, 2015)
- "Ausdauertraining" (Janssen, 2003)
- Wikipedia (Erklärung verschiedener Begriffe)

Es kann natürlich sein, dass gewisse Zahlen bzw. Bereichsangaben in der Literatur abweichen. Wie gesagt, handelt es sich hier um Grundlagen, die nur der Orientierung dienen können. Den eigenen besten Ernährungsweg kann man nur durch Versuch und Irrtum für sich selbst herausfinden. Das wissenschaftliche Gebiet der Ernährung ist ähnlich den Sportwissenschaften ein recht junges, noch lange nicht gut erforschtes Gebiet.

## In unserem Körper herrscht eigenständiges Leben

Hast du schon einmal darüber nachgedacht, dass dein Körper innen lebt? Er hat ein ständig funktionierendes Eigenleben und ist damit rund um die Uhr beschäftigt. Wir nehmen es als logisch und gegeben hin, doch in Wahrheit ist es ein großes Wunder. Du kannst zwar nicht unmittelbar zuschauen, was da alles so in dir passiert, doch du hast sicherlich – genau wie ich – z.B. in der Schule viel darüber gelernt.

Wir nehmen es als selbstverständlich hin, dass

- unser Herz ständig schlägt
- unsere Organe arbeiten
- unsere Atmung funktioniert
- unsere Körpertemperatur immer konstant bleibt
- wir nach einer Erkältung wieder gesund werden und
- dass unsere Verdauung funktioniert.

Und das sind nur ein paar Aufzählungen des komplexen Regelwerkes, dass ständig und immer in unserem Körper abläuft.

Es ist sehr gut, dass wir nicht alles mit unserem Bewusstsein steuern müssen, denn bei all den unzähligen Abläufen und Aufgaben unseres Organismus wären wir maßlos überfordert. Wir hätten gar keine Zeit, uns mit etwas anderem zu beschäftigen! Unsere innere Körper-Armee erfüllt ihre Aufgaben pflichtgetreu und nahezu eigenständig.

Ja, unser Innenleben ist ein in sich geschlossener Kosmos. Alles in uns ist miteinander verbunden und vernetzt und es wird ständig dafür gesorgt, dass alles an seinem Platz bleibt, dort hinkommt, wo es hingehört oder sich wieder verabschiedet. Ein Rädchen greift ins andere. Eine vollkommene Symbiose läuft da tagtäglich in uns ab. Es ist natürlich auch eine Symbiose mit dir – deinem Bewusstsein, denn du sorgst – wenn auch meist automatisch – dafür, dass du dein Inneres mit den nötigen Hilfsmitteln belieferst. Zum Beispiel eben, indem du deinen Körper ständig mit Essen und Trinken versorgst. Essen und Trinken ist sozusagen ein Verbindungsglied des äußeren mit deinem inneren Kosmos.
Die Ernährung zählt zu den ständigen Routinearbeiten, die du für deinen Körper leistest. Es ist wie Autofahren, wo man

nach einer gewissen Zeit und Fahrpraxis alle Handgriffe automatisch macht und nicht mehr großartig darüber nachdenkt. Darum bleibt man auch oft in seinen Essgewohnheiten hängen.
Wir denken meist nur in der Form an Essen und Trinken, wenn wir Freunde, Familie oder sonst jemanden zum Essen treffen. Wir denken an die soziale Komponente des Essens und Trinkens und nicht daran, dass unser Körper von unserer Wahl der Nahrung abhängig ist. Schließlich kann er nur verarbeiten, was wir ihm geben.

## Und darum musst du überhaupt essen und trinken

Sagen wir, du isst z.B. ein Stück Brot. Du nimmst das Stück in den Mund und beginnst zu kauen. Wusstest du, dass das bereits der erste Verdauungsschritt ist?

Hier kannst du noch selbst beeinflussen, in welcher Größe du deinem Körper die Nahrung gibst. Je länger du das Stück Brot nämlich kaust, desto kleiner sind die Stücke, die du deinem Magen lieferst und desto schneller kann dein Körper mit der Verdauung beginnen.

Wenn du gut kaust, ersparst du dir selbst eine Menge Arbeit. Darum ist gut kauen viel mehr als bloß ein guter Tipp. Es ist sozusagen ein Zeichen deiner Freundschaft mit deinem Körper.

Die Nahrung enthält die lebenswichtigen Nährstoffe, die dein Organismus braucht. Diese baut er um und ab, damit er die ständig benötigte Energie für den

- Energie-Stoffwechsel (Katabolismus) und den
- Bau-Stoffwechsel (Anabolismus) bereitstellen kann.

Je nach Bedarf werden die Stoffe dem jeweiligen Stoffwechseltyp zugeführt und der Überschuss, das "Nicht-Brauchbare" bzw. die Reste werden wieder ausgeschieden. Dabei arbeitet der Organismus höchst effektiv: Er holt sich alles aus der Nahrung, was ihm möglich ist.

# So funktioniert die Energiebereitstellung

So viele verschiedene Speisen und Getränke es gibt und so unterschiedlich sie auch schmecken, im Grunde dreht sich alles nur um zwei Energiestoffe, die der Körper ständig neu braucht. Diese Energiestoffe heißen ATP (Adenosin-Tri-Phosphat) und KP (Kreatinphosphat), die übrigens die "energiereichen Phosphate" genannt werden. Genau auf diese Wunderstoffe – besonders auf das ATP – ist unser lebendiger Körper angewiesen, denn ohne ihn läuft einfach nichts.

In deinen Muskeln – die übrigens nicht nur beim Sport arbeiten – dreht sich alles um ATP und KP, denn ohne sie könntest du sie nicht gebrauchen und alle übrigen energieverbrauchenden Prozesse in deinem Körper wären lahmgelegt. Weil der superwichtige energiespendende Lebensstoff ATP also nicht ausgehen darf, hat dein Organismus sicherheitshalber gleich mehrere Möglichkeiten, um immer wieder neu ATP nachliefern zu können.

Die Formen der ATP-Gewinnung werden Resynthese genannt. Eine 100%ige Resynthese ist nach ca. 3-5 min abgeschlossen. Wir befassen uns hier vorrangig mit der Energiebeschaffung für die Muskulatur, weil uns im Sport hauptsächlich die Energiebereitstellung interessiert.

Grundsätzlich sind in jeder deiner Muskelzellen sehr kleine Mengen an ATP und KP gespeichert. Doch dieser Speicher ist wie gesagt sehr klein und kann dir nur für wenige Sekunden hochintensiver Belastung Energie liefern **(ATP für 1-3s, KP für ca. 8s)**.

Deshalb muss der Speicher rasch wieder aufgefüllt werden. Und so mobilisiert dein Organismus energiereiche Substrate, transportiert sie und baut sie ab.

*Es gibt verschiedene Arten der Energiebereitstellung. Sie werden wie folgt unterschieden:*

- nach dem Energieträger (Kreatinphosphat, Kohlenhydrate, Fette oder Eiweiße) und
- nach dem Stoffwechselweg: aerob (mit Sauerstoff = oxidativ), anaerob-laktazid (mit Laktat) oder anaerob-alaktazid (ohne Laktat).

Sind deine vorhandenen ATP- und KP-Speicher entleert, schaltet dein Organismus zuerst vorrangig auf die Verbrennung von Kohlenhydraten (KH) unter Bildung von Laktat (Milchsäure) um. Mit dieser Art der Energiebereitstellung kannst du **hochintensive Belastungen über eine Dauer von 40-60s** ausführen. Wie du siehst, ist auch das nicht gerade lang.

Schon länger hingegen, doch immer noch zeitgebunden, läuft die ATP-Resynthese über die Verbrennung von Kohlenhydraten und Fetten (mit Einschränkungen auch Eiweiß). Dazu wird jetzt gleichzeitig Sauerstoff benötigt. Bei dieser Form der ATP-Gewinnung nimmt der Organismus die Nährstoffe her, die du ihm zuvor mit der Nahrung gegeben hast und die jetzt in den Speichern deponiert sind. Doch die in der Leber und in den Muskelfasern sitzenden Kohlenhydrate-Speicher sind begrenzt – im Gegensatz zum Fettvorrat, der in großen, nahezu unerschöpflichen Mengen fast unbegrenzt Energie liefern kann.

Kohlenhydrate sind im Körper in Form von Glykogen gespeichert, wobei die Speichermenge stark unterschiedlich sein kann. Sie hängt davon ab, ob du Sportler bist oder nicht. Beim Speichern von Kohlenhydraten wird sehr viel Wasser miteingelagert. Würde man das Fettdepot des Körpers durch ein gleich großes Kohlenhydrate-Depot ersetzen, würde sich dein Gewicht verdoppeln.

Das größte einzelne Glykogen-Speicherorgan ist die Leber. Hier ist – je nach Zustand der Muskelmasse – ca. ein Drittel (bis zu ca. 150 g) Glykogen gespeichert. Die restlichen zwei Drittel sind in der Muskulatur daheim. Ein untrainierter Mensch verfügt über ca. 300-400 g Glykogen in seiner Muskulatur, ein gut trainierter Ausdauersportler kann hier bis zu 600 g Glykogen sein Eigen nennen und ein sehr gut trainierter Sportler – ein Spitzenathlet – kann sogar bis zu 900 g Glykogen speichern. Bei normaler Belastung kann ein mittlerer Kohlenhydrate-Speicher für ca. einen Tag Energie liefern, bei intensiver Belastung wie z.B. einem Marathonlauf erschöpfen sich die Glykogenvorräte allerdings nach **ca. 95 min.**

So kommen wir schließlich zum allergrößten Energiedepot deines Körpers: dem Fettdepot. Der hohe Fettanteil hat im Körper die Funktion, dass ein Mensch durchschnittlich ca. 40 Tage ohne Nahrungszufuhr überleben könnte. Weil eingelagerte Fette nicht an Wasser gebunden sind, sind sie von der Gewichtseinheit her der effizienteste Energielieferant, den du hast.

Ein gut trainierter Ausdauerathlet hat im Schnitt einen Körperfettanteil von ca. 10%, normalgewichtige Männer haben ein Mittel von 15-25%. Eine Frau hat durchschnittlich um rund 10% mehr als ein Mann, also zwischen 20 und 30%. Fettleibige Menschen können auf einen Fettanteil von über 50% kommen. Du siehst also, dass der Körper Fett extrem gut speichern kann, zumal man das auch optisch gut an Menschen sieht.

Es gibt natürlich auch – je nach Sportdisziplin, wie z.B. beim Bodybuilding – extrem niedrige Körperfettwerte, die zwischen 4-6% liegen. Abgesehen davon, dass jeder Sportler seinen eigenen idealen Fett-Prozentanteil aufweist, ist lt. Janssen (2003) der Körperfettanteil ein wichtiger Ausdauerindikator. Laut ihm ist ein zu hoher bzw. ein zu niedriger Körperfettanteil unvereinbar mit einer guten körperlichen Leistungsfähigkeit. Rein theoretisch würde der Fettvorrat bei einem Ausdauerlauf erst nach 119 h aufgebraucht sein.

Fette sind also pro Gewichtseinheit eine hocheffiziente Energiequelle. Doch zur Verbrennung von Fetten benötigt der Organismus ca. 16% mehr Sauerstoff, während aus Kohlenhydrate mehr ATP pro Zeiteinheit gewonnen werden kann. Deshalb sind die Kohlenhydrate für hochintensive Belastungen das Turboöl, während die Fette mehr mit herkömmlichen Heizöl verglichen werden können. Wenn die Kohlenhydrate durch Belastung aufgebraucht sind, nimmt die Fettverbrennung zu. Gleichzeitig muss dann jedoch die Belastungsintensität verringert werden.

Die energiereichen Phosphate ATP und KP benötigt man z.B. im Sprintbereich. Hier ist die Fähigkeit gefragt, Laktat zu produzieren und zu tolerieren. Aber in vielen Sportarten liegen hier natürlich Mischverhältnisse bei den Anforderungen an die Energiebereitstellung vor.

*Die Energievorräte im menschlichen Körper nach Janssen (2003):*

| | |
|---|---|
| ATP: | 1,2 kcal |
| KP: | 3,6 kcal |
| Glykogen: | 1.200 kcal |
| Fette: | 48.000 kcal |

Grundsätzlich geht man von einem Gesamt-Kohlenhydrate-Speicher zwischen 2.000 - 3.000 kcal (Kilokalorien) im Körper aus. Bei den Fetten schätzt man pro 1 g Körperfett einen Brennwert von rund 7 kcal, weil das eingelagerte Fett nicht nur aus Nahrungsfetten besteht, sondern auch z.B. aus Gewebe. 1 kg Körperfett würde also rund 7.000 kcal Energie liefern. Damit könnte ein Läufer im Durchschnittstempo ca. 10 h in einem Stück durchlaufen.

Die Energiegewinnung aus Eiweiß spielt eine eher untergeordnete Rolle, weil Proteine biochemisch erst einen langen Prozess durchlaufen müssen, bis aus ihnen Energie gewonnen werden kann.

An dieser Stelle möchte ich festhalten, dass es keine klaren Abgrenzungen gibt, welche Art der Energiebereitstellung wann zum Zug kommt. Es ist eher ein ständiges Sich-Vermischen der verschiedenen Bereitstellungsarten, wie die Muskelzellen an neue Energie kommen. Die hier genannten Prozesse stellen aber gewisse Vorrangs-Regeln dar. Du findest im Kapitel „Energiebilanz“ eine Kalorien-Tabelle mit durchschnittlichen Kalorien-Verbrauchswerten für die verschiedenen (sportlichen) Tätigkeiten. Grundsätzlich kann man im Groben folgende Prozentzahlen als Kilokalorien-Verbrauch heranziehen. Diese Prozentzahlen beziehen sich auf deinen persönlichen Kalorien-Bedarf.

- 10-20%: für mäßige körperliche Bewegung
- 30%: bei leichter körperlicher Tätigkeit
- 50%: bei mittelschwerer körperlicher Tätigkeit
- 70-100%: bei schwerer körperlicher Tätigkeit

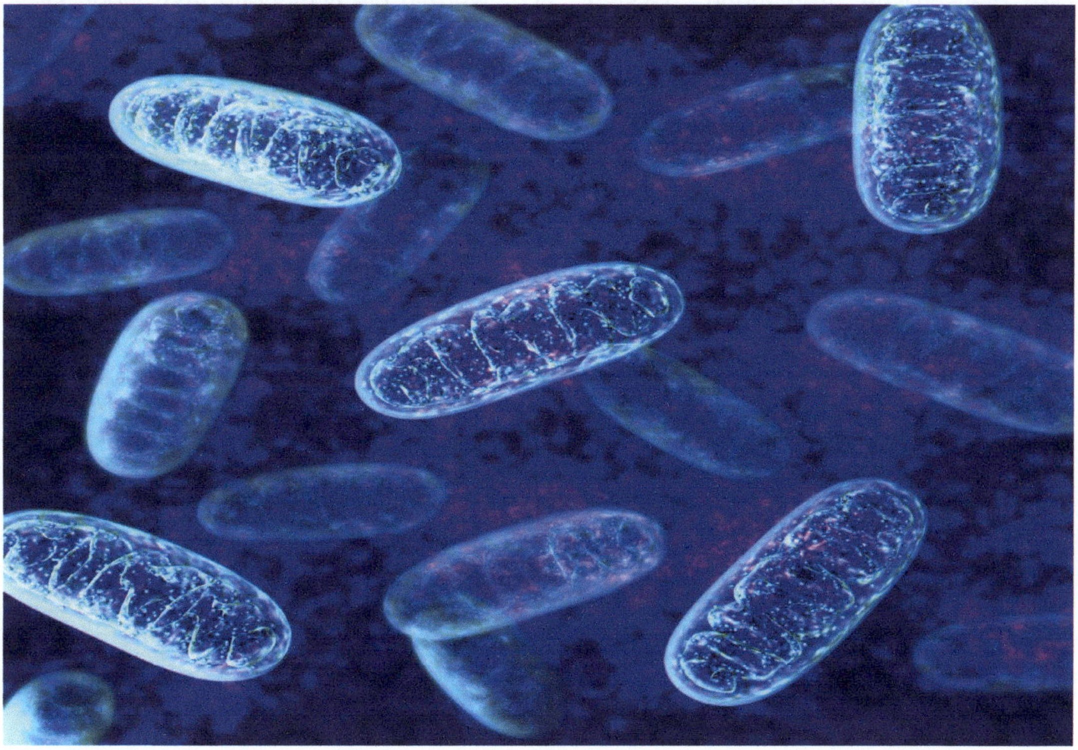

# Verdauung heißt: Aus Groß mach Klein und hole das Meiste raus

Bis dein Organismus die Energie aus Gegessenem bzw. Getrunkenem für sich nutzen kann bzw. bis deine Zellen überhaupt mit dieser Energie versorgt werden können, muss die Nahrung erst einmal den Prozess der Verdauung durchlaufen. Alles was wir essen ist eine Mischung aus lebenswichtigen Substanzen – das sind in erster Linie die Energieträger Kohlenhydrate, Fett und Eiweiß. Diese kommen in riesigen Molekülen verpackt daher, die vom Körper so nicht verwertet werden können.

## Eine kurze Übersicht über die Arbeit der Verdauung

Der Verdauungsapparat besteht aus einer Reihe von Organen, die miteinander verbunden sind. Jedes dieser Organe hat sich dabei auf einen bestimmten Arbeitsschritt im Verdauungsprozess spezialisiert und in jedem dieser Abschnitte werden nur ganz bestimmte Nährstoffe resorbiert (aufgenommen).

Die menschliche Verdauung passiert hauptsächlich
- im Mund
- im Magen (Gaster)
- im Zwölffingerdarm (Duodenum) und
- im Dünndarm (Jejunum und Ileum).

Die Aufnahme der Nährstoffe findet aber fast ausschließlich im Zwölffingerdarm und im Dünndarm statt. Übrigens ist das Verhältnis von Darmlänge zu Körperlänge (Kopf und Rumpf ohne Arme und Beine) beim Menschen ca. 6:1. Im vollständig entspannten Zustand wäre der Verdauungskanal eines Erwachsenen also durchschnittlich etwa neun Meter lang.

Teils werden die Nährstoffe in Energie für den Energiestoffwechsel (Katabolismus; katabol = abbauend) umgewandelt und an anderer Stelle werden diese Stoffe für den Aufbau neuer Körpersubstanz (Anabolismus; anabol = aufbauend) eingesetzt.

Viele dieser mit der Nahrung aufgenommenen Nährstoffe sind nicht wasserlöslich und können deshalb nicht aus dem Dünndarm ins Blut und in die Lymphe aufgenommen werden. Wasserlöslich werden die Nährstoffe erst, wenn sie in kleinere Grundbausteine zerlegt werden. Dafür sind verschiedene Verdauungsenzyme zuständig. Sie katalysieren (beschleunigen) dabei die unterschiedlichen Spaltungsreaktionen um ein Vielfaches. So kann die Nahrung in relativ kurzer Zeit verdaut werden. Die Aufnahme der aufgeschlossenen Nahrungsstoffe in die Blut- und Lymphbahnen nennt man Resorption.

Die Nahrung wird durch Muskelkontraktionen durch den Verdauungskanal transportiert. Die innere Wandschicht des Verdauungskanals besteht aus einer Schleimhaut, die
- Schleim ausscheidet, um damit das Passieren des Nahrungsbreis zu erleichtern und
- Sekrete zur chemischen Verdauung bildet.

Wie die Haut stellt auch diese innere Schleimhautschicht eine Schutzbarriere dar, die das Eindringen von potenziellen Krankheitserregern und anderen unerwünschten Substanzen verhindert.

Dickdarm und Dünndarm werden vom Gekröse (Mesenterium) an ihrem Platz im Bauchraum gehalten und an der hinteren Bauchwand angeheftet. Diese Membran bietet zusätzlich einen Weg für Blutgefäße und Nerven zu Dick- und Dünndarm.

Schließlich wird der Verdauungskanal von einer zweilagigen Membran geschützt, die die Wand der Bauchhöhle auskleidet und die Bauchorgane, d. h. Magen und Darm bedeckt. Diese Struktur heißt Bauchfell (Peritoneum). Der Spalt zwischen den beiden Lagen – die Bauchfellhöhle – enthält eine Flüssigkeit zur Befeuchtung der Bauchorgane, damit sie während ihrer Verdauungstätigkeit ungehindert und schmerzlos übereinander gleiten können.

## Was bewirken Verdauungsenzyme?

Enzyme kann man mit Katalysatoren vergleichen. Sie erhöhen die Geschwindigkeit einer chemischen Reaktion, ohne sich dabei selbst zu verändern. Die an der Verdauung beteiligten Enzyme beschleunigen die Ablaufgeschwindigkeit einzelner Prozesse um das Tausend- oder Millionenfache. Sie werden von Drüsenzellen in den unterschiedlichen Abschnitten des Verdauungsapparates produziert. Jedes Enzym ist auf die Vermittlung einer einzigen chemischen Reaktion spezialisiert – es ist praktisch jedes Enzym ein Schlüssel zu einem Schloss.

## Wie verläuft eine Enzymreaktion?

Sie verläuft in drei Phasen. Das Substrat- bzw. Nahrungsmolekül (das für ein spezifisches Enzym ausgerichtete Nahrungsmolekül) kontaktiert das Enzym, das zuständig ist – genauer gesagt, kontaktiert es das sogenannte aktive Zentrum auf der Enzymoberfläche. In diesem aktiven Zentrum ändern sich nun die chemischen Bindungen der Nahrungsmoleküle. Die so umgewandelten Substratmoleküle bezeichnet man als Reaktionsprodukte. Im dritten Schritt verlassen die Reaktionsprodukte das Enzym wieder. Das Enzym bleibt wie gesagt unverändert aus der vorangegangenen Reaktion und wartet nun wieder auf neue Nahrungsmoleküle, um sie erneut zu binden.

Die meisten chemischen Reaktionen im Verdauungsprozess sind hydrolytische Reaktionen, d.h. sie benötigen dazu Wasser. Ein Verdauungsenzym bringt ein Molekül aus der Nahrung mit einem Wassermolekül-Substrat zusammen. Das Wasser reagiert mit dem Nahrungsmolekül und spaltet es in einfache Bausteine auf.

## Wodurch wird die Verdauungsarbeit gesteuert?

Die Prozesse des Verdauungsapparates werden vom Gehirn (besonders vom Hypothalamus) aus geregelt sowie von Sensoren in den Wandungen des Verdauungskanals selbst. Vermittelt werden sie über das vegetative Nervensystem. Auch Hormone spielen dabei eine Rolle – sie werden von bestimmten Bereichen des Verdauungskanals ausgeschüttet.

Mit dieser Koordinierung der verschiedenen Vorgänge wird sichergestellt,

- dass die Muskeln des Verdauungskanals kontrahieren,
- dass die Nahrung rechtzeitig und mit richtiger Geschwindigkeit weitertransportiert wird und
- dass jeder Abschnitt des Verdauungstrakts bei Bedarf seine Sekrete ausschüttet, um eine maximale Verdauung und Resorption der Nahrung zu erreichen.

### Welche Bewegungsmuster gibt es im Verdauungstrakt?

Hier gibt es zwei verschiedene Bewegungsarten der Muskelschichten. Diese Bewegungen ermöglichen die Durchmischung und den Weitertransport des Speisebreis innerhalb des Verdauungskanals.

Kontrahieren kurze Abschnitte der ringförmig angeordneten glatten Muskelschicht, wird der Nahrungsbrei durchmischt – das bezeichnet man als Segmentation. Gehen abwechselnde Wellenbewegungen (Kontraktion und Entspannung) durch die Muskelschichten, wird der Nahrungsbrei durch den Verdauungskanal weitertransportiert – das bezeichnet man als Peristaltik.

Die Kontraktion wird entweder im Muskel selbst ausgelöst, z.B. wenn der Nahrungsbrei einen bestimmten Abschnitt des Verdauungskanals erreicht, oder sie kann vom vegetativen Nervensystem aus bzw. mit Hilfe von Hormonen beschleunigt oder verlangsamt werden.

In gewissen Bereichen des Verdauungstraktes, wie z.B. am Magenausgang, bildet ein dickes Band aus ringförmigem Muskel einen Schließmuskel, der wie ein Ventil funktioniert. So kann der Durchfluss des Nahrungsbreis durch Öffnen und Schließen gesteuert werden.

## Und das passiert in den einzelnen Verdauungsabschnitten

### Mund:

Du zerkleinerst mit deinen Zähnen und mit Hilfe der Zunge die Nahrung im Mund. Je gröber die Speisen in den Magen gelangen, desto länger braucht der Körper, die Nährstoffe für die Resorption aufzuschließen. Im Mund wird Speichel zugesetzt und der so entstandene Speisebrei wird nun innerhalb weniger Sekunden über die Speiseröhre (Ösophagus) mittels wellenförmig verlaufender Muskelbewegungen in den Magen gepresst. Genau diese aktiven Muskelbewegungen ermöglichen es dir, dass du auch im Liegen oder im Handstand schlucken kannst.

Der Speichel ist wässrig. Er besteht zu ca. 99% aus Wasser und wird von drei Speicheldrüsen im Mund produziert: der Ohrspeicheldrüse, der Unterzungenspeicheldrüse und der Unterkieferspeicheldrüse. Er enthält u.a. das Enzym Ptyalin bzw. die Amylase, so dass die Stärke (Polysaccharide) der Nahrung zu Malzzucker (Maltose), Maltotriose und Oligosacchariden gespaltet werden kann. Auf diese Weise wird der Abbau der Kohlenhydrate beschleunigt. Ein Mensch produziert ca. 1-1,5 Liter Speichel pro Tag.

Später wird die weitere Zerlegung von Stärke im Dünndarm fortgeführt. Tierische Stärke (Glykogen) wird übrigens ebenfalls zu Maltose zerlegt.

## Magen:

Nun ist der Speisebrei also im Magen. Hier wird er über längere Zeit gesammelt und mit Magensaft durchtränkt. Der Magen kann im Schnitt ca. 1,5-3 Liter fassen. Pro Tag produziert der Körper ca. 3 Liter Magensaft. Er enthält Salzsäure, Schleim sowie das eiweißspaltende Enzym Pepsin.

Die Innenwand des Magens wird von der Magenschleimhaut ausgekleidet. Sie ist stark gefaltet und von zahlreichen, in drei Typen unterteilte Drüsenzellen durchsetzt:
- den Nebenzellen
- den Hauptzellen und
- den Belegzellen.

Die Belegzellen produzieren die Salzsäure, die nach einer halben bis einer Stunde den gesamten Mageninhalt durchsäuert hat. Die Hauptzellen hingegen sondern das inaktive Enzym Pepsinogen ab, welches durch die Salzsäure zu Pepsin aktiviert wird. Pepsin spaltet Eiweiße in kleinere Peptide, welche später weiter zerlegt werden. Die Aufgabe der Salzsäure ist es also, das Eiweiß so zu denaturieren, damit es vom Pepsin leichter aufgeschlossen werden kann. Pepsin ist auch in der Lage, Kollagen – den Hauptbestandteil des Bindegewebes – umzuwandeln. Aus diesem Grund und weil der pH-Wert im Magen durch die Salzsäure bei ca. 0,9 liegt, muss die Magenschleimhaut besonders geschützt werden. Deshalb wird in den Nebenzellen ständig ein hydrogencarbonatreicher, zäher Schleim abgesondert, der sich schützend als Puffer über die Magenschleimhaut legt.

Der Speisebrei wird schließlich durch Magenmuskelbewegungen durchmischt und anschließend durch den "Pförtner" (Mm. sphincter pylori) – falls dieser entspannt ist – in den Zwölffingerdarm gedrückt.

## Der Intrinsic-Faktor – wichtig für die Vitamin $B_{12}$-Aufnahme

An dieser Stelle gehe ich näher auf den Intrinsic-Faktor ein, der für die Aufnahme von Vitamin $B_{12}$ äußerst wichtig ist.

In den Belegzellen des Magens wird der Intrinsic-Faktor (IF) gebildet. Er ist für die Vitamin $B_{12}$-Aufnahme im Ileum (im unteren Teil des Dünndarms) von größter Bedeutung. Vitamin $B_{12}$ kann nur im Ileum resorbiert (aufgenommen) werden. Vitamin $B_{12}$ enthält Cobalamin in proteingebundener Form. Durch Prozesse im Magen, an denen die Verdauungsenzyme Pepsin und Trypsin beteiligt sind, wird das Vitamin zersetzt. Damit der Mensch das so gewonnene Cobalamin aufnehmen kann, ist der von den Belegzellen der Magenschleimhaut gebildete Intrinsic-Faktor nötig.

Zwar wird Vitamin $B_{12}$ von den Dickdarm-Bakterien in großen Mengen gebildet, doch das passiert hinter dem Abschnitt, wo die Nährstoffe für unseren Körper aufgenommen werden können und genau deshalb kann dieses selbst im Körper gebildete Vitamin nicht verwertet werden. Vitamin $B_{12}$ muss einfach mit der Nahrung aufgenommen werden. Es wird vermutet, dass das der Grund ist, warum viele Tiere Kot essen.

Der Intrinsic-Faktor ist ein spezielles Glykoprotein. Es bindet das Cobalamin. Der Cobalamin-Intrinsic-Faktor-Komplex wird in den Darmepithelzellen gespalten. Cobalamin wird in der Blutbahn durch das Transportprotein Transcobalamin II transportiert. Der Cobalamin-Intrinsic-Faktor-Komplex bewegt sich in den Darm und bindet sich dort an der Epithelzellen-Außenseite an Cubilin. Nachdem auch Megalin angebunden ist, wird der Gesamtkomplex über die sogenannte Endozytose (Membrantransport) ins Innere der Zelle transportiert. Die beiden Partner Cublilin und Megalin sind hauptsächlich in Epithel-Gewebemembranen zu finden und sorgen dort durch die genannte Endozytose für die Absorption (Aufnahme) vieler Stoffe in die Zelle. Megalin und Cubilin sind Proteine, sie agieren als Rezeptoren.

Mit Hilfe des Schilling-Tests (nach Robert F. Schilling, 1953) kann zwischen Intrinsic-Faktor-Mangel und Aufnahmedefiziten unterschieden werden.

**Dünndarm:**

Der Dünndarm ist quasi das Hauptorgan für die Verdauungs- und Aufnahmeprozesse. Er ist rund 3 m lang und damit der längste Abschnitt des Verdauungskanals. Die unterschiedlichen Resorptionsstadien sind dabei einzeln schwer zu unterscheiden. Sie beginnen im Zwölffingerdarm und enden im Ileum. Je länger der Dünndarm, desto größer die Oberfläche, auf der diese beiden Prozesse ablaufen.

Im Dünndarm schließt die Verdauung der Kohlenhydrate direkt an die begonnene Verdauung durch den Speichel an. Durch Ptyalin wird Stärke zu Oligosacchariden und Maltose verarbeitet, welche wiederum durch die Enzyme Lactase, Sucrase und Maltase in ihre einzelnen Bestandteile zerlegt werden. Diese einzelnen Bestandteile sind Glucose, Fructose, Galaktose und Mannose. So können sie nun in die Zellen der Darmschleimhaut aufgenommen werden.

Die Verdauung der Proteine beginnt im Magen. Die Proteine werden dort mit einer Wasserhülle umgeben. Die entscheidenden Proteine des Magens sind die Proteasen, vor allem das Pepsin: Es spaltet die Proteine zu Peptiden. Sie liegen im Dünndarm nun als Peptide (Poly-, Di- und Tripeptide) vor und werden durch Peptidasen (hauptsächlich Trypsin, Chymotrypsin und Carboxypeptidasen) zu Aminosäuren zerlegt. So werden sie in die Zelle aufgenommen. 90% der Di- und Tripeptide werden über spezielle Transportmechanismen direkt in die Zelle geschleust und dort durch eine cytoplasmatische Peptidase zu Aminosäuren zerlegt.

Die bis dato unverdauten Fette (Lipide) liegen als Fetttröpfchen vor. Sie werden zuerst durch Lecithin und Gallensäure zu einer Fettemulsion verkleinert (primäre Mizellen). Dann werden sie durch die Enzyme Pankreaslipase und Gallensalz-aktivierte Lipase zu freien Fettsäuren (FFS) und 2-Monoglycerid zerlegt.

Die Salze der Gallensäure bilden nun mit den Fettsäuren sogenannte sekundäre Mizellen, in denen das 2-Monoglycerid eingeschlossen ist. Diese diffundieren passiv in die Darmschleimhaut, da die Zellmembranen der Darmschleimhaut lipophil sind. Lipophil heißt, wenn eine Substanz sich gut in Fetten und Ölen lösen lässt oder ihrerseits Fette und Öle gut lösen kann. Die Salze der Gallensäure bleiben zurück, 90% davon werden später im Ileum wieder aufgenommen.

Schließlich wird dem Speisebrei im Dünndarm ca. 80% des Wassers entzogen, das mit der Nahrung aufgenommen und vom Körper durch Absonderung (Sekretion) abgegeben wurde. Täglich macht das ca. 9 Liter Wasser aus:
- 2 Liter aus der Nahrung und
- 7 Liter aus den Verdauungssekreten.

Das geschieht im Zusammenhang mit der Aufnahme von Salzen aus dem Speisebrei. Sie diffundieren passiv, dem Konzentrationsgefälle folgend, in die Zellzwischenräume. Kaliumkanäle und Natrium-Kalium-Pumpen in der Zellmembran sorgen für eine gleichmäßige Konzentration von Natrium- und Kalium-Ionen in der Zelle. Das Wasser folgt dem durch die Salze erzeugten osmotischen Druck und diffundiert von dort in den Blutstrom.

Im Dünndarm findet also die Aufnahme der Nährstoffbausteine statt. Nachdem die Nährstoffe (Kohlenhydrate, Fette und Eiweiße) in ihre Einzelbestandteile zerlegt wurden, werden diese über die Dünndarmzotten ins Blut und in die Lymphe übergeleitet. Und genau durch diesen Vorgang wird der größte Teil der energiereichen Stoffe für unseren Organismus bereitgestellt.

### Dickdarm:

Im Dickdarm (Intestinum crassum, Colon) werden weitere 19% Wasser resorbiert, das noch im Speisebrei vorhanden ist. Auch werden hier noch Elektrolyte und Vitamine aufgenommen. Stoffwechselprodukte – wie z.B. Kohlendioxid, Harnstoff oder Ballaststoffe, die weder durch Verdauungsenzyme des Dünndarms noch durch die im Dickdarm befindlichen Mikroorganismen fermentiert (enzymatisches Umwandeln organischer Stoffe in Säure, Gase oder Alkohol) werden können, werden durch das Rektum unverändert ausgeschieden.

## Die Hilfsorgane der Verdauung

Neben den direkt beteiligten Verdauungsorganen, gibt es noch Hilfsorgane, die bei der Verdauung eine wichtige Rolle spielen: Bauchspeicheldrüse, Leber, Zähne, Zunge, Speicheldrüsen, Gallenblase.

Die Zähne und die Zunge zerdrücken die Nahrung und bewegen sie im Mund hin und her. Speicheldrüsen, Gallenblase, Leber und Bauchspeicheldrüse liegen größtenteils außerhalb des Verdauungstrakts, sind aber durch Gänge oder kleine Kanäle mit ihm verbunden, damit die verschiedensten Verdauungssäfte zu ihren Zielorten gelangen können.

### Wichtige Verdauungssekrete:

1. Mundspeichel — Produzierte Menge: ca. 1-1,5 l / Tag
Er enthält Enzyme zur Spaltung von Stärke wie z.B. Amylase.

2. Magensaft — Produzierte Menge: ca. 2,5 l / Tag
Er enthält Enzyme zur Spaltung von Eiweißen wie z.B. Pepsine, Salzsäure. Eiweiße werden in größere Spaltstücke (Peptide) zerlegt.

3. Gallenflüssigkeit — Produzierte Menge: ca. 0,5 l / Tag
Sie enthält Stoffe zur Zerteilung (Emulgierung) von Fetten. Größere Fettkugeln werden in kleinste Tröpfchen zerteilt.

4. Bauchspeicheldrüsensaft (Pankreassaft) Produzierte Menge: ca. 0,7 l / Tag
Er enthält Enzyme zur Spaltung von Peptiden (z.B. Trypsin), KH und Fetten. Peptide werden in kleinere Spaltstücke und Aminosäuren zerlegt, Stärke wird in Malzzucker und dieser in Traubenzucker gespalten und vom Fettmolekül werden Fettsäuren abgespalten.

5. Dünndarmsaft Produzierte Menge: ca. 3,0 l / Tag
Er enthält Enzyme zur Spaltung von Peptiden, KH und Fetten. Peptidspaltstücke werden zu Aminosäuren abgebaut, Malzzucker wird zu Traubenzucker abgebaut und ein Teil der Fettspaltstücke wird in Glyzerin und Fettsäuren zerlegt.

6. Aufnahme und Transport:
- Aminosäuren und Traubenzucker über Blutkapillare
- Glyzerin und freie Fettsäuren über Lymphkapillare

*(einfache Übersicht nach Berg 2004)*

## Wie lange dauert der Verdauungsvorgang?

Das kann man nicht an genauen Zahlen festmachen. Das hängt stark von der Beschaffenheit der verzehrten Nahrung (z.B. mehr Kohlenhydrate, mehr Fette, etc.) ab. Die Verdauungszeit kann sehr variieren.

Die eigentliche Verdauung beginnt, wenn sie im Magen angelangt ist. Im Schnitt dauert die Aufspaltung des Speisebreies im Magen ca. 4 Stunden. Anschließend gelangt der Speisebrei in den Zwölffingerdarm, wo er für weitere rund 4 Stunden der Einwirkung der Verdauungsenzyme ausgesetzt ist.

Die dann folgenden Dünndarmabschnitte, benötigen im Durchschnitt ca. 3-10 Stunden. Und im Dickdarm können die Nahrungsreste nochmal zwischen 14 Stunden und mehreren Tagen verweilen, bis die Abfallprodukte endgültig ausgeschieden werden. Die im Folgenden genannten Zahlen sind also wirklich nur grobe Richtwerte, damit du eine ungefähre Vorstellung über die Verdauungszeit bekommst.

| Organ | Entleerungszeit |
|---|---|
| Mund | 10 - 15 Sekunden |
| Speiseröhre | 1 - 10 Sekunden |
| Magen | 0,5 - 6 Stunden |
| Dünndarm | 7 - 9 Stunden |
| Dickdarm | 25 - 30 Stunden (hier werden auch Zeiten bis 8 Stunden genannt) |
| Mastdarm | 30 - 120 Stunden (hier werden auch Zeiten bis 6 Stunden genannt) |

# Die Magenverweildauer

Spannend für uns Sportler ist das Wissen über die Magenverweildauer der einzelnen Speisen. Die Magenverweildauer ist die Zeit, die eine Speise für das Passieren des Magens benötigt. Sie liegt durchschnittlich bei ein bis sechs Stunden, teilweise aber auch wesentlich länger. Die Verweildauer im Magen hängt wesentlich von folgenden Komponenten ab:

**1) Konsistenz/Struktur der Speisen:**
Bei Flüssigkeiten ist die Magenverweildauer kürzer als bei sehr fester bzw. bei wenig zerkleinerter Nahrung.

**2) Osmolarität:**
Vor allem Monosaccharide, insbesondere Glucose erhöhen die Magenverweildauer durch eine Reizung der Osmorezeptoren des Zwölffingerdarms.

Als Osmolarität wird die Summe der molaren Konzentration aller osmotischen Teilchen pro Volumeneinheit einer Lösung bezeichnet. Zu diesen osmotisch aktiven Substanzen zählen vor allem Calcium, Chlorid, Glucose, Harnstoff, Kalium, Magnesium und Natrium. Damit hängt die körperliche Serum-Osmolarität fast ausschließlich von der Natriumkonzentration ab. Die Einheit ist osmol/l.

Die Bestimmung der Osmolarität ist deshalb wichtig, weil man mit ihr die Wasser- und Elektrolyt- (Blutsalz-) Bilanz des Körpers bestimmen kann. Man unterscheidet:

- Hyperosmolarität (hyperosmolar) – hier liegt eine größere Anzahl gelöster Teilchen pro Liter Flüssigkeit als in der Vergleichsflüssigkeit vor
- Isoosmolarität (isoosmolar) – hier liegt die gleiche Anzahl gelöster Teilchen wie in der Vergleichsflüssigkeit pro Liter Flüssigkeit vor
- Hypoosmolarität (hypoosmolar) – hier ist die Anzahl der gelösten Teilchen geringer als in der Vergleichsflüssigkeit pro Liter Flüssigkeit

Der osmotische Druck ist derjenige Druck, der durch die in einem Lösungsmittel gelösten Moleküle auf der höherkonzentrierten Seite verursacht wird und den Fluss des Lösungsmittels (in der Regel Wasser) durch eine semipermeable Membran antreibt. Das Lösungsmittel strömt von der Seite mit geringerer Teilchenkonzentration durch die genannte Membran zur Seite mit dem höheren osmotischen Druck, also zur höheren Teilchenkonzentration. Für die Teilchen selber ist die Membran nicht passierbar.

Der osmotische Druck hängt von den Konzentrationsverhältnissen der beiden Lösungen auf der jeweiligen Seite der Membran ab. Der osmotische Druck ist auf der Seite mit der höheren Konzentration gelöster Stoffe größer. Ein Einstrom von Wasser aus dem Interstitium in die Zellen erfolgt von der Seite niedriger Konzentration zur Seite mit der höheren Konzentration, bis der Innendruck der Zellen (Turgor) dem osmotischen Druck von außen, gleichwertig gegenübersteht. Dieses Thema ist vor allem bei Getränken interessant, was im zweiten Buch ausführlich behandelt wird.

**3) Nährstoffzusammensetzung:**
Vor allem Fett und Kohlenhydrate erhöhen die Magenverweildauer durch Wirkung auf Osmo- und Chemorezeptoren.

**4) Energiedichte:**
Eine hohe Energiedichte erhöht die Magenverweildauer. Allerdings geht trotzdem bei hoher Energiedichte der Nahrung pro Zeiteinheit mehr Energie in den

Dünndarm über als bei geringer Energiedichte. Für isotonische Flüssigkeiten ist die Magenverweildauer besonders kurz (0,5-1 h).

## Durchschnittliche Verweildauer verschiedener Speisen

Ich habe hier absichtlich ein paar Produkte tierischen Ursprungs angeführt, damit du auch über deren Magenverweildauer Bescheid weißt bzw. ist das die komplette Aufstellung nach *Donath/Schüler*.

- 1-2 Stunden: Wasser, Kaffee, Tee, Kakao, fettarme Brühe, Bier, weiche Eier, gekochter Reis, Süßwasserfisch gekocht
- 2-3 Stunden: Gekochte Milch, Kaffee mit Sahne, Kakao mit Milch, Kartoffeln, Kartoffelpüree, zartes Gemüse gekocht/gedünstet, Obst (z.B. Banane, Beeren, Melone, Mango reif, Papaya), Weißbrot, rohe Eier, Ei gekocht (3 Minuten), Seefisch, Kalbfleisch mager
- 3-4 Stunden: Schwarzbrot, Vollkornbrot, Bratkartoffel, Kohlrabi, Karotten, Spinat, Äpfel, hell gegrilltes Filet, Schinken, Huhn gekocht, Rührei, Radieschen, Omelette
- 4-5 Stunden: Hülsenfrüchte, Geflügel gebraten, Wild, Rauchfleisch, Rind gebraten, Gurkensalat, gebackene Speisen
- 6-7 Stunden: Speck, Heringssalat, Rollmops, Pilze, Thunfisch in Öl
- 7-8 Stunden: Gänsebraten, Ölsardinen, fettes Fleisch (Stelze), Kohl

## Weitere Verweilzeiten von Lebensmitteln:

*(Quelle: modifiziert nach Hamm, M., Weber, M.: Sporternährung praxisnah, 1990)*

| | |
|---|---|
| bis zu 30 Minuten: | Honig, Traubenzucker (in kleinen Mengen), Alkohol |
| 1/2 bis 1 Stunde: | Mineralwasser, Glucose-Elektrolytgetränke, Buttermilch |
| 1 bis 2 Stunden: | Joghurt, Reis, fettarme Käsesorten |
| 2 bis 4 Stunden: | die meisten frischen Obstsorten, grüner Blattsalat, magere Fleisch- und Wurstsorten, Trockenkuchen |
| 4 bis 6 Stunden: | fettreiche Backwaren (z.B. Buttercremetorte) |

Im Durchschnitt verarbeitet unser Körper rund 500 kg Nahrung im Jahr. Die Anzahl der Nährstoffe, die der Körper für sich verwenden kann, liegt allerdings niedriger, als die ursprünglich enthaltenen Nährstoffe in der Nahrung. Er kann also nicht alles 1:1 aus der aufgenommenen Nahrung verwerten. Interessant ist noch, dass die Verdauung während des Schlafs besonders durch das Hormonsystem Somatotropin unterstützt wird, was zu einer schnelleren Aufnahme der Nährstoffe führt.

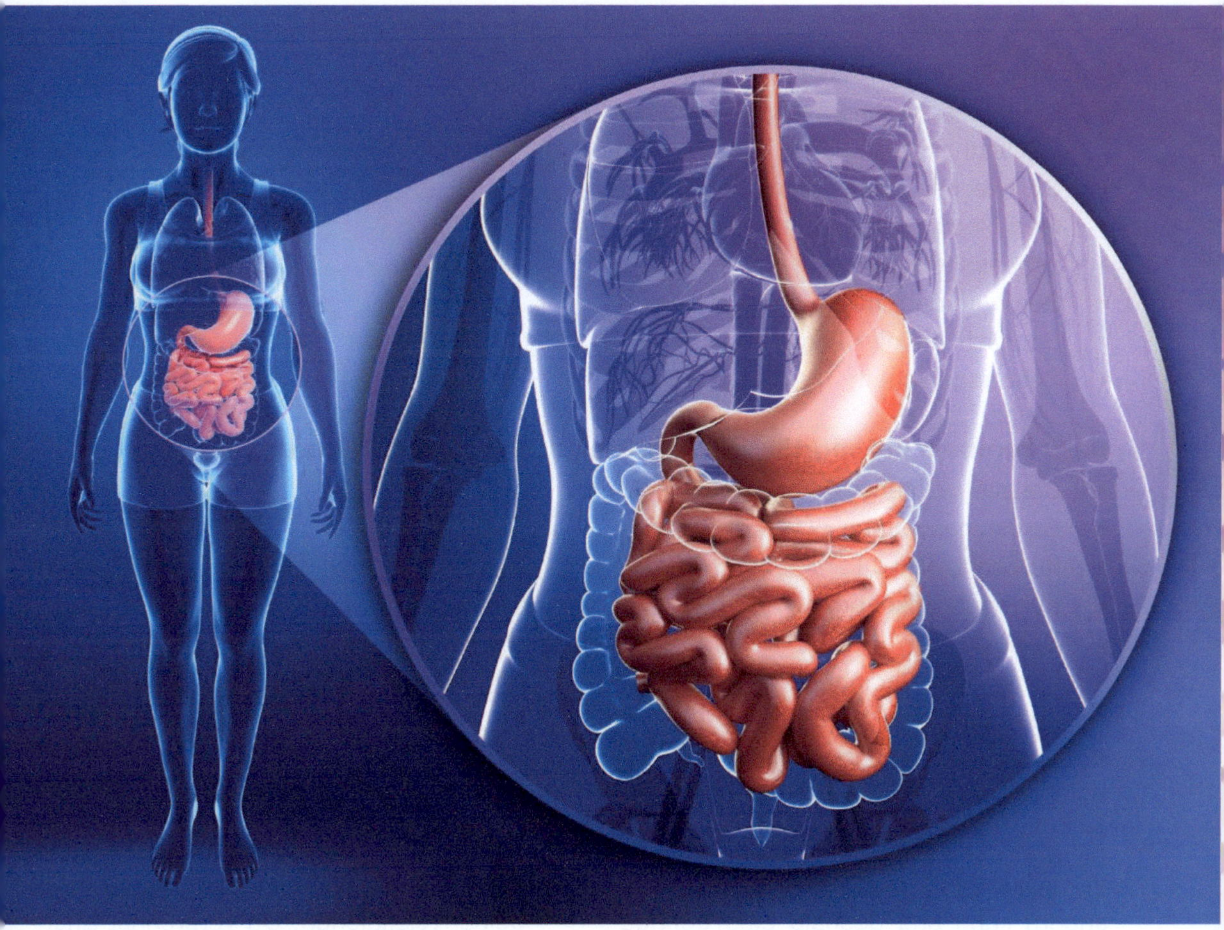

# Was ist die „Energiebilanz“ / der „Energiebedarf“?

Wenn man vom Energiebedarf bzw. von der Energiebilanz im Zusammenhang mit dem menschlichen Körper spricht, ist immer der persönlicher Kilokalorien-Bedarf (kcal-Bedarf) pro Tag gemeint. Der Energiebedarf setzt sich aus dem Grundumsatz und dem Leistungsumsatz zusammen. Das wirklich genaue Errechnen des Energiebedarfs ist eine aufwändige Sache. Er ist von vielen Faktoren abhängig und ändert sich laufend.

**Der Energiebedarf hängt ab von:**

- Körperzusammensetzung (Muskulatur, Fettanteil)
- Gesundheitszustand
- Stoffwechsel bzw. Veranlagung
- Geschlecht (männlich, weiblich)
- Lebensalter
- Beruf (körperliche Beanspruchung)
- Sportliches Aktivitätsniveau
- Schwangerschaft

**Dazu kommen bei sportlicher Belastung noch weitere Faktoren dazu:**

- Belastungsintensität
- Belastungsumfang
- Körpergewicht
- Bewegungsökonomie
- Bekleidung
- Klimatische Bedingungen
- Luftwiderstand
- Bodenbeschaffenheit
- Geländeprofil

Du siehst an dieser Auflistung, dass sich der persönliche Kalorienbedarf ständig ändern kann und deshalb eine genaue Berechnung des Energiebedarfs nahezu ein Ding der Unmöglichkeit ist.

Aber es sagt auch niemand, dass du deine Energiebilanz bis auf eine Kilokalorie genau berechnen musst. Es reicht vollkommen, wenn du deinen durchschnittlichen Grund- und Leistungsumsatz kennst. Du selbst bist der Jongleur deiner Kilokalorien. Du verbrennst Energie bei Arbeit und Sport und du führst dir die nötigen Kilokalorien zu.

Auf den nächsten Seiten wirst du eine Formel kennenlernen, mit der du deinen ungefähren Kalorienbedarf pro Tag ausrechnen kannst. So kannst du perfekt auf dein Körperziel hinarbeiten.

# Was ist „Grundumsatz“ und „Leistungsumsatz“?

Der menschliche Organismus braucht ständig ein gewisses Maß an Kalorien, um die Vitalfunktionen des Körpers im Ruhezustand aufrechterhalten zu können. Vitalfunktionen sind z.B. das Aufrechterhalten der Körperwärme, das Atmen, der Stoffwechsel, etc.

Genau diese benötigte Menge an Energie wird mit dem Wort „Grundumsatz“ beschrieben. Der Grundumsatz ist die Energie, die dein Körper ohne körperliche Anstrengung, in völliger Ruhe in 24 Stunden braucht – und das jeden Tag aufs Neue. Er macht mehr als die Hälfte deiner täglichen Energiebilanz aus. Dein errechneter persönlicher Grundumsatz ist also das Mindeste an Kalorien, die du täglich zu dir nehmen musst. Sonst würdest du im Körper ein Alarmsignal auslösen und er würde auf „Notfunktion“, nämlich in den Hungerstoffwechsel, schalten. Was übrigens bei Diäten meist den unerwünschten Jo-Jo-Effekt bewirkt. Der Körper ist nach einer zu kalorienarmen Diät längere Zeit nicht mehr bereit, etwas von seinen Kalorien herzugeben.

Jetzt aber betrittst du die Bühne, schließlich verschläfst du ja nicht dein ganzes Leben. Du arbeitest, du denkst und du trainierst. Du bewegst dich jeden Tag aufs Neue und jede Bewegung des Körpers verbraucht eine unterschiedliche Anzahl von Kalorien. Dazu kannst du dir folgenden Merksatz verinnerliche: Je mehr Muskulatur in die Bewegung involviert ist, desto mehr Kilokalorien verbrennt man. Deshalb verbrennst du z.B. beim Laufen mehr Kalorien als beim Radfahren. Natürlich ist der Kalorienverbrauch auch von der Intensität der Aktivität abhängig bzw. wie gut oder wie schlecht man die Bewegung beherrscht, wie lange man sich bewegt, etc.

Ein weiterer Faktor ist das Körpergewicht. Je mehr man wiegt, desto mehr Kilokalorien verbrennt man. Ein Beispiel: Ein 65 kg schwerer Mann muss schneller laufen, als ein Mann mit 80 kg Körpergewicht, um denselben Kalorien-Verbrauch erzielen zu können.

Frauen haben übrigens bei gleichem Körpergewicht einen rund 10-20% niedrigeren Kalorienverbrauch als Männer. Der Grund dafür ist, dass Männer naturgemäß über mehr Muskulatur verfügen als Frauen. Bei Männern wird ein Grundumsatz von 24 kcal pro kg Körpergewicht, bei Frauen 21 kcal pro kg Körpergewicht angenommen. Es ist also wirklich ein ständiges Auf und Ab mit dem Kalorienbedarf und eine sehr persönliche Sache.

Vielleicht ist dieser Fakt aber genau die Starthilfe für dich als Frau, wenn du dich bisher vor Muskeln gefürchtet hast. Ein Mehr an Muskeln bedeutet nämlich gleichzeitig einen Mehrverbrauch an Kilokalorien.

# So berechnest du den persönlichen Energiebedarf

Bevor ich dir nun eine Formel vorstelle, mit deren Hilfe du deinen persönlichen Grundumsatz berechnen kannst, möchte ich dich nochmal auf den vielseitigen Nutzen eines Pulsmessers hinweisen, wie ich es schon im Trainingsteil gemacht habe. Ein Pulsmesser dient dir nicht nur zur optimalen Kontrolle deines Trainings. Wenn er über eine Kcal-Funktion verfügt, hilft der Pulsmesser dir ziemlich genau, deine verbrauchten Kalorien festzustellen.

Nichtsdestotrotz kannst du deinen Energiebedarf auch manuell errechnen. Zum Erreichen deines Körperzieles brauchst du dieses Wissen, daran führt kein Weg vorbei. Nur so kannst du dir einen perfekten Speiseplan zusammenstellen. Nur so bekommst du mit der Zeit ein Gefühl dafür, was wieviel Kalorien hat und wieviel du davon brauchst.

Viele Kalorienrechner im Internet berufen sich nach wie vor auf die Harris-Benedict-Formel, die dieser Mann im Jahre 1918 entwickelte. Ich möchte dir hier die Mifflin-St.Jeor-Formel vorstellen, die 1990 vorgestellt wurde. Sie soll angeblich um rund 5% genauer sein, als die Harris-Benedict-Formel. Die erste Zahl in der Klammer ist dabei stets der gleichbleibende Faktor.

### Formel für Männer:

(9,99 x Gewicht in kg) + (6,25 x Größe in cm) – (4,92 x Alter in Jahren) **+ 5** = Grundumsatz pro Tag

### Formel für Frauen:

(9,99 x Gewicht in kg) + (6,25 x Größe in cm) – (4,92 x Alter in Jahren) **- 161** = Grundumsatz pro Tag

### Eine Beispielrechnung dazu:

Nehmen wir an, du bist eine Frau mit 60 kg Körpergewicht, bist 169 cm groß und 40 Jahre alt:

(9,99 x 60) + (6,25 x 169) – (4,92 x 40) – 161 = 599,4 + 1.056,25 – 196,8 – 161 = 1.297,85 kcal

Dein täglicher Grundumsatz würde also rund 1.300 kcal betragen.

## Der PAL-Faktor

Um nun den nötigen Leistungsumsatz dazurechnen zu können, stelle ich dir den PAL-Faktor vor. PAL steht dabei übrigens für „Physical Activity Level". Er teilt die unterschiedlichen vorrangig am Tag geleisteten Tätigkeiten ein. Multiplizierst du deinen Grundumsatz mit dem für dich passenden PAL-Faktor, erhältst du im Groben deinen Gesamtumsatz – also Grundumsatz inklusive Leistungsumsatz.

| Körperliche Belastung | PAL-Faktor |
|---|---|
| Schlafen | 0,95 |
| Nur Sitzen oder Liegen (z.B. Bettlägerige, Rollstuhlfahrer) | 1,2 |
| Vorrangig sitzende Tätigkeit mit wenig oder keiner körperlichen Aktivität in der Freizeit (z.B. Büroarbeit, ältere Menschen) | 1,4 – 1,5 |
| Sitzende Tätigkeit mit zeitweilig gehender oder stehender Tätigkeit (z.B. Studierende, Laboranten, Fließbandarbeiter, Kraftfahrer, etc.) | 1,6 – 1,7 |
| Vorrangig stehende oder gehende Tätigkeit (z.B. Verkäufer, Kellner, Handwerker, Mechaniker, Krankenschwester, etc.) | 1,8 – 1,9 |
| Körperlich anstrengende berufliche Arbeit (z.B. Bauarbeiter, Bauer, Gärtner, etc.) | 2,0 – 2,4 |

Damit es sitzt, nehmen wir noch einmal das vorangegangene Rechenbeispiel her und rechnen zu deinem Grundumsatz nun deinen Leistungsumsatz dazu. Nehmen wir an, du arbeitest im Büro und machst sonst keine sportlichen Aktivitäten:

1.300 kcal x 1,4 = 1.820 kcal pro Tag

Dein Kalorien-Gesamtumsatz pro Tag würde also 1.820 kcal betragen. Jetzt kannst du deine Energiebilanz weiter beeinflussen, indem du Sport betreibst. Training bedeutet natürlich zusätzlichen Kalorienverbrauch. Folgende Tabelle gibt dir einen ungefähren Überblick über verschiedene Aktivitäten, wieviel Kalorien man dabei pro Stunde verbraucht.

## Soviele kcal verbrauchst du cirka in einer Stunde

| Alltags-Aktivität | Ca-Wert bei einem Körpergewicht von (in kg) | | | | |
|---|---|---|---|---|---|
| | 55 - 64 | 65 - 74 | 75 - 84 | 85 - 94 | 95 - 104 |
| Fernsehen | 70 | 90 | 110 | 130 | 140 |
| Autofahren | 90 | 120 | 150 | 170 | 200 |
| Bügeln | 100 | 130 | 150 | 170 | 190 |
| Kochen | 130 | 150 | 180 | 210 | 240 |
| Putzen | 210 | 240 | 290 | 310 | 360 |
| Staubsaugen | 200 | 250 | 290 | 330 | 380 |
| Auskehren / Fegen | 200 | 230 | 270 | 300 | 330 |
| Rasenmähen | 370 | 450 | 510 | 570 | 640 |
| Klavier spielen | 140 | 170 | 190 | 210 | 240 |
| Sex (= hier habe ich nur eine Viertelstunde gerechnet) | 140 | 150 | 170 | 180 | 200 |
| aktives Spielen mit Kindern | 170 | 200 | 230 | 250 | 280 |
| Treppen steigen | 450 | 530 | 610 | 700 | 770 |

| Sportliche Aktivität | Ca-Wert bei einem Körpergewicht von (in kg) | | | | |
|---|---|---|---|---|---|
| | 55 - 64 | 65 - 74 | 75 - 84 | 85 - 94 | 95 - 104 |
| Aerobic | 320 | 390 | 440 | 500 | 570 |
| Aqua-Fitness | 440 | 520 | 600 | 670 | 750 |
| Badminton | 320 | 380 | 440 | 500 | 550 |
| Basketball | 460 | 540 | 610 | 710 | 790 |
| "Bauch-Beine-Po"-Kurs | 220 | 260 | 290 | 340 | 380 |
| Bowling | 320 | 380 | 440 | 500 | 550 |
| Frisbee | 330 | 400 | 450 | 510 | 570 |
| Fußball | 460 | 540 | 620 | 710 | 780 |
| Golf | 290 | 330 | 390 | 440 | 490 |
| Laufen, langsam | 450 | 530 | 610 | 660 | 780 |
| Laufen, schnell | 660 | 840 | 970 | 1080 | 1200 |
| Mountain Biking | 480 | 560 | 650 | 730 | 830 |
| Radfahren - 10 km/h | 210 | 250 | 290 | 330 | 370 |
| Radfahren - 15 km/h | 330 | 400 | 450 | 510 | 580 |
| Schwimmen - Brust | 540 | 630 | 730 | 830 | 930 |
| Schwimmen - Kraulen | 510 | 610 | 700 | 800 | 890 |
| Skaten | 390 | 450 | 530 | 600 | 670 |
| Snowboarden | 450 | 530 | 620 | 690 | 770 |
| Segeln | 180 | 230 | 270 | 310 | 350 |
| Spazieren gehen | 220 | 250 | 290 | 310 | 350 |
| Spinning | 560 | 660 | 770 | 870 | 970 |
| Squash | 710 | 830 | 960 | 1080 | 1220 |
| Tennis | 360 | 430 | 500 | 560 | 630 |
| Volleyball | 170 | 200 | 230 | 260 | 290 |
| Walking - leicht | 250 | 290 | 340 | 390 | 430 |
| Walking - Power | 320 | 380 | 450 | 510 | 560 |
| Windsurfen | 230 | 280 | 320 | 360 | 410 |
| Yoga | 210 | 240 | 290 | 310 | 360 |

**In welchen Sportarten man am meisten Kalorien verbraucht,** haben *Hollmann und Strüder* in folgender hierarchischen Unterteilung festgehalten:

1. Kraftsportarten
2. Ausdauer
3. Kampfsportarten
4. Spielsportarten
5. Schnellkraft

**Im Durchschnitt kann man den Gesamtkalorienbedarf wie folgt nennen:**

| Alter in Jahren | täglicher kcal-Bedarf FRAUEN | täglicher kcal-Bedarf MÄNNER |
|---|---|---|
| 19 – 25 | 1.900 | 2.500 |
| 25 – 51 | 1.900 | 2.400 |
| 51 – 65 | 1.800 | 2.200 |
| Über 65 | 1.600 | 2.000 |

Jetzt weißt du, wie hoch dein persönlicher Energiebedarf pro Tag ist. Was dir jetzt noch fehlt, ist, dass du lernst, welchen Kaloriengehalt welche Lebensmittel haben. Auf diese Weise wirst du deine Energiebilanz gut steuern und dein Ziel viel schneller und leichter erreichen können. Du selbst bist deiner Kalorien Schmied.

# PROTEINE SIND WICHTIG, ABER NUR EIN TEIL VOM GANZEN!

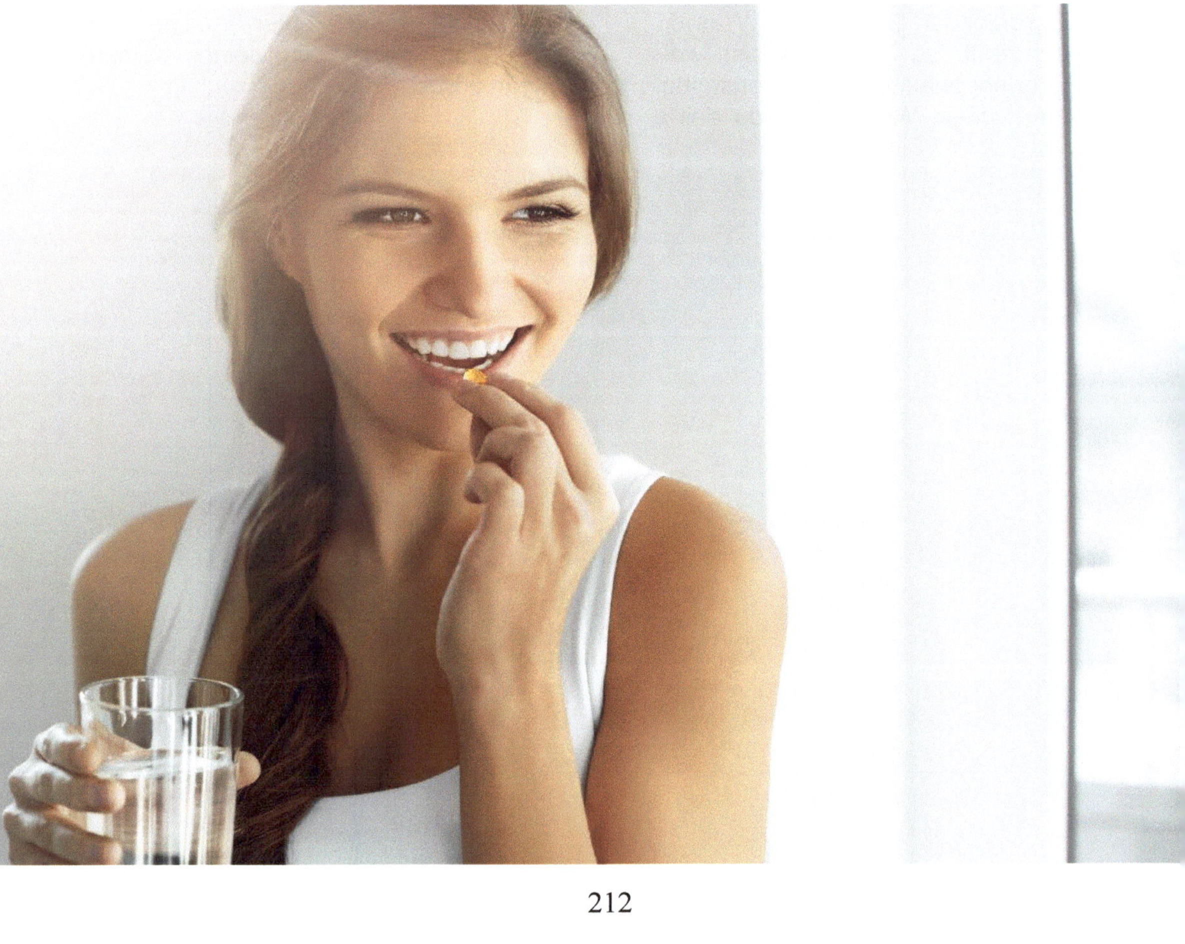

*"Ich muss mehr Eiweiß essen, damit ich endlich abnehmen kann."* Diesen Satz und ähnliche hörte ich in den letzten Jahren sehr oft. Sie kommen aus den Mündern der unterschiedlichsten Menschen – von Sportlern und Nichtsportlern. Ich glaube, es gibt heute kaum jemanden, der nicht mindestens eine Eiweiß-Diät hinter sich hat bzw. gibt es viele Leute, die glauben, dass man mehr Protein und dafür viel weniger Kohlenhydrate essen soll.

Ich sage ganz klar: NEIN! Fakt ist, dass die grundsätzliche Empfehlung der täglichen Nährstoffverteilung für Nichtsportler so lautet:

**- (55% -) 60% KH**

**- max. 30% Fett**

**- 10% (-15%) Eiweiß**

Es bleibt dabei, dass Kohlenhydrate und Fette unsere Hauptlieferanten in Sachen Energie sind. Schließlich brauchen wir Energie nicht nur für den Sport. Wir benötigen die Energie unbedingt auch dafür, dass wir geistig fit durch den Tag gehen können.

Wenn man wie du Sport betreibt, schaut die Sache ein bisschen anders aus. Doch damit du deine Kuchenstücke der täglichen Eiweißaufnahme perfekt an deine Bedürfnisse anpassen kannst, sind zuallererst Faktoren zu berücksichtigen – wie z.B. welche Sportart betreibst du (mehr Ausdauer? mehr Krafttraining? etc.), welche Ziele hast du (abnehmen? zunehmen?) und wie intensiv ist dabei die körperliche Belastung? Eiweiß kommt nämlich im Normalfall nur zu ca. 2-5% als Energiequelle zum Zug. Bei hochintensiven Belastungen wurde Eiweiß als Energielieferant mit maximal 5-15% genannt.

Doch Eiweiß ist und bleibt zurzeit in aller Munde. Und genau an dieser Stelle möchte ich auf einen Punkt eingehen, der bei jedem, der sich mit seiner Ernährung auseinanderzusetzen beginnt, auftritt: Es tauchen plötzlich Sorgen im Kopf auf. Ja, eine gewisse Angst macht sich breit, denn man stellt sich Fragen wie: Versorge ich mich richtig? Habe ich alle Nährstoffe, die ich brauche?

Gerade beim Thema Proteine haben viele Leute anscheinend wirklich Angst, dass sie zu wenig davon essen. Ich möchte dich gleich beruhigen – du brauchst keine Angst zu haben. Es ist schon OK, wenn beim näheren Betrachten deiner Essgewohnheiten neue Fragen auftauchen – das ist normal. Doch Angst zu bekommen, ist unangebracht. Vielleicht hast du dich bisher nicht einwandfrei ernährt, doch nimm das einfach als erste Erkenntnis hin. Dir wird das nun bewusst und du startest ab jetzt in einen neuen Lebensabschnitt. Du wirst in Zukunft vegan leben und dir alle Nährstoffe (inklusive genug Eiweiß) zuführen, die du brauchst. Dein neuer Lebensabschnitt erfordert nur eines von dir: Du lernst dazu.

Du würdest dich nur selbst demotivieren, wenn du dir von Beginn an zu viel auf einmal vornehmen würdest, indem du versuchst, innerhalb eines Tages alles von „No Go“ auf „Jetzt perfekt“ umzustellen. Das ist ein Ding der Unmöglichkeit – so funktioniert das in der Regel nicht.

Es ist wichtig, dass du den Status Quo feststellst, du für dich beschließt, dass deine bisherige Ernährungsweise eine Sache von Gestern ist und du ab sofort dein Essen und Trinken neu ausrichtest.

Deine anfänglichen Sorgen werden sich mit zunehmendem Wissen, und je tiefer du in die Materie Ernährung eintauchst, verlieren. Mit Hilfe des Basiswissens dieses Buches und anderer Infoquellen wirst du noch schneller zu deiner persönlich besten, veganen Ernährungsweise finden. Ein Tipp von mir: Je mehr du dich interessierst, je tiefer du eintauchst und je öfter du Verschiedenes ausprobierst, desto sicherer und kompetenter wirst du im Umgang mit deinem Speise- und Getränkeplan. Du entwickelst genau auf diese Weise ein neues Grundverständnis für gesundes Essen.

Dann wirst du dir selbst ein Maximum an Energie liefern und deinen Nährstoffbedarf spielerisch abdecken. Ich möchte in dir diese Lust auf das Abenteuer Essen wecken. Die Lust am Entdecken und Experimentieren mit den verschiedenen Lebensmitteln.

Und bitte stresse dich nicht, indem du glaubst, dass du jeden Tag alle Nährstoffe zu dir nehmen musst. So, wie die Verdauung auch nicht innerhalb eines Tages abgeschlossen ist, gilt auch hier, dass du den Zeitbogen ein bisschen größer spannst. Achte z.B. darauf, dass du dir zum Ziel setzt, innerhalb einer Woche alle nötigen Nährstoffe zu dir zu nehmen. Auf diese Weise wirst du deine Ernährungsumstellung viel entspannter umsetzen können.

## Was ist Eiweiß überhaupt?

Eiweiß wird auch Protein genannt. Der Begriff Protein kommt vom griechischen 'protos' und bedeutet 'das Erste'. Eiweiß hat für uns Sportler als Energielieferant keine vorrangige Bedeutung, obwohl es pro Gramm 4 kcal an Energie liefert. Dafür erfüllt das Eiweiß aber viele andere, sehr wichtige Aufgaben in unserem Organismus – z.B. ist Protein unerlässlich für die ständige Erneuerung unserer Körperzellen.

Wenn du proteinreiche Speisen isst, versorgst du deinen Körper mit Aminosäuren und anderen Stickstoffverbindungen. Diese entstehen nach der Verdauung und sind dann zur Arbeit im Körper bereit. Bis heute sind rund 250 verschiedene Aminosäuren-Verbindungen bekannt, wobei der Organismus den Großteil davon selbst herstellt.

Unser Körper hat keine Proteinreserven oder Proteinspeicher, die den Speichern von Fetten oder Kohlenhydrate ähneln. Alle Eiweiße, die sich in unserem Körper befinden, sind funktionelle Proteine, d.h., sie sind Bestandteile der Gewebestrukturen (z.B. Nägel, Haut, Haare) oder gehören Stoffwechselsystemen an.

Das überschüssige Protein, das nicht gespeichert werden kann, wird chemisch gespalten und letztendlich als Stickstoff mit dem Harn ausgeschieden. Reste von Aminosäuren werden für die Energieproduktion verwendet oder als Glykogen bzw. Fett gespeichert.

Statt der Speicher besitzt der Organismus drei funktionelle Aminosäure-Pools, aus denen er unter Stressbedingungen wie z.B. Nahrungsentzug oder Energiedepletion Aminosäuren gewinnen kann:

1. Plasmaproteine und Aminosäuren
2. Muskelproteine und intrazelluläre Aminosäuren
3. Eingeweideproteine und intrazelluläre Aminosäuren

Energiedepletion heißt, dass Eiweiß sehr wohl verstoffwechselt werden kann – und zwar im Glukose-Alanin-Zyklus – sodass bestimmte Aminosäuren Energie liefern können. Das wollen wir Sportler allerdings nicht, weil unser Körper bei diesem Stoffwechsel Substanz abbaut. Wenn man sich falsch ernährt, kann die Eiweißverstoffwechslung z.B. bei Spielsportarten wie Tennis, Fechten oder Karate soweit gehen, dass sie bis zu 37% des totalen Energiebedarfs beträgt, bei Sportarten wie Marathonlauf oder Radrennen kann diese nicht empfehlenswerte Energiebereitstellung zwischen 12-15% betragen. Du merkst also auch hier, wie wichtig eine ausgeklügelte Ernährung ist. Und das richtige Essen und Trinken wird immer wichtiger, je mehr ich im Sport erreichen bzw. leisten will.

Viele Menschen glauben noch immer, dass Eiweiß nur beim Kraftsport wichtig ist. Ich gebe zu, dass die Überlegung logisch klingt, weil man ja gerade in diesem Sport besonders an einem Muskelwachstum interessiert ist.

Doch die Eiweiße erfüllen auch im Ausdauersport wichtige Funktionen:

1. Ausdauertraining bewirkt einen Mehrbedarf für Muskelneubildung (Aufbautraining).
2. Durch Ausdauereinheiten hat man einen erhöhten Erhaltungsbedarf für die größere Muskelmasse (Abnutzungsquote).
3. Ausdauertraining bewirkt einen erhöhten Verschleiß an Funktionsproteinen.
4. Es besteht dadurch möglicherweise ein Stimulierungseffekt auf die Proteinsynthese.
5. Der Pool an freien Aminosäuren im Gewebe ist ein zusätzlicher Energiespeicher und ein Schutz vor Abbau an Körperprotein.

Schauen wir uns zunächst einmal die verschiedenen Aufgaben der Proteine an. Eiweiß ist wichtig für viele biochemische Prozesse in unserem Körper:

1. Es liefert Baustoffe für Hormone wie z.B. Insulin.
2. Es liefert Baustoffe für die Gerinnungsfaktoren im Blutgerinnungssystem.
3. Alle Stoffwechselvorgänge werden durch Enzyme katalysiert, die wiederum aus Proteinen bestehen. Eiweiß ist praktisch der Baustoff für Enzyme (enzymatische Katalyse).
4. Transport und Speicherung: Das Protein Hämoglobin dient z.B. als Transportvehikel für den Sauerstoff. Das Eisen kann durch das Protein Ferritin in der Leber gespeichert werden.
5. Durch die aus Eiweiß bestehenden kontraktilen Elemente des Muskelgewebes ist eine gerichtete Bewegung möglich (Bewegungskoordination).
6. Durch Kollagenfasern gewinnen Gewebe und Knochen an Zugfestigkeit. Kollagen stellt ein Faserprotein dar. Die sogenannten Strukturproteine sind Bestandteile von Zellen und Gewebe, wie z.B. Muskelfasern, Haut, Membranen, Bindegewebe (mechanische Stützfunktion).
7. Die im menschlichen Körper kreisenden Antikörper sind spezifische Proteine, die durch eine Antigen-Antikörper-Reaktion Fremdsubstanzen binden können. Eiweiß dient hier also als Baustoff für diese Antikörper für ein intaktes Immunsystem (Abwehrfunktion).
8. Rezeptorproteine übertragen Nervenimpulse an den Synapsen.
9. Übertragung von Erbinformationen.
10. Sogenannte Repressorproteine hemmen in einer Zelle alle die genetischen Informationen, die für die spezielle Aufgabenstellung der Zelle nicht nötig sind.

Natürlich sind alle Eiweiße wichtig, doch ein Plasmaprotein möchte ich hier herausheben: das Hämoglobin. Hämoglobin ist dir sicher als 'roter Blutfarbstoff' ein

Begriff. Er ist eine Komplexverbindung, die aus Globin (Eiweiß) und einem eisenhaltigen Farbstoff (Hämochromogen) besteht. Frauen haben einen etwas geringeren Hämoglobingehalt im Blut als Männer. Das Hämoglobin hat gleich mehrere lebenswichtige Funktionen:

i. Es ist für den Sauerstofftransport zuständig.
ii. Es ist indirekt am Transport der Kohlensäure beteiligt.
iii. Es hat eine Pufferfunktion – damit reguliert es die absolute Reaktion des Blutes.

Besonders die erste Funktion – der Sauerstofftransport – ist für den Sport interessant: Das Hämoglobin ist in der Lage, mit dem Sauerstoff bei dessen Überdruck (z.B. in der Lunge) eine leicht reversible Bindung einzugehen und ihn im Gewebe, wo das Kohlendioxid einen höheren Druck hat, wieder abzugeben. Das mit Sauerstoff beladene Oxyhämoglobin hat eine hellrote Farbe, es geht dabei in reduziertes Hämoglobin über und nimmt dann eine dunkelrote Farbe an.

Durch körperliche Belastung nimmt die Plasmakonzentration der Aminosäuren ab. Jede Abnahme des Proteingehaltes im Körper führt zu einer negativen Beeinträchtigung des Stoffwechsels – das heißt im Klartext: deine Leistungsfähigkeit nimmt ab. Das gilt besonders für den Ausdauerbereich. Der abgespaltene Stickstoff führt zur Bildung von Ammoniak und das wiederum verursacht eine zentrale Müdigkeit.

Mit rund 20% enthalten die Muskeln den größten Protein-Pool des gesamten menschlichen Organismus. Das Muskelprotein ist kontraktionsfähig. Den zweitgrößten Eiweiß-Pool findet man im Gewebe der Organe.

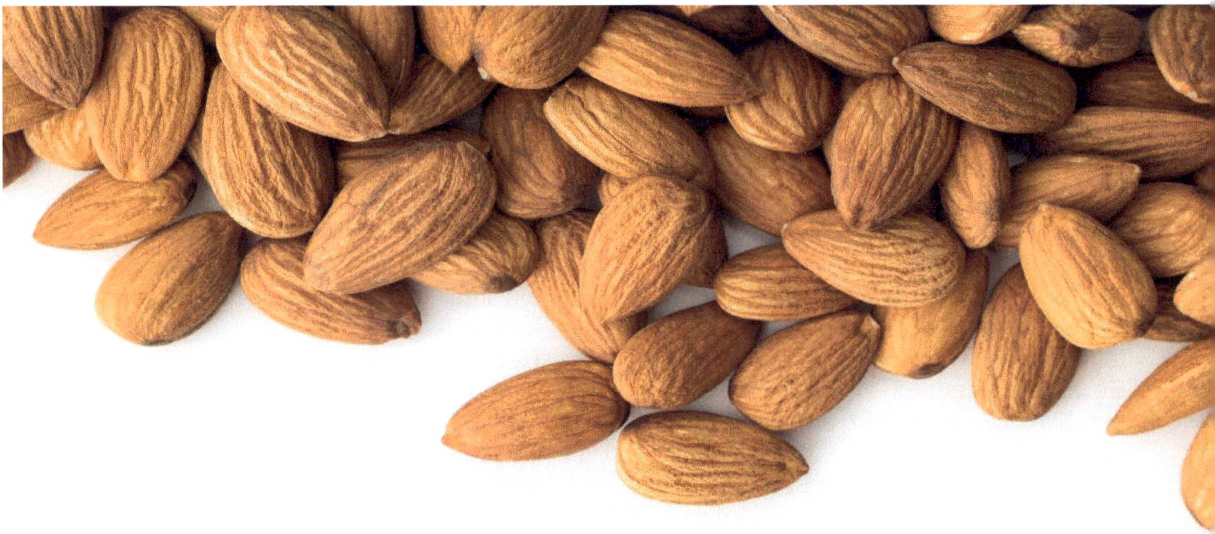

# Aufbau der Proteine

Proteine sind stickstoffhaltige organische Substanzen, die in jedem Teil einer menschlichen Zelle zuhause sind. Wie genau das Protein in deinem Körper ausschaut, ist genetisch festgelegt. Es ist eine charakteristische Sequenz von Aminosäuren. Die aufeinanderfolgenden Aminosäuren sind in unverzweigten Ketten angeordnet und durch Amidbrücken (Peptidbindung) miteinander verbunden. Am Kettenende befindet sich eine freie Säurengruppe. Eiweiße sind sogenannte Polipeptidketten, deren Glieder Aminosäuren sind. Die Aminosäuren werden in neun essenzielle (unentbehrliche) und elf nicht essenzielle (entbehrliche) Aminosäuren eingeteilt:

| Unentbehrliche (essenzielle) Aminosäuren | Entbehrliche (nicht essenzielle) Aminos. |
|---|---|
| Valin | Glycin |
| Leucin | Alanin |
| Isoleucin | Serin |
| Threonin | Cystein (auch semi-essenziell) |
| Methionin | Asparagin |
| Lysin | Glutamin (auch semi-essenziell) |
| Phenylalanin | Asparaginsäure |
| Tryptophan | Glutaminsäure |
| Histidin | Arginin (auch semi-essenziell) |
| | Tyrosin (auch semi-essenziell) |
| | Prolin |

Es gibt also insgesamt 20 Proteine, die wir uns mit der Nahrung zuführen. Aus diesen baut sich der Körper die genannten rund 250 verschiedenen Aminosäuren-Kombinationen zusammen. Wichtig ist, dass du weißt, dass dein Organismus aus den essenziellen Aminosäuren die nicht essenziellen bilden kann, nicht aber umgekehrt. Du musst die essenziellen Aminosäuren also unbedingt mit deiner Nahrung aufnehmen. Unter gewissen Umständen – wie z.B. bei gewissen Krankheiten oder im Wachstum – braucht der Körper aber auch manche nicht essenziellen Aminosäuren über die Nahrung. Diese Aminosäuren werden als 'semi-essenziell' (bedingt entbehrlich) bezeichnet.

## Die essenziellen Aminosäuren

Ich möchte gleich vorweg mit einem Vorurteil aufräumen: Alle essenziellen Aminosäuren sind in pflanzlichen Nahrungsmitteln enthalten! Mir wird nämlich die Frage, wo ich mein Eiweiß herbekomme, regelmäßig gestellt, sobald ich mich als vegan oute. Es gibt sehr viele Pflanzen, die alle essenziellen Aminosäuren in großen Mengen enthalten – hier ein paar Beispiele:

**Phenylalanin:** Sojaprodukte, Mandeln, Erdnüsse, Kürbis, Sesamkörner, Walnüsse, ungeschälter Reis, Erbsen

**Valin:** Walnüsse, ungeschälter Reis, Erbsen

**Threonin:** Walnüsse, ungeschälter Reis, Erbsen

**Tryptophan:** Bananen, Datteln, Erdnüsse, Sojabohnen, Haferflocken, Kakaopulver, ungeschälter Reis, Erbsen

**Isoleucin:** Soja Protein, Algen

**Methionin:** Sesamkörner

**Leucin:** Soja Protein Konzentrat Sojabohnen, Erdnüsse, Weizenkeime, Mandeln, Haferflocken

**Lysin:** Linsen, Sojabohnen, Erbsen, Kidneybohnen

**Histidin:** Walnüsse, Sojabohnen, ungeschälter Reis, Erbsen

Grundsätzlich ist wichtig – und das gilt nicht nur für uns Veganer –, darauf zu achten, dass man mit einer geplanten und abwechslungsreichen Kost dafür sorgt, dass der Speiseplan ein ausgeglichenes Verhältnis aller essenziellen Aminosäuren enthält. Erst, wenn du das bei der Wahl deiner Speisen beherzigst, kann dein Körper ein Höchstmaß aller wichtigen Proteinkombinationen herstellen.

Denn, wenn z.B. eine Aminosäure ständig fehlt, versorgst du deinen Organismus unzureichend. Dann werden auch die anderen Aminosäuren nicht zum Proteinaufbau genutzt, sondern in Fette und Zucker abgebaut (Desaminierung). Der Aminosäureindex oder die biologische Wertigkeit messen die Qualität der Aminosäuren-Verhältnisse. Es gibt übrigens Hinweise darauf, dass das Gehirn einen Mangel an essenziellen Aminosäuren in der Nahrung erkennt.

Solange du deine tägliche Ernährung abwechslungsreich gestaltest, solltest du keine Probleme mit Muskelaufbau oder Leistungssteigerung im Sport haben. Das gilt übrigens auch für Bodybuilder, die oft dazu neigen, sich extrem einseitig zu ernähren.

Kurzum: Die intelligente Mischung der verschiedenen Eiweißquellen in Kombination mit vielseitigen Kohlenhydrat- und Fettquellen, verbessert die Gesamtqualität deiner Ernährung erheblich. Genau auf diese natürliche Weise sorgst du für eine perfekte Aminosäuren-Bilanz im Körper.

**Die WHO empfiehlt folgende Mengen an essenziellen Aminosäuren für Nichtsportler:**

- Isoleucin: 20 mg / kg Körpergewicht
- Leucin: 39 mg / kg Körpergewicht
- Lysin: 30 mg / kg Körpergewicht
- Methionin + Cystein: 10,4 mg + 4,1 mg (15 mg gesamt)/kg Körpergew.
- Phenylalanin + Tyrosine: 25 mg gesamt / kg Körpergewicht
- Threonin: 15 mg / kg Körpergewicht
- Tryptophan: 4 mg / kg Körpergewicht
- Valin: 26 mg / kg Körpergewicht

## Grundsätzliche Empfehlungen der Eiweißzufuhr

Neben der Weltgesundheitsorganisation (WHO) gibt es in allen Ländern Gesellschaften, die Empfehlungen für Nährstoffaufnahmen herausgeben. Das ist z.B. die Österreichische Gesellschaft für Ernährung, die die gleichen Empfehlungen wie die Gesellschaften in Deutschland und der Schweiz ausgibt. Die drei Gesellschaften geben übrigens u.a. auch gemeinsame Schriften unter dem Verband "D-A-CH" heraus.

Meist gelten die Empfehlungen dieser Gesellschaften für Erwachsene, die nicht Sport betreiben. Auch ist hier wichtig zu wissen, dass diese Ernährungsempfehlungen immer mit einem gewissen Sicherheitspolster versehen sind. Das heißt, die meisten Werte sind höher angesetzt, als man tatsächlich braucht. Du kannst die Empfehlungen immer nur als Richtwerte ansehen. Als eine Richtlinie, denn du kommst einfach nicht umhin, die für dich richtigen Aufnahmemengen selbst herauszufinden.

Beim Eiweiß empfehlen die Ernährungsgesellschaften einem erwachsenen Menschen, der nicht Sport treibt, sich aber abwechslungsreich ernährt, eine tägliche Aufnahme von 8-10%.

Sie empfehlen dabei aber auch eine Obergrenze, da eine regelmäßig zu hohe Eiweißzufuhr z.B. zu Nierensteinen oder Osteoporose führen kann. Trotz dieser Empfehlungen besagen die verschiedenen Jahres-Ernährungsberichte, dass die durchschnittliche Eiweißaufnahme in unseren Breitengraden deutlich höher als die empfohlene Zufuhr liegt.

Es gibt auch Empfehlungen für Vegetarier und Veganer von diesen Ernährungsgesellschaften sowie von Verfassern verschiedener Ernährungsliteratur. Hier liest man vorrangig die Meinung, dass bei Lakto- und Ovolaktovegetariern, die sich mit einer Mischkost ernähren, die auf pflanzlichen Proteinquellen plus Milch- und Eiverzehr basiert, der Bedarf an Proteinen weitgehend gedeckt ist.

Bei Empfehlungen für vegane Ernährung kann man allerdings Misstrauen herauslesen. Hier herrscht die Meinung vor, dass eine vegane Kost eine sorgfältige Planung des Essens erfordert, damit der Bedarf an essenziellen Aminosäuren abgedeckt werden kann. Man geht nämlich davon aus, dass Proteine aus pflanzlichen Lebensmitteln schlechter verdaulich sind, als solche aus tierischen Lebensmitteln. Aus diesem Grund sollen Veganer von Haus aus ca. 10-20% mehr Eiweiß täglich zu sich nehmen.

Abgesehen davon, dass ich unbedingt der Meinung bin, dass man – egal, wie man sich ernährt – sein Essen und Trinken gut planen soll, finde ich diese Empfehlung von 10-20% mehr Eiweißzufuhr nicht korrekt. Es ist für mich nichts anderes, als ein enormes Sicherheitspolster, das einfach in den Raum gestellt wird. Die Verfasser dieser Empfehlungen haben sich selten selbst mit dem Thema Veganismus auseinandergesetzt. Dazu kommt, dass vegane Ernährung noch stark als Nischenthema angesehen wird. Ist die Ernährung selbst noch eine sehr junge Wissenschaft, so ist Veganismus ein noch viel jüngeres und unerforschteres Gebiet.

Es gibt in Sachen Ernährung noch viel zu entdecken, das ist Fakt. Deshalb nehme ich auch die Aussage, dass pflanzliches Eiweiß schlechter verdaulich sein soll als tierisches Eiweiß, nicht als gegeben hin. Bei dieser Annahme geht man deshalb davon aus, weil das tierische Eiweiß dem menschlichen ähnlicher ist. Vielleicht ist diese Aussage wahr, vielleicht aber auch nicht. Denn ich traue dem menschlichen Organismus eine große Intelligenz zu, wenn es darum geht, wie er an seine für ihn wichtigen Nährstoffe kommt. Ich traue unserem Körper zu, dass er sich seine Aminosäuren genauso gut aus dem pflanzlichen wie aus tierischem Eiweiß holen kann.

Nun kommen wir zu den zurzeit empfohlenen Referenzwerten, die dir als Grundlage dienen sollen, deine Ernährung in Sachen Eiweiß zu planen. Diese Grundempfehlungen sind deine Leitlinien, denn – wie bereits oft erwähnt – führt einfach kein Weg daran vorbei, dass du dir eine abwechslungsreiche Ernährung auf deinen Speiseplan holst und darauf schaust, in welchen Lebensmitteln was enthalten ist.

Genau das und deine Praxis, die du im Laufe der Zeit bekommst, werden deine optimalen Eiweißaufnahme-Mengen bestimmen. Wir kommen später noch zum Kapitel 'biologische Wertigkeit', die für die Aufnahmefähigkeit von Eiweiß eine große Rolle spielt.

## Referenzwerte - Eiweißaufnahme für Nichtsportler

*(Quelle: ÖGE bzw. DGE):*

| Personengruppe | weiblich g/kg Körpergew./Tag | männlich g/kg Körpergew./Tag |
|---|---|---|
| Kinder | 0,9 g | 0,9 g |
| Jugendliche | 0,8 g | 0,9 g |
| Erwachsene | 0,8 g | 0,8 g |
| Schwangere (ab 4. Monat) | zusätzlich 10 g / Tag | |
| Stillende | zusätzliche 15 g / Tag | |

## Referenzwerte - Eiweißaufnahme für Sportler:

Nun aber zur Eiweißzufuhr im Sport. Protein ist nicht nur für Kraftsportler, sondern auch für Ausdauersportler und alle Sportler der Spielsportarten wie z.B. Fußball wichtig. Beim Thema "die richtige Menge an Eiweiß" kann man viele verschiedene Zufuhrempfehlungen finden.

Besonders in den Kraftsportarten Bodybuilding und Gewichtheben hört man oft Empfehlungswerte jenseits der 2,0 g Marke bei Eiweiß. Das rührt teilweise auch davon her, dass z.B. Bodybuilder in den Zeiten vor ihren Bühnen-Wettkämpfen stark auf Kohlenhydrate verzichten, um vor der Jury noch definierter zu erscheinen. Wie du bereits weißt, ist das Essen von Kohlenhydraten immer auch mit einer großen Wasser-Einlagerung verbunden. Genau das können Bodybuilder nicht gebrauchen, schließlich sollen ihre Muskeln maximal zur Geltung kommen.

Im Jahre 1994 führte Lemon eine Studie durch. Dabei stellte er fest, dass bei Bodybuildern und Gewichthebern eine maximale Eiweißaufnahme von ca. 2,0 g pro kg Körpergewicht ausreicht. Es konnten keine weiteren Verbesserungen bemerkt werden, wenn die Menge auf 2,4 g/kg Körpergewicht angehoben wurde. Eine erhöhte Proteinzufuhr über 2,0 g/kg Körpergewicht hatte offensichtlich keinen Sondereffekt.

Für ein muskelerhaltendes Krafttraining ist nach Schek (2005) der Proteinbedarf um ca. 17% erhöht. Will man an Muskelmasse zunehmen, erhöht sich lt. ihm der Bedarf um weitere 5% auf ca. 22%.

## Empfohlene Eiweiß-Aufnahme für verschiedene Sportarten:

*(Angaben in g/kg Körpergewicht pro Tag)*

| | van Dam | Konopka | Tarnopolsky | Geiss/Hamm (in Schek 2005) |
|---|---|---|---|---|
| Ausdauersportler | 1,2-1,6 | 1,5-2,0 | 1,6 | 1,2-1,5 |
| Kraftsportler | 1,8-2,5 | 1,5-3,2 | 1,2 | 1,5-2,0 |
| Schnellkraftsportler | 1,5-2,0 | 1,5-3,0 | k.A. | 1,5-1,7 |
| Gesundheitssportler | 1,0 | k.A. | k.A. | k.A. |

# Warum ein Muskel überhaupt wächst

Die körperliche Belastung im Sport führt immer zu einer Eiweißabnutzung, was so viel heißt wie: Material wird zerstört. Wieviel an Eiweiß abgenutzt wurde, ist von Belastungsart und -umfang abhängig. Im Endeffekt bleiben Bruchstücke des Strukturmaterials über und der Zustand dieser Bruchstücke informiert den Zellkern über das Ausmaß der erfolgten Zerstörung. Auf diese Weise kann der Zellkern bestimmen, welches Programm gestartet werden muss, um das Zerstörte wieder reparieren zu können.

Wie bereits erwähnt, ist bekannt, dass die Zusammensetzung der Plasma-Aminosäuren durch körperliche Belastung verändert wird. Es wurde außerdem nachgewiesen, dass die verzweigtkettigen Aminosäuren (BCAA = Branched Chain Amino Acids) Valin, Leucin und Isoleucin zur Energieproduktion während der Körperbelastung beitragen. Je mehr der Zellkern von diesen verzweigtkettigen Aminosäuren vorfindet, desto mehr Ribosomen aktiviert er und baut dann nötige kontraktile Proteine oder Mitochondrien auf.

Je anstrengender das Training, desto mehr nimmt die Plasmakonzentration ab. Wenn jetzt noch zusätzlich ein Mangel an Kohlenhydrate vorliegt, steigert das den Bedarf an Proteinen in der Energiebereitstellung enorm – eben insbesondere den der verzweigtkettigen Aminosäuren Valin, Leucin und Isoleucin. Darum nehmen viele Kraft- und Ausdauersportler BCAA's als Nahrungsergänzungsmittel.

Es herrscht zurzeit die Meinung vor, dass das Absinken des BCAA-Spiegels im Blut ein wichtiger Faktor für die zentrale Ermüdung ist. Deshalb soll durch die Zufuhr von BCAA's kurz vor oder während einer Belastung der BCAA-Spiegel im normalen Bereich gehalten werden. Außerdem benötigt unser Organismus Aminosäuren besonders in Regenerationszeiten, damit bestimmte Gewebestrukturen wiederhergestellt werden können (nach Brouns 1993). Die BCAA's kannst du übrigens auch in natürlichen Lebensmitteln finden, wie dir die folgenden Tabellen zeigen. Du musst nicht unbedingt zu Nahrungsergänzungsmitteln greifen.

**BCAA in Rohgetreide**

| | Leucin in mg pro 100g | Isoleucin in mg pro 100g | Valin in mg pro 100g |
|---|---|---|---|
| Weizen | 854 | 458 | 556 |
| Mais | 1155 | 337 | 477 |
| Reis | 675 | 336 | 466 |
| Gerste | 848 | 456 | 612 |
| Hafer | 1284 | 694 | 937 |
| Roggen | 980 | 550 | 747 |
| Hirse | 1400 | 465 | 578 |

**BCAA in vegane Alternativen (Kuhmilch zum Vergleich)**

| | Leucin in mg pro 100g | Isoleucin in mg pro 100g |
|---|---|---|
| Kuhmilch | 310 | 188 |
| Sojamilch | 1224 | 739 |

Je länger die Belastung dauert, desto mehr glukogene Aminosäuren werden in der Leber zu Glukose umgewandelt. Umso mehr wird Leucin in der Muskelzelle oxidiert. Deshalb empfiehlt z.B. Schek (2005), zwischen 10-15% des täglichen Energiebedarfs in Form von Proteinen aufzunehmen.

van Dam (2003) gibt folgende Hinweise, um das Krafttraining effektiver zu gestalten:

1. Ca. 10 min nach Trainingsende soll man ca. 2-4 g BCAA's mit einem KH-haltigen Getränk zu sich nehmen. Er ist der Meinung, dass in dieser Phase kein Eiweiß-Shake verwendet werden soll, weil das die BCAA's nur "verdünnen" würde.
2. Erst ca. 40 min nach dem Training soll man mit der Zufuhr von hochwertigem Eiweiß beginnen. Die vorher genommenen BCAA's dienen jetzt als Reiz für den Strukturaufbau, das nun später aufgenommene Eiweiß kommt jetzt als Baumaterial dazu.
3. Man soll für eine ausreichende Vitaminzufuhr sorgen (besonders Vitamin C und B6), da zu einer optimalen Funktionsweise der Eiweiße die optimale Versorgung mit Vitaminen und Spurenelementen gehört.

Bei Kraftttraining mit erhöhter Eiweißernährung ist auch der Magnesiumbedarf erhöht. Hier hilft dir magnesiumreiches Mineralwasser, den zusätzlichen Bedarf zu kompensieren.

In der vorrangig mit tierischen Lebensmittel durchsetzten Ernährung sehen sich Kraftsportler oft vor das Problem gestellt, dass in den eiweißreichen Lebensmitteln, die sie essen, oft auch viel zu viel Fett drin ist. Da haben wir Veganer wirklich einen großen Vorteil. Pflanzliche Eiweißquellen beinhalten einfach viel weniger Fett.

Schek (2005) stellte eine "Energie-Prozentliste (En%)" auf, die fettarme Lebensmittel mit mittlerem bis hohem Protein-Gehalt haben:

| *Energie-%-Bereiche* | *Lebensmittel* |
|---|---|
| 4-7 En% | Bananen, Maroni, Dörrpflaumen |
| 8-11 En% | Erdbeeren, Orangen, Aprikosen, Kiwi, Feigen, Naturreis, Cornflakes, Zwieback |
| 12-15 En% | Kartoffeln, Roggenvollkornbrot, Teigwaren, Haferflocken |
| 16-23 En% | Himbeeren, Holunderbeeren, Mais |
| 24-31 En% | Kichererbsen, Linsen |
| 32-39 En% | Sellerie, Lauch, Bohnen, Erbsen |
| 40-47 En% | Blumenkohl, Fenchel |
| 48-55 En% | Feldsalat, Wirsing, Brokkoli, Rosenkohl, Grünkohl |
| 56-63 En% | Pfifferlinge |
| 64-71 En% | Spinat |
| 72-79 En% | Endiviensalat, Champignons |

Manche Sportler greifen zusätzlich zu Eiweißkonzentraten, um ihren Mehrbedarf an Eiweiß auf diese Weise abzudecken. So wollen sie einer zu großen Fettzufuhr aus dem Weg gehen. Besonders in den Anfangsstadien des Kraftsports muss eine solche zusätzliche Proteinaufnahme nicht unbedingt sein, wenn man mehr Wert auf natürliche Lebensmittel legt. Aber falls du dich entscheidest, zusätzliche Protein-Shakes bzw. -konzentrate in deinen Ernährungsplan einzubauen, beherzige bitte auf jeden Fall, dass du mindesten 3 Liter Flüssigkeit am Tag trinkst. Denn es gilt generell: Wer mehr Eiweiß zu sich nimmt, muss dementsprechend mehr trinken. Dieses Mehr an Flüssigkeit hilft nämlich, die stickstoff- und schwefelhaltigen Substanzen über den Urin auszuscheiden. Ein Überschuss an nicht verwertbaren Aminosäuren kann sonst den Stoffwechsel belasten, da beim Abbau der Eiweiße nicht nur Zucker und Fette, sondern auch Harnsäure entsteht. Und ein Übermaß an Harnsäure belastet die Nieren und kann besonders bei zu geringer Wasserzufuhr zu Gelenksproblemen (z.B. Arthrose, Rheuma, Gicht) führen.

## Kreatin:

Im menschlichen Körper sind ca. 90-140 g Kreatin, welches zu ca. 95% in der Skelettmuskulatur gespeichert ist. Wobei ungefähr 2/3 als Phosphokreatin und ca. 1/3 als freies Kreatin vorliegen. Der menschliche Körper bildet ca. 1-2 g Kreatin. Zusätzlich muss täglich eine Aufnahme von ca. 1 g erfolgen.

Ein Zuwenig an Kreatin macht sich negativ bei allen körperlichen Belastungen im anaerobalaktaziden Bereich bemerkbar. Durch eine zusätzliche Aufnahme von Kreatin über mehrere Tage hinweg kann man den muskulären Kreatinspeicher erhöhen und die Kreatinneubildung anheben. Durch Kreatin-Supplementation kann die alaktazide Leistungsfähigkeit nachweislich erhöht werden. Auch eine schnellere Regeneration nach Schnelligkeits- und Ausdauertraining ist die Folge.

Es gibt unter den Sportlern aber ca. 10-20% sogenannter "Non-Responder", die nicht auf eine Kreatinzufuhr reagieren. Das in der Zelle vorhandene Kreatin führt zu einer schwächeren Oxidation der Aminosäuren und zu einem verminderten Abbau der Muskelproteine nach der Belastung. Kreatin bindet Wasser und führt so zu einer Gewichtszunahme.

Eine sogenannte Kreatin-Kur sollte nach gegenwärtigem Wissensstand nicht länger als ca. 6 Wochen dauern. Die zusätzliche Aufnahme sollte in erster Linie in niedrigen Dosierungen (1-2 g/Tag) erfolgen. Eine zusätzliche Kreatinzufuhr sollte wirklich nur im fortgeschrittenen Leistungssport gemacht werden. Nicht für Jugendliche und nicht im Breitensport. Und v.a. soll man unbedingt auf den Kreatin-Reinheitsgrad achten.

# In welchen Lebensmitteln ist Eiweiß in welcher Menge enthalten?

Es gibt viele Nachschlagewerke, die dir genau aufzeigen, was in welchen Lebensmitteln an Nährstoffen & Co enthalten ist. Natürlich kannst du auch online nach Lebensmitteln suchen, wenn du einmal schnell die nötigen Infos brauchst. Doch ich rate dir auf jeden Fall, dass du mindestens ein gebundenes Nachschlagewerk in deiner Bibliothek hast. Schließlich willst du dir ja einen grundsätzlichen Gesamtüberblick über die Inhaltsstoffe der jeweiligen Lebensmittel verschaffen und da hilft das Blättern in dementsprechender Literatur. Hier ein paar Literaturhinweise:

| Titel | Herausgeber |
|---|---|
| - Die große vegane Nährwerttabelle | www.vegan.at |
| - Referenzwerte für die Nährstoffzufuhr | D_A_CH-Verband (Deutschland, Österreich, Schweiz) |
| - GU Nährwert-Kalorien-Tabelle | GU Verlag |
| - Der kleine Souci - LM-Tabelle für die Praxis | Wissenschaftliche Verlagsgesellschaft Stuttgart |

Am besten wäre es, wenn du die einzelnen Werke (es gibt sicher noch andere) miteinander vergleichst, was für dich in Frage kommt. Denn z.B. findest du im Buch "Der kleine Souci - Lebensmitteltabelle für die Praxis" genaue Informationen zur Aminosäurendichte einzelner Nahrungsmittel, die in anderen Werken fehlen. Es kommt immer darauf an, wie tief du in die Materie der Ernährung eintauchen willst.

Hier ein paar Beispiele, wieviel Eiweiß in welchen Lebensmitteln enthalten ist.

## 10 g Eiweiß sind z.B. enthalten in

- 55 g Kichererbsen, getrocknet
- 67 g Quinoa
- 80 g Nudeln, eifrei, roh
- 154 g Reis parboiled, roh
- 500 g Kartoffeln (gekocht mit Schale)
- 115 g Semmeln
- 120 g Tofu
- 137 g Roggenvollkornbrot

Die folgende Tabelle nennt dir ein paar pflanzliche Lebensmittel, wieviel Eiweiß pro 100 g drin ist, mit zusätzlichen Notizen, wie es in diesen Nahrungsmitteln um den Gehalt essenzieller Aminosäuren bestellt ist. Das als kleine Anregung, denn dein Grundwissen kann nicht groß genug sein, wenn es um deine persönliche Ernährung geht.

## Lebensmittel mit pflanzlichem Eiweiß mit Verweis auf Inhalte essenzieller Aminosäuren:

| LM | Eiweißgehalt / 100 g | Aminosäuren |
|---|---|---|
| Amaranth | 14,45 g | wenig Leucin + Threonin |
| Aprikosen, getrocknet | 5,00 g | wenig Methionin + Cystein |
| Langkornreis, braun, gekocht | 7,50 g | wenig Lysin |
| Buchweizen, roh | 9,77 g | ausgeglichen |
| Chashewkerne | 20,60 g | relativ ausgeglichen |
| Chia-Samen | 21,20 g | relativ ausgeglichen |
| Couscous, trocken | 11,69 g | wenig Lysin |
| Chlorella | 58,00 g | wenig Methionin + Cystein |
| Erbsen | 6,82 g | wenig Tryptophan |
| Erdnüsse | 29,00 g | wenig Lysin |
| Hafer | 10,70 g | wenig Lysin |
| Hanfsamen | 21,00 g | ausgeglichen |
| Hirse | 10,60 g | wenig Lysin |
| Kartoffeln, gekocht | 1,90 g | ausgeglichen |
| Kürbiskerne | 24,40 g | relativ ausgeglichen |
| Mandeln, geröstet | 19,20 g | wenig Lysin + Methionin |
| Mais, Dose, gelb | 2,90 g | viel Lysin |
| Moringa, getrocknet | 28,07 g | wenig Methionin |
| Quinoa, roh | 12,19 g | ausgeglichen |
| Pistazien | 20,80 g | ausgeglichen |
| Pfirsich, getrocknet | 3,00 g | wenig Methionin + Cystein |
| Sojabohnen | 11,90 g | wenig Methionin, Cystein, Phenylalanin + Tyrosin |
| Sojasprossen | 6,31 g | wenig Leucin, Lysin + Methionin |
| Sonnenblumenkerne | 26,50 g | wenig Lysin |
| Spaghetti, Hartweizen | 12,00 g | wenig Lysin |
| Spargel, gekocht | 2,06 g | ausgeglichen |
| Spinat, roh | 2,81 g | wenig Methionin + Cystein |
| Spirulina | 59,00 g | wenig Tryptophan + Cystein |
| Walnüsse | 16,07 g | wenig Lysin |
| Weiße Bohnen | 5,50 g | wenig Methionin |
| Reis, weiß, gekocht | 2,73 g | wenig Lysin |
| Weizenmehl | 10,80 g | wenig Lysin |

# Eiweißbedarf - wie rechnet man ihn aus?

Jetzt bist du an der Reihe. Du errechnest dir nun deinen ganz persönlichen Eiweißbedarf. Wie du weißt, ist er von deinen sportlichen bzw. körperlichen Zielen abhängig. Als Hilfe gebe ich dir hier ein Rechenbeispiel:

Eine Frau hat 65 kg Körpergewicht. Sie ist 50 Jahre alt und betreibt seit Jahren regelmäßig Ausdauersport. Als vorrangige Ausdauerathletin hat sie einen Eiweißbedarf von 1,2-1,4 g pro kg Körpergewicht. Das ergibt in Summe 78-91 g Eiweiß pro Tag, das sie sich zuführen sollte.

Jetzt muss diese Dame nur noch ihre Speisen und Getränke dementsprechend zusammenstellen und sie versorgt sich auf intelligente und optimale Weise mit Eiweiß. Das ist die Theorie und sie wird nun in der Praxis beobachten, welche Eiweißmenge für sie persönlich am bekömmlichsten ist.

Wäre sie keine Sportlerin, wäre ihr Mindestbedarf an Eiweiß 0,4 g pro kg Körpergewicht und ihr Grundbedarf lt. den Empfehlungen der Ernährungsgesellschaften 0,8 g pro kg Körpergewicht.

So, nun viel Spaß beim Errechnen deines Eiweißbedarfes pro Tag. Jetzt geht es weiter zum spannenden Thema der "biologischen Wertigkeit". Sie darf bei den Proteinen keinesfalls fehlen.

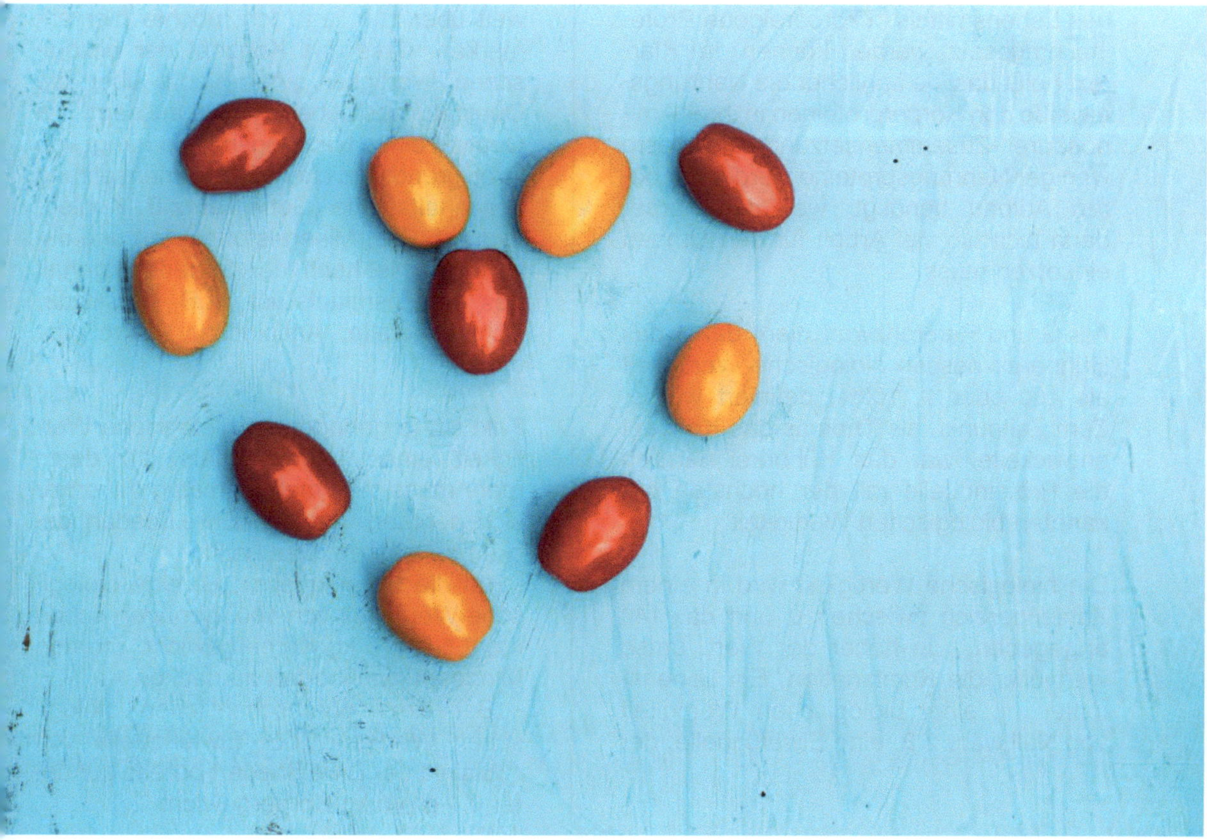

# Das Konzept der biologischen Wertigkeit

Das Konzept der biologischen Wertigkeit (BW) wurde vom deutschen Ernährungswissenschaftler Karl Thomas (1883 – 1969) entwickelt.

Bei der biologischen Wertigkeit wird der Gehalt der Aminosäuren im jeweiligen Lebensmittel betrachtet. Die biologische Wertigkeit eines Nahrungsmittels wird umso höher bewertet, je größer der Gehalt an allen essenziellen Aminosäuren ist und je mehr das Mengenverhältnis dieser Aminosäuren dem Bedarf des Menschen ähnelt.

Es wird dabei davon ausgegangen, dass die biologische Wertigkeit ein Maßstab dafür ist, mit welcher Effizienz (Wirtschaftlichkeit) die Nahrungsproteine eines Lebensmittels in körpereigene Proteine umgesetzt werden können. Im Klartext heißt das: Je ähnlicher die Nahrungseiweiße den Körperproteinen in ihrer Aminosäuren-Zusammensetzung sind, desto weniger Nahrungsproteine werden für deren Aufbau benötigt, weil der Körper dann nicht so viel Arbeit für den Umbau einsetzen muss.

Als Grund-Referenzwert dient dabei das Hühnerei, dessen biologische Wertigkeit als 100 oder 1 (100%) definiert wurde. Zum Zeitpunkt, als Thomas das Konzept entwickelte, war das Hühnerei nämlich die Proteinquelle mit der höchsten bekannten biologischen Wertigkeit.

Die biologische Wertigkeit wird in einem Zahlenbereich zwischen 0 und ca. 140 angegeben. Je höher der Wert, umso wertvoller die Kombination. Ein Lebensmittel mit einer biologischen Wertigkeit von Null wäre z.B. eine Eiweißquelle, der eine oder mehrere essenzielle Aminosäuren fehlen. Solche Proteine werden „unvollständige Proteine“ genannt.
Im Konzept der biologischen Wertigkeit geht man davon aus, dass man durch das Kombinieren verschiedener Eiweißquellen die Qualität der Eiweißaufnahme erheblich erhöhen kann. Voraussetzung dafür ist, dass der Mangel an bestimmten essenziellen Aminosäuren des einen Lebensmittels durch einen Überschuss derselben Aminosäuren des anderen Lebensmittels ausgeglichen wird.

So kann durch eine Kombination zweier Nahrungsmittel mit einzeln geringer biologischen Wertigkeit auf diese Weise eine Eiweißmischung mit einer biologischen Wertigkeit erzeugt werden, die weit über 100 liegt. Ich möchte hier anmerken, dass das Konzept der biologischen Wertigkeit aber nichts über die Qualität eines Lebensmittels aussagt. Die Qualität eines Nahrungsmittels hängt von ihrer grundsätzlichen Zusammensetzung der Inhaltsstoffe (Gehalt an z.B. Kohlenhydrate, Fett, Mineralstoffe, etc.) und davon ab, wie hoch der Schadstoffgehalt des Lebensmittels ist (z.B. Pestizide, Schwermetalle, Antibiotika, Umweltgifte etc.).

Fakt ist, je geringer die biologische Wertigkeit eines Lebensmittels ist, desto mehr muss man mengenmäßig davon zu sich nehmen, um den Eiweißbedarf decken zu können. Das heißt:
- Hat die Eiweißquelle z.B. eine biologische Wertigkeit von 100, genügen schon ca. 0,5 g pro kg Körpergewicht, um den Mindest-Eiweißbedarf zu decken.
- Bei einer durchschnittlichen biologischen Wertigkeit der Eiweißquelle von 136 sinkt der Eiweißbedarf bereits auf unter 0,4 g pro kg Körpergewicht.

- Hat das konsumierte Eiweiß z.B. eine biologische Wertigkeit von 50, bräuchte man bereits doppelt so viel Eiweiß (ca. 1 g pro kg Körpergewicht), um den Mindest-Eiweißbedarf zu decken.

Das bekommt vor allem Bedeutung, wenn du abnehmen willst. Denn das intelligente Zusammenstellen solcher Lebensmittel-Kombinationen führt dazu, dass du z.B. weniger als die empfohlenen 0,8 g pro kg Körpergewicht an Eiweiß zu dir nehmen musst. Das heißt, du musst mengenmäßig weniger von diesen Nahrungsmitteln essen, um deinen nötigen Eiweißbedarf zu decken. Es bedeutet also eine Kalorien-Einsparung.

Es zahlt sich aus, wenn man intelligent und mit Planung bei der Auswahl und Zusammenstellung der Eiweißquellen vorgeht. Das Konzept der biologischen Wertigkeit wirft noch eine Frage auf. Man sieht, dass die Zufuhrempfehlungen der Ernährungsgesellschaften nicht in Stein gemeißelt sind. Alles in unserem Organismus ist vernetzt und viele unzählige Faktoren, Umstände und Komponenten spielen zusammen. Man kann bei jedem Lebensmittel für sich weit in die Tiefe gehen und analysieren, was es enthält und wieviel davon. Und man kann eine Gruppe von Lebensmitteln aus einem größeren Blickwinkel heraus betrachten und ihre gemeinsame Wirkung auf den Organismus beobachten.

In der folgenden Tabelle findest du ein paar Referenzwerte über die biologische Wertigkeit verschiedener Lebensmittel. Die angegebenen Werte sind nur Richtwerte, da auch sie sich zum Teil stark in der Fachliteratur unterscheiden können:

| Lebensmittel | BW |
|---|---|
| Hühnerei (Grundwert) | 100 (in der Literatur als Referenzwert 100) |
| Kartoffeln | 98 |
| Soja | 85 |
| Reis | 81 |
| Vollkornreis | 64 |
| Roggen | 80 |
| Gerste | 74 |
| Weizen | 57 |
| Haferflocken | 62 |
| Quinoa | 83 |
| Mais | 72 |
| Bohnen | 72 |
| Haselnüsse | 50 |
| Linsen | 38 |
| Erbsen, grün | 37 |
| Karotten | 36 |

Hier zwei Beispiele, wie du durch Berücksichtigung der biologischen Wertigkeit die Eiweißqualität der Lebensmittel deutlich erhöhen kannst *(Quelle: Wikipedia):*

| Lebensmittel-Kombinationen | BW | Lebensmittel-Kombination | BW |
|---|---|---|---|
| 75% Milch + 25% Weizen | 105 | 52% Bohnen + 48% Mais | 101 |

Das hier prozentual angeführte Mischverhältnis bezieht sich dabei auf das im Lebensmittel enthaltene Eiweiß und nicht auf das Gesamtgewicht des Lebensmittels. Die Kombination Bohnen/Mais spielt beispielsweise eine wichtige Rolle in Entwicklungsländern, um dort die meist eiweißarme Ernährung zu optimieren.

Friedrich empfiehlt in seinem Buch "Optimale Sporternährung" z.B. folgende Lebensmittel-Kombinationen:

- Getreide mit Milchprodukten (z.B. Müsli mit Joghurt)
- Getreide mit Hülsenfrüchten (z.B. Bohnen od. Erbsen mit Nudeln, Reis oder Kartoffeln; Erbsen- od. Bohnensuppe mit Vollkornbrot)
- Kartoffel mit Milch (z.B. Kartoffelpüree)

Wahrscheinlich glaubst du, dass du diese Lebensmittel-Kombinationen immer zur gleichen Zeit essen musst. Das musst du nicht. Eiweiße werden langsam verdaut und so kannst du die Lebensmittel auch einzeln zu unterschiedlichen Zeiten essen. Obwohl auch hier unterschiedliche Meinungen in der Literatur zu finden sind, bewegen sich die Zeitangaben, in der die Mahlzeiten der einzelnen Nahrungsmittel auseinanderliegen können, zwischen sechs Stunden und einem Tag.

Auch im Internet sind viele Seiten zum Thema 'biologische Wertigkeit' zu finden. Auf manchen Seiten kann man sogar Mengen eingeben. Hier zwei Beispiele, die viel Informationen zu diesem Thema bieten:

www.naehrwertrechner.de
www.eucell.de/ernaehrung/lebensmittellisten.html

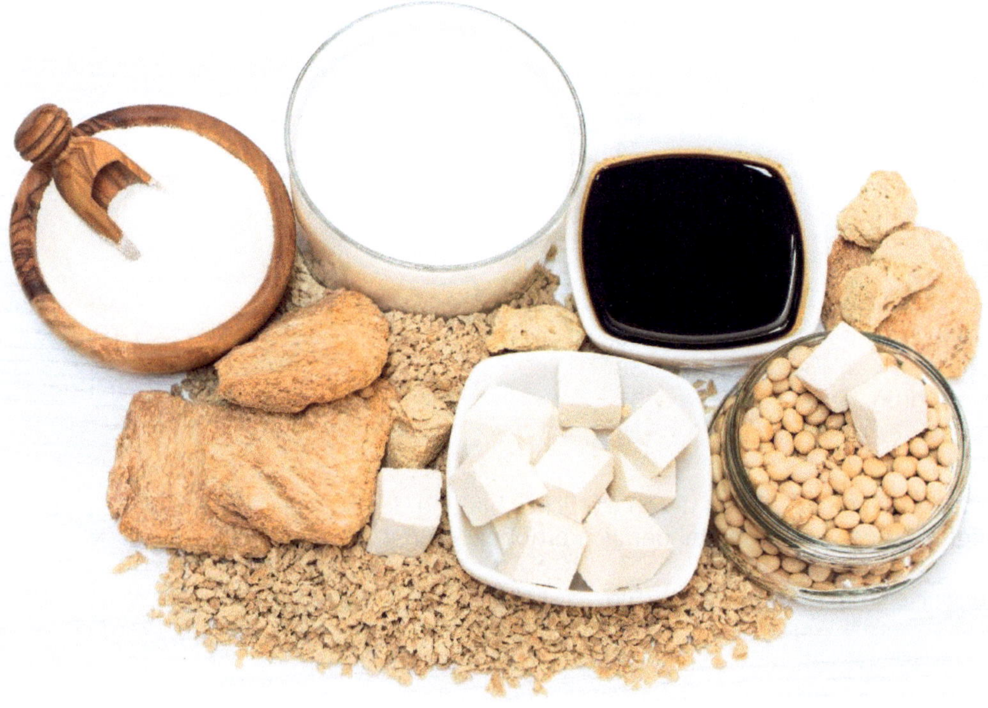

## Selbsteinschätzung deiner Gesundheit und Essgewohnheiten:

# Wie schätzt du deine Gesundheit und dein Essverhalten ein?

Bevor es jetzt an deine praktische Umstellung auf eine gesunde, ausgewogene und vor allem vegane Ernährungsweise geht, habe ich eine Frage an dich: Bist du dir eigentlich bewusst, wie du bisher gegessen hast? Wie schätzt du selbst deinen Lebenswandel bzw. deine Gesundheit ein? Die meisten Menschen denken nicht großartig darüber nach und es ist auch gut, wenn man sich nicht ständig Sorgen macht. Aber oft lebt man mit Gewohnheiten, die einem nicht guttun und über die man sich gar nicht bewusst ist.

Der erste Schritt für dich ist also, dass du dir dein bisheriges Leben ehrlich anschaust. Lass deine Gepflogenheiten Revue passieren. Dazu gebe ich dir auf den folgenden Seiten ein paar Fragebögen, die dir „denken“ helfen. Wie hast du bisher gegessen? Wie schaut generell dein Lebenswandel aus? Welche Gewohnheiten pflegst du? Hast du körperliche Probleme?

Das soll dein Rückblick auf dein bisheriges Leben sein. Du startest schließlich in ein neues aktives Leben und deshalb ist hier für ein Ritual des Rückblicks auf jeden Fall Zeit. Es ist ein Noch-einmal-ehrlich-anschauen, wie du lebst. Es ist der erste Schritt, dich von alten Gewohnheiten zu verabschieden.

Du füllst diese Fragebögen nur für dich aus – deshalb nochmals meine Bitte an dich: SEI EHRLICH ZU DIR SELBST! Ohne dieses reale Anschauen würdest du dich nur weiter belügen. Es hilft dir nichts, Sachen zu beschönigen oder zu verschweigen. Du würdest dir das nur selbst antun, wenn man so will. Ehrlichkeit ist der erste wichtige Schritt auf dem Weg zur Veränderung. Nimm dir beim Beantworten der Fragen Zeit. Wenn heute nicht der Tag ist, an dem du deine Essens-Innenschau machen willst, dann mache es einfach morgen. Der nächste Schritt nach dem Ausfüllen der Fragebögen wird dein „10-Tage-Selbstbeobachtungs-Protokoll“ sein.

Ein Tipp von mir: Beantworte die Fragen später noch einmal – und zwar dann, wenn du mein gesamtes Fitnessprogramm absolviert hast und du dich erfolgreich auf die vegane Ernährung umgestellt hast. Du wirst sehen, es wird haushohe Unterschiede geben.

Weißt du, du sollst dich nicht um 360° ändern. Nein, auf keinen Fall! Du bist in Ordnung wie du bist. Wenn du aber Sport und eine gesunde neue Ernährung in dein Leben integrierst, wirst du dich einfach um vieles besser fühlen. Das ist dein Lohn. Du sollst dich nicht verbiegen – schon gar nicht, wenn es ums Essen geht. Es geht einfach darum, dass dir manche Sachen bewusst werden, damit du deinen neuen Weg leichter findest und damit du die Veränderung deines Essverhaltens wirklich in die Realität umsetzen kannst.

Ehrlich gesagt, mache ich nicht sehr gerne Food Coaching. Dabei stört mich nämlich etwas enorm. Und zwar, dass mir „meine Leute“ irgendwas erzählen, wenn es um ihre Ernährung geht, nur nicht die Wahrheit. Ich weiß, dass sie es nicht böse meinen. Das Problem ist einfach, dass sie selbst den Tatsachen nicht ins Auge schauen. Dass sie sich selbst belügen, wenn es um ihr Essen und Trinken geht. Und das ist das Hauptproblem. Die Verschleierung gewisser Fehler vor sich selbst. Das Vergessen-Wollen, wo man wirklich sündigt.

Ich glaube, wie Autofahren oft unbewusst gemacht wird, ist es auch beim Essen: Unbewusst stopfen sich viele Menschen Nahrungsmittel in sich hinein, die ihnen nicht guttun und wissen es anschließend gar nicht mehr. Sie machen es unbewusst und automatisch.

Also: Egal wie du bisher isst. Jetzt muss alles auf den Tisch! Genauso, wie es gerade ist. Dieses Buch und mein Programm ist eine Sache der Praxis. Die besten wissenschaftlichen Studien und die trickreichsten Tipps helfen dir nichts, weil du sicher bereits weißt, was gesund und gut für dich wäre.

Es geht um deinen Erfolg. Deshalb stelle dich dir selbst, damit du dein Körper- und Ernährungsziel erreichst. Ja, so einfach ist es. Sich der Realität stellen und dann eine neue Wirklichkeit für sich selbst kreieren.

## Fragebogen allgemein:

Arbeitest du überwiegend Stehend Sitzend Wechselnd

Hast du zurzeit irgendwelche körperlichen Beschwerden?

______________________________

______________________________

______________________________

______________________________

______________________________

______________________________

Welche körperlichen Beschwerden hattest du während der letzten 5 Jahre? (Stichworte)

______________________________

______________________________

______________________________

______________________________

Bist du in ärztlicher Behandlung? Seit wann?

______________________________

Rauchst du? JA NEIN

Wie viele täglich? ____________

Nimmst du regelmäßig Medikamente und/oder Nährstoffpräparate ein?
Was? Seit:

---

---

---

Wie viel Bewegung machst du am Tag: < 30 min 30 – 60 min 1- 2 h 2- 4 h
Welche Art von Bewegung/Sport? (Vor dem Start meines Fitnessprogramms)

---

---

Wie bewertest du auf einer Skala von 1 bis 10 deinen momentanen, allgemeinen Gesundheitszustand? *(Zutreffendes bitte ankreuzen)*
1 (schlecht) 2 3 4 5 6 7 8 9 10 (sehr gut)

Sonstiges:

---

---

# Selbsteinschätzung deines Ernährungsverhaltens:

Wie beurteilst du deine momentanen Ess- und Trinkgewohnheiten?

______________________________________________

______________________________________________

______________________________________________

Welche Nahrungsmittel verträgst du schlecht oder gar nicht?

______________________________________________

______________________________________________

Deine 10 am häufigsten verzehrten Lebensmittel und Speisen:

______________________________________________

______________________________________________

______________________________________________

| **Wie oft pro Woche ...** | **NIE** | SELTEN | **1-2 x** | **3-4 x** | **ÖFTER** |
|---|---|---|---|---|---|
| ... isst du Süßigkeiten? (Mehlspeisen, Schokolade, diverse Naschereien) | | | | | |
| ... isst du Weißmehlprodukte? (Brot, Semmeln, Nudeln, Feingebäck) | | | | | |
| ... isst du Vollkornprodukte? | | | | | |
| ... isst du Gemüse? | | | | | |
| ... isst du Obst? | | | | | |
| ... isst du Salat? | | | | | |
| ... isst du Pflanzenöle? Welche: ______ | | | | | |
| ... isst du Fertigmahlzeiten (Packerlsuppe, Pizza, fertige Tiefkühlgerichte)? | | | | | |
| ... isst du tierisches Eiweiß? (Fleisch, Wurst, Schinken, Speck etc.) Welches: ______ | | | | | |
| ... isst du tierisches Eiweiß? (Milch, Joghurt, Käse, Topfen, Sauerrahm, etc.) | | | | | |
| ... trinkst du Limonaden? (Cola, Fanta, Eistee etc.) | | | | | |

Wie deckst du deinen Flüssigkeitsbedarf vorwiegend? (Getränke anführen)

______________________________________________

______________________ Gesamtmenge: ____________ l/Tag

## Erste Selbstanamnese (vor deinem „Neustart“):

*Wiederhole diese nach Beendigung des Fitnessprogramms und deiner Umstellung.*

- Ich leide an Angstzuständen und/oder Panikattacken nie / manchmal / häufig / immer
- Ich leide unter einer depressiven Stimmungslage nie / manchmal / häufig / immer
- Ich leide unter Kopfschmerzen und/oder Migräne nie / manchmal / häufig / immer
- Ich bin nervös nie / manchmal / häufig / immer
- Meine Haut neigt zur Trockenheit JA NEIN
- Ich habe Konzentrations- und/oder Lernstörungen nie / manchmal / häufig / immer
- Ich habe schlechten Geschmackssinn und/oder Geruchsinn JA NEIN
- Ich habe Herzbeschwerden nie / manchmal / häufig / immer

  Wenn ja, welche: ______________________________
- Ich bin antriebslos und/oder müde nie / manchmal / häufig / immer
- Ich habe Zungenbrennen nie / manchmal / häufig / immer
- Ich habe eingerissene Mundwinkel nie / manchmal / häufig / immer
- Ich leide an Schlaflosigkeit nie / manchmal / häufig / immer
- Mir fehlt morgens die Traumerinnerung nie / manchmal / häufig / immer
- Ich verspüre Taubheitsgefühle an Armen oder Beinen nie / manchmal / häufig / immer
- Ich leide unter muskulärer Leistungsschwäche nie / manchmal / häufig / immer
- Ich neige zu Pilzinfektionen nie / manchmal / häufig / immer
- Ich habe Sodbrennen nie / manchmal / häufig / immer
- Ich habe Heißhungerattacken auf Süßes nie / manchmal / häufig / immer
- Meine Beine, Hände, Augenlider sind angeschwollen nie / manchmal / häufig / immer
- Meine Infektionsneigung ist erhöht JA NEIN
- Meine Zunge ist belegt nie / manchmal / häufig / immer
- Mein Zahnfleisch hat sich in den letzten Jahren zurückgebildet JA NEIN
- Ich habe eine verminderte Knochendichte (Osteoporose) JA NEIN
- Meine Hände und Füße sind kalt nie / manchmal / häufig / immer
- Ich neige zu Muskelkrämpfen nie / manchmal / häufig / immer
- Ich leide unter Stuhlträgheit nie / manchmal / häufig / immer
- Ich nehme Abführmittel nie / manchmal / häufig / immer
- Ich trinke Alkohol nie / manchmal / häufig / immer
- Ich vertrage Alkohol schlecht JA NEIN
- Ich leide an übermäßigem Haarausfall JA NEIN
- Ich habe Haut-Pigmentstörungen JA NEIN

- Ich bin nachtblind JA NEIN
- Ich verspüre einen Metallgeschmack nie / manchmal / häufig / immer
- Meine Wundheilung ist gestört/verzögert JA NEIN
- Meine Nägel: sind normal / sind brüchig / sind gerillt / haben weiße Flecken
- Ich bin empfindlich auf Chlorgeruch und/oder Fischgeruch JA NEIN
- Ich habe Atemwegsbeschwerden nie / manchmal / häufig / immer

  Wenn ja, welche: ______________________________
- Ich leide unter Nervenentzündungen JA NEIN
- Ich bin sonnenempfindlich JA NEIN
- Ich habe Zahnfleischbluten nie / manchmal / häufig / immer
- Ich habe Venenbeschwerden und/oder Hämorrhoiden JA NEIN
- Meine Gelenke schmerzen morgens beim Aufstehen nie / manchmal / häufig / immer
- Ich leide an Allergien JA NEIN

  Wenn ja, an welchen: ______________________________
- Ich habe Schilddrüsenprobleme JA NEIN
- Ich habe Cellulite JA NEIN
- Ich esse unregelmäßig JA NEIN
- Ich vergesse auf das Essen und/oder Trinken JA NEIN
- Ich esse regelmäßig _____ x am Trag JA NEIN
- Ich gehe oft in Restaurants, Kantine, etc. essen JA NEIN
- Essen ist für mich nicht wichtig JA NEIN
- Essen ist für mich enorm wichtig JA NEIN
- Essen ist für mich Trost / gegen Frust / Nebensache / Familie / Belohnung /

  ______________
- Ich esse regelmäßig _____ x warme Speisen pro Tag JA NEIN
- Ich esse regelmäßig _____ x kalte Speisen pro Tag JA NEIN
- Ich esse eher abends / vormittags / mittags / nachmittags
- Ich esse täglich 5 Portionen Obst bzw. Gemüse JA NEIN
- Ich achte auf fettarme Lebensmittel und Speisen JA NEIN
- Ich lasse mir Zeit beim Essen JA NEIN
- Ich probiere gerne neue Speisen und Rezepte aus JA NEIN
- Ich trinke täglich 1,5 bis 2,0 Liter JA NEIN
- Ich esse selten Fertiggerichte JA NEIN

# Was beeinflusst das Ernährungsverhalten?

In meiner Ausbildung zum Food Coach hörte ich eine interessante ernährungswissenschaftliche Ansicht: Essgewohnheiten können sich hauptsächlich bis zum sechsten Lebensjahr ändern, danach wird es zunehmend schwerer, gewohnte Ernährungsweisen abzulegen. Pudel, Westenhöfer fassten in ihrem Buch „Ernährungspsychologie“ (1998, S. 179) folgende Faktoren bzgl. Ernährung zusammen:

**Das Ernährungsverhalten wird beeinflusst von:**
- Genetisch bedingten Nahrungsvorlieben
- Umweltbedingten Faktoren
- Soziokulturellen Einflüssen

**Wie wird die Psyche geprägt?**
- Kontakt mit Speisen
- Bestimmte Mangelzustände
- Übelkeit, Krankheit
- Koppelung einer Speise mit Erfahrungen

**Warum isst man welche Lebensmittel?**
- Geschmack, Hunger
- Ökonomische Bedingungen
- Kulturelle, traditionelle Einflüsse
- Soziale Gründe, Statusbedingungen
- Gewohnheiten, Verträglichkeit
- Emotionale Wirkung
- Angebotslage
- Gesundheits-/Fitnessüberlegungen
- Schönheitsansprüche
- Preisbewusst essen
- Gesundheit und Naturbelassenheit
- Geschmack vor Gesundheit
- Schlank und gesund

**Emotionale Gründe für das Essen:**
- Energie
- Ausgleich
- Stress
- Füllen innerer Leere
- Langeweile
- Über-/Unterforderung
- Schutz
- Beruhigung/Ruhe
- Trotz
- Harmonie
- Genuss
- Alles haben wollen (nicht verzichten wollen)
- Erhaltung der Persönlichkeit
- Traumatische Erlebnisse mit dem dünn sein

Damit möchte ich dir noch einmal aufzeigen, in wie viele Bereiche Essen und Trinken reicht. Ernährung ist ein riesiges Thema und wenn du dir auch der ernährungspsychologischen Einflüsse bewusst bist, wirst du eine Umstellung auf vegan leichter vollziehen können.

# Wie stellst du dich auf eine vegane Ernährung um?

Die Umstellung auf vegan ist nicht schwer. Sie verlangt lediglich, dass du bereit bist, auf tierische Produkte zu verzichten.

Es kann sein, dass du bereits vegan lebst und jetzt deinen Speiseplan perfektionieren willst oder du bist Neueinsteiger in Sachen veganer Ernährung und möchtest dich optimal versorgen. So oder so wird einer deiner ersten und wichtigsten Schritte sein, dass du bereit bist, dein derzeitiges Ess- und Trinkverhalten zu ändern. Das kann dir niemand abnehmen.

In diesem Kapitel fasse ich meine Erfahrungen zusammen, die mir persönlich und Menschen, die ich coachte, geholfen haben, dauerhaft vegan zu leben. Anfangs versuchte ich, Leute mit Rezeptvorschlägen und fertigen Plänen eine Hilfe zu geben. Doch mit der Zeit wurde mir klar, dass es kein fertiges Gerüst geben kann, jemandem die vegane Ernährung dauerhaft einzubläuen. Es gibt kein „Step by Step“, damit du vegan wirst. Jeder ist verschieden und nur du selbst kannst deine für dich optimale Versorgung mit veganem Essen und Trinken herausfinden. Ich kenne weder deine Lebensumstände, deinen Beruf noch deine Freizeitaktivitäten – die kennst nur du. Nur du weißt, was du gerne magst, welche veganen Alternativen es dafür gibt, wann du Zeit zum Essen hast und wann du welchen Sport betreibst. Du bist dein eigener Boss! Deshalb will ich dich mit meinen Erfahrungen inspirieren. Suche dir die Themen heraus, die dir persönlich wichtig sind und gehe dort in die Tiefe. Es gibt keine zwingende Reihenfolge, wie du bei deiner Umstellung vorzugehen hast. Du selbst bestimmst, wie dein optimales veganes Leben aussieht. Das Wichtigste ist, dass du dich einfach auf dein neues veganes Leben einlässt und es durchziehst.

### Vegan zu sein ist eine geistige Lebenseinstellung:

## Die „geistige Verwandlung“

Ich persönlich glaube, dass vor allem deine geistige Einstellung auf vegan eingestimmt sein muss, wenn deine Umstellung dauerhaft funktionieren soll. Ohne dieses innere Wollen wirst du früher oder später wieder in deine alten Ernährungsmuster zurückfallen.

Vegan wird von den Foodtrend-Scouts nicht umsonst als „Spiritual Food“ bezeichnet. Wer vegan lebt, signalisiert mit seinem Ess- und Trinkverhalten z.B., dass er durch seinen Verzicht auf tierische Produkte bereit ist, für eine idealere, gewaltfreiere Welt zu „kämpfen“. Oder der vegan lebende Mensch ist sich auf einer anderen Linie einer geistigen Wahrheit bewusst: *„Wenn ich vegan lebe, gebe ich mir und meinem Körper eine große Wertschätzung, weil ich alle möglicherweise schädlichen Einflüsse durch Essen und Trinken vermeide.“*

Bei diesem zweiten mentalen Ansatz wird auch Bioqualität und die Herkunft der Lebensmittel eine große Rolle spielen. Du kannst einen ganz anderen Grund für deine Umstellung auf eine ausgewogene vegane Ernährung haben. Es ist dein ganz persönliches Motiv. Fakt ist, dass du in irgendeiner Weise dem großen Wesen Leben Respekt zollst. Ob dabei dein eigener Körper für dich dieses Wunder Leben darstellt oder ob du Gerechtigkeit für alle Lebewesen willst, ist eben deine individuelle Motivation.

Ich kann dir versichern, du bist auf einem guten Weg. Wer gut auf sich und zusätzlich noch auf andere schaut, der erfährt eine Bereicherung seines Lebens. Mir gefällt der Ausdruck „Spiritual Food", denn ein Veganer heiligt wirklich das Leben. Er hält es hoch. Die folgenden geistigen Stützen gelten übrigens nicht nur für die Umstellung auf dein veganes Dasein, sie gelten auch für deinen Sportalltag.

## 1. Du musst es wirklich wollen!

Du hast dich entschlossen, deinen Körper mit Training zu verändern und dir die dazu nötige Energie mit einer veganen Ernährung zu holen.

Dieses erste Wollen ist deine Motivation, das dich zu meinem Buch geführt hat und du liest dieses Buch nicht nur, sondern du lässt dein Wollen jetzt real werden. Dazu wirst du alte Gewohnheiten verabschieden und neuen Gewohnheiten einladend die Tür aufhalten.

Bei so intensivem Training, wie es mein Fitnessprogramm von dir verlangt, darf es dir nicht mehr egal sein, wie und was du isst und trinkst.

Dein erstes Wollen hat dich auf diesen Weg gebracht – nimm das ernst. Etwas in dir will, dass du diese persönliche Veränderung durchlebst. Vergiss das nie auf deinem Weg in dein neues Leben, denn du wirst für deine persönliche Transformation Zeit brauchen.

Du findest in diesem Buch natürlich auch theoretische Grundlagen zum Thema Training und Ernährung. Trotzdem ist das Wichtigste, dass du in deinem Kopf ein gutes Gefühl für Sport und veganes Essen entwickelst. Dass du diese beiden Punkte als positive Bereicherung deines Lebens siehst und dass es in keiner Weise ein „Muss" ist.

An dieser Stelle möchte ich dir etwas sagen. Wir Veganer sind keine schwachen Menschen, die dem Tod nicht ins Auge schauen können, wie so viele glauben und vegane Ernährung damit abstempeln wollen. Ich sage, wir sind das Gegenteil! Wir sind sehr starke Menschen, die den Missständen in der Tierhaltung, dem hemmungslosen Umgang mit der Natur und der Ausbeutung von billigen Arbeitskräften eine klare Absage erteilen. Im Bewusstsein, dass die eigene Gesundheit ein hohes Gut ist und im Mitgefühl für alle Formen des Lebens haben wir entsprechend unser Handeln geändert und ziehen das konsequent durch.

Ich bin in der Zwischenzeit absolut davon überzeugt, dass größeres geistiges Wachstum nur möglich ist, wenn man sich pflanzlich ernährt. Damit meine ich ein Wachstum in Bezug auf wahres Mitgefühl anderem Leben gegenüber. Mitgefühl, das aus dem Herzen kommt und wirklich empfunden wird. Bei all dem Stress, den die Nutztiere heutzutage während ihres kurzen Lebens ausgesetzt sind, ist es nicht möglich, eine Form guter Energie aus dem Essen dieser Tiere zu ziehen. Dieses Essen ist reine „Depri-Energie" – man lässt negative Energie in seinen Körper.

Wer heutzutage trotz dieses Wissens um die unzähligen Missstände nicht bereit ist, seine Gewohnheiten entsprechend anzupassen, wird wahrscheinlich auf seiner momentanen geistigen „Herzstufe" stehen bleiben. Dieses Nicht-wollen heißt für mich nämlich so viel wie, dass dieser Mensch nicht in der Lage ist, über seinen „Ego-Tellerrand" hinauszublicken bzw. es einfach nicht will. Und das zeigt mir wiederum, dass diesem Menschen die Welt um ihn herum im Grunde seines Herzens vollkommen egal ist. Er nährt ständig nur seine persönliche Egowelt.

Doch der Mensch ist nur ein kleiner Teil des Planeten Erde. Rund um ihn herum wachsen Pflanzen, Gräser und Bäume. Er wird genauso geboren, wie Millionen und Abermillionen anderer Menschen und Tiere. Die Lebensberechtigung, die der einzelne Mensch für sich verlangt, hat jeder und alles, was noch auf dieser Welt mit Leben gefüllt ist. Jedes andere Denken ist klein. Alles hat seine Daseinsberechtigung. Ohne diese ganzen verschiedenen Lebensformen um uns herum wären wir ganz schön arm dran. Ein erfülltes Leben ist immer ein Geben und ein Nehmen. In der Familie, unter Freunden und – weiter gedacht – auch im Umgang mit der gesamten Welt. Es ist ein vernetztes Miteinander. Wir Menschen bilden mit allem Leben hier eine Ko-Existenz.

Ein Mensch, der sich von veganer Ernährung "bedroht" sieht, fühlt in gewisser Weise sein Ego bedroht. Er hält verzweifelt am Gewohnten fest, nicht wissend, dass er durch die Entwicklung eines weiteren Denkens auch an Größe als Mensch gewinnen würde. Der sich bedroht Fühlende will außerdem keine Verantwortung übernehmen. Viel lieber will er in seiner kleinen, aus seinen Erfahrungen und Vorstellungen gebastelten Welt weiterleben.

Doch das Leben bewegt sich nun einmal ständig und unaufhörlich vorwärts. Niemand kann wirklich stehenbleiben. Jeder Mensch wird früher oder später vom Leben weiter nach vorne geschoben, ob er das will oder nicht. Das Leben ist Wachstum.

Wenn also dieser Gedanke einer veganen Ernährungsweise ernsthaft in dir aufkeimt, hat er seine Berechtigung. Vertraue diesem ersten Impuls und gehe deinen Weg. Diszipliniert und konsequent. Dich immer an dein erstes Wollen erinnernd. Du wirst an den neuen Erkenntnissen wachsen und die Welt aus einem größeren Blickwinkel sehen lernen. Weil du dich mit einem größeren Thema beschäftigst. Dein erstes Wollen hat dich bereits eingestimmt. Nämlich auf eine bessere Version von dir.

## 2. Vergiss den „Muss-Gedanken"!

Eines ist aber klar: Du musst gar nichts! Überhaupt nichts, weißt du? Du kannst in deinem bisherigen Leben bleiben, solange du willst. Für immer, wenn du willst. Keiner hat dir zu sagen, was du tun musst. Du musst weder Sport betreiben, noch musst du dich vegan ernähren. Du musst auch nicht durchhalten. Du kannst dir jederzeit selbst zeigen, dass du auf Disziplin und Verantwortung pfeifst. Ja, in jeder Minute kannst du dir selbst beweisen, dass dein erstes Wollen, vegan zu werden und regelmäßig zum Training zu gehen, ein Missverständnis war. Dass du gar nicht daran glaubst, dass du dich verändern kannst.

Du kannst dir immer und jederzeit „Müll" in deinen Körper stecken. Zehnmal am Tag, wenn du willst. Du musst auf niemanden Rücksicht nehmen und schon gar nicht auf dich selbst. Nein, es ist wirklich dein freier Wille! DU MUSST EINFACH GAR NICHTS!

Jeder (auch ich) lässt dir in dieser Hinsicht deinen freien Willen. Den hast du ja schließlich. In jeder Minute und an jedem Tag. Du bist dein eigener Mensch und du bestimmst, wo und in welche Richtung es geht. Du musst nichts ändern, was du nicht willst. Dein Wille geschehe – dein Leben lang.

Ob es dir guttut? Das ist deine Geschichte. Mich geht dein Leben im Grunde nichts an. Mich geht es wirklich nichts an, wie du dein Leben führst. Ich lasse dich nur an meinen gemachten Erfahrungen teilhaben. Weil mir Sport und vegane Ernährung mehr als guttun und weil ich mein Wissen mit dir teilen will. Weil es vielleicht auch dir guttut. Weil du dadurch besser, zufriedener und leichter durch dein Leben marschierst. Weil aus der anfänglichen Umstellungs-Quälerei, weil ungewohnt, ein derart positives Lebensgefühl entsteht, das du keinesfalls mehr missen willst.

Wie gesagt: Müssen ist out. Du musst gar nichts. Aber du KANNST! Ja, du kannst. Du kannst dich für ein neues Leben entscheiden. Wo du mit dir zufriedener und runder wirst. Wo du das Beste kennenlernst, das in dir steckt. Du kannst also beginnen, daran zu arbeiten.

## 3. Du bist es wert, dass du dich gesund ernährst.

Ich nenne die vegane Ernährung gerne "das edle Essen". Warum? Weil es mir schlagartig etwas von dem Menschen mir gegenüber zeigt. Nämlich dass er entweder sehr gut auf sich selbst schaut und sich seines Wertes bewusst ist und/oder er auf diese Weise dem Leben auf der Erde großen Respekt zollt.

Sich vegan zu ernähren kann gar nie nur Trend sein. Sicher wird es den einen oder anderen geben, der eine Zeitlang einfach mit einem Trend mitgehen will. Das ist kein wirkliches Motiv. Das ist nur dazugehören wollen. Der Mensch, der es ernst meint, wird mit der Zeit feststellen, dass vegan zu leben wirklich eine perfekte Alternative zu herkömmlichen Essgewohnheiten ist.

Sich vegan zu ernähren ist eine besondere Art der Wertschätzung sich selbst und der Welt gegenüber. Abgesehen von der Tierethik-Problematik sagt es aus, dass du dir nur das Beste gönnst. Du willst nicht länger "Problemessen" in dich hineinstopfen. Du entsagst dem unnatürlichen Essen. Denn alles, was Leid verursacht, alles, dem möglicherweise medikamentöse bzw. hormonelle Behandlung vorausging und alles, was mit Skrupel- und Gewissenlosigkeit zu Essen gemacht wurde, ist einfach unnatürlich.

Dazu gehört also auch, dass du Wert auf Bio-Herkunft legen solltest. Heutzutage wird nämlich viel zu oft sehr verantwortungslos mit Pestiziden umgegangen und das tut dem Körper keinesfalls gut. Dein eigener Körper kann dir gar nie zu teuer sein. Der Preis kann nicht bestimmen, zu welchen Lebensmitteln du greifst. Schließlich brauchst du keine Tonnen davon. Also wird für dich in erster Linie die Qualität und Herkunft deiner Speisen eine große Rolle spielen und du wirst dementsprechend einkaufen.

Du entwickelst dich spätestens jetzt zu einem kritischen Konsumenten, der alles hinterfragt und die so investierte Zeit als äußerst wert- und sinnvoll ansieht. Eine vegane Lebensweise – wenn sie von dir fertig gedacht ist – schließt alle Aspekte aus, die dir oder jemand anderem schaden könnten. Darum ist ein veganes Leben so erstrebenswert. Der anfängliche Verzicht erweist sich mit der Zeit als einer der größten Dienste, den du dir selbst machen kannst.

## 4. Du bist nicht allein – suche dir Unterstützung.

Trotz dieses Wissens wird es dir nicht immer leichtfallen, deine alten eingefahrenen Gewohnheiten einfach so hinter dir zu lassen. Schließlich hast du lange Zeit mit ihnen zusammengelebt. Es kann dir helfen, wenn du weißt: Du bist nicht allein!

Es gibt mittlerweile viele vegan lebende Menschen, an die du dich wenden kannst. Neben einer möglichen Mitgliedschaft bei einer veganen Organisation (z.B. Vegane Gesellschaft Österreich oder VEBU Deutschland), kannst du z.B. eines der unzähligen veganen Feste besuchen, die es jedes Jahr während der warmen Jahreszeit in vielen Städten gibt. Die Termine dazu findest du z.B. auf www.vegan.at. Ein solches Fest lässt dich nicht nur viele neue vegane Köstlichkeiten entdecken. Neben vielen informationsreichen Gesprächen wirst du sicherlich auch viele interessante Menschen kennenlernen, aus denen sich besondere Freundschaften entwickeln können.

Eine weitere Möglichkeit ist, dass du Workshops, Vorträge oder Seminare besuchst, die das Thema „vegan“ behandeln. Besonders, wenn dich in deinem familiären Umfeld niemand bei deiner Umstellung unterstützt, ist es wichtig, dass du dir Gleichgesinnte suchst. Deine neuen Kontakte im veganen Umfeld werden dich ungemein bereichern und dir in vielerlei Hinsicht helfen.

## 5. Halte durch – auch an motivationsschwachen Tagen!

Ohne dich läuft gar nichts! Zwischendurch kommen höchstwahrscheinlich Tage, da will dein Kopf unbedingt wieder in den alten Trott zurück. Deine alten Muster erinnern dich vielleicht in irgendeiner Form an eine bestimmte Situation, die damals einfach toll war und in welcher du z.B. einen Riesenbecher Eis mit Schlagsahne gegessen hattest. Wehmütig will er dir klarmachen, dass du das genau jetzt wiederhaben könntest.

Solche Situationen der Versuchung können hart sein. In diesen Momenten brauchst du Hilfe in irgendeiner Form. Kein Mensch ist perfekt, auch du nicht. Wir alle haben gewisse Schwächen. Es braucht seine Zeit, bis man neue Gewohnheiten verinnerlicht hat. Übrigens heißt es seitens der Hirnforschung, dass wir etwas mindestens siebenmal machen müssen, bevor es überhaupt in unserem Gehirn ankommt.

Was kann nun diese Hilfe zur Selbsthilfe sein? Denke z.B. daran, dass du dir ein Ziel gesteckt hast. Gibst du jetzt einer kurzzeitigen Schwäche nach, sagst du dir insgeheim damit: Du schaffst das eh nicht! Du wärst dir in diesem Moment der Feind in den eigenen Reihen.

Ich möchte dich an etwas erinnern: Du hast dir dieses Buch gekauft, weil du dich verändern willst. Ich kenne zwar nicht dein genaues Ziel, doch du willst in sportlicher wie in veganer Hinsicht dein Ding durchziehen. Dir brennt bereits ein wichtiger Grund in deinem Herzen, warum du dich verändern willst. Notiere dir den Grund, warum du vegan leben willst:

---

Schreibe dir diesen Grund zusätzlich auf eine schöne Tafel und hänge sie da auf, wo du sie oft sehen kannst. Das erinnert dich immer wieder an dein Motiv. Du änderst deine Einstellung schließlich nicht von einem Tag auf den anderen, nicht wahr? Du willst vegan leben, aber nicht, weil es trendy ist. Ich gehe davon aus, dass dir entweder die Tiere, gesundes Essen bzw. überhaupt deine Gesundheit sehr am Herzen liegen. Dass dir etwas davon oder alles zusammen nicht länger egal ist.

Es geht auch nicht darum, ein schlechtes Gewissen kompensieren zu wollen. Und nicht darum, jemanden zu beeindrucken. Auch nicht um eine Rebellion gegen die "Tieresser". Es geht einzig und allein um DICH und dass du den Wert von Sport und einer veganen Ernährung erkannt hast.

Wenn du dir die Fakten rund um Training und Ernährung durchliest, wirst du bemerken, dass alles im Körper zusammenhängt und dass es hier unzählige Co-Abhängigkeiten gibt. Alles im Körper gibt und nimmt voneinander, stellt sich auf die jeweilige Situation ein und passt sich an. So kannst du auch das Leben auf der Erde sehen. Wir Menschen stehen nicht einzeln isoliert da. Wir brauchen andere Menschen und wir brauchen Tiere und Bäume und Gräser und Wasser. Wir brauchen uns gegenseitig. Du willst nicht, dass dich jemand in deiner Willensfreiheit beschneidet, also kannst auch du niemanden um dessen Willensfreiheit berauben. Du bekommst, was du gibst. Das gilt für alle Lebenslagen. So kannst du auch mit dir selbst umgehen: Du willst dir nicht länger selbst schaden, also schließt du Frieden mit den Versuchungen. Du weißt, du erreichst dein dir vorgenommenes Ziel.

Vergiss also niemals deine ursprüngliche Motivation. Der Rest ist Übung und Know-How. Anfangs heißt etwas Neues immer einen gewissen Mehr-Aufwand, bis etwas zur Gewohnheit wird. Es dauert einfach. Es erfordert einen Willen von dir, durchzuhalten.

Halte dich in der ersten Zeit des Trainings und deiner Umstellung auf vegan also an diesen Willen. Er ist hier gefragt. Es ist dein freier Wille, dass du vegan lebst und du regelmäßig trainierst. Nichts und niemand kann dich zu etwas anderem zwingen oder dich umstimmen. Du und nur du entscheidest jeden Tag aufs Neue, was auf deinen Teller kommt und was du für deinen Traumkörper tust.

Übrigens habe ich in meiner Ausbildung zum Food-Coach gelernt, was das Essen neuer Gerichte bzw. Lebensmittel anbelangt: Nach einem Mal Essen schmeckt es noch nicht, nach fünfmal essen ist es „ganz OK“, nach dem 30. Mal schmeckt es einfach gut.

## 6. Erteile deinen „Selbstmanipulationen" eine Absage!

Hast du dich schon einmal gefragt, warum es eine Art Selbstmanipulation gibt, die dich vielleicht schon öfters dazu gebracht hat, etwas aufzugeben, das du dir vorgenommen hattest?

Diese Selbstmanipulationen haben in einer gewissen Weise mit irgendeiner Form der Verletzung zu tun, die du irgendwann in deinem Leben erfahren hast. Ja, es gibt Teile in dir, die dich boykottieren. Diese Teile kommen aus früheren Zeiten. Es ist Gehörtes, das sich irgendwann in dir einnistete. Das kann ein Satz von deinem Vater gewesen sein, der z.B. sagte: *„Du schaffst das nicht."* Und auch wenn er im nächsten Satz gleich *„Komm, ich helfe dir."* sagte und er alles nur gut meinte, blieb bei dir vielleicht der Satz hängen: „Du schaffst das nicht". Genau diesen Satz gibt es in unzähligen Varianten und wir alle haben ihn zu irgendeiner Zeit in unserem Leben gehört. Das ist so sicher, wie das Amen im Gebet.

Der Satz hat sich breitgemacht. Vielleicht ist dir das gar nicht bewusst, doch genau dieser verinnerlichte Satz trägt heute noch dazu bei, dass dir ein Stück Glauben an dich selbst fehlt. Es können natürlich noch ganz andere Sätze dazukommen. Sätze, die dich zu irgendeinem Zeitpunkt arg verletzten. Sätze, die sich tief in dir eingegraben haben und die du einfach nur vergessen wolltest. Aber gerade dieses Vergessen-Wollen, dieses Verdrängen aus dem Bewusstsein, trägt heute noch dazu bei, dass genau dieser Satz mit voller Macht in dir wirkt. Weil er dir nicht bewusst ist, breitet er sich aus. Er nimmt sich jeden Raum in deinem Kopf, wenn er es will. Du weißt ja nicht bzw. willst nicht wissen, dass er da ist.

Genau das ist für mich einer der Hauptgründe, warum man intensives und regelmäßiges Training betreiben soll. Diese bremsenden Sätze verlieren ihre Glaubwürdigkeit, wenn man sieht und erkennt, dass man mehr schaffen kann, als man bisher von sich glaubte! Genau deshalb ist Sport ein aufbauendes Mittel, weil er einem vor Augen führt, dass man alles schaffen kann, wenn man nur will. Der Sport liefert sichtbare Körper-Ergebnisse und so beweist man seinen bremsenden Sätzen, dass sie einfach nicht stimmen! Sie verlieren ihre Macht über dich.

Das Ganze ist weder positiv noch negativ zu betrachten. Es ist einfach so. Wir alle haben schließlich eine gewisse Lebenszeit und viele Erfahrungen und Interaktionen mit Menschen hinter uns. Da bleiben Dinge hängen. Deshalb mein Vorschlag: Schaue es wertfrei an. Ärgere dich nicht darüber und bemitleide dich nicht selbst. Werde dir einfach dieser bremsenden Sätze bewusst. Auch an Tagen, wo sie dich völlig in die Knie zwingen wollen, eigentlich genau an diesen Tagen. Dann stellst du dich ihnen entgegen und sagst: *„Du hast nicht recht. Ich kann das und ich schaffe das. Ich werde es dir beweisen."*

Und während du weiter am Erreichen deiner Ziele arbeitest, werden die bremsenden Sätze in dir immer kleinlauter werden bis sie schließlich verschwinden.

## 7. Habe Geduld mit dir und betrachte alles mit Maß und Ziel.

Wenn du dein Körperziel eines Tages erreicht hast und dir deine vegane Ernährung in Fleisch und Blut übergegangen ist, wirst du zurückblicken und bemerken: Der Weg war das Besondere. Denn das Gehen dieses Weges war es, dass dich so viele Dinge über dich und über viele andere Sachen gelehrt hat. Das erreichte Ziel ist praktisch nur noch deine persönliche Diplomarbeit.

Die wichtigsten Sachen lernen wir nicht in der Schule. Die wirklich wichtigen Dinge erfährst du, indem du ein aktives Leben führst und die dir gesteckten Ziele erreichst. In dir schlagen gewisse Leidenschaften und Talente. Eine Leidenschaft davon ist jetzt Training und vegane Ernährung. Du wirst die beiden Säulen voll und ganz in dein Leben integrieren.

Wie lange du dafür brauchst, ist nicht wichtig. Es ist schließlich deine persönliche Entscheidung und keiner fragt dich, ob du alles in Mindestzeit geschafft hast. Es ist schließlich kein Studium an einer Hochschule, sondern dein ganz persönliches Lebensstudium. Zumindest ein Teil davon. Deshalb ist hier Ungeduld völlig fehl am Platz.

Warum sollte hier Ungeduld einen Stellenwert bekommen? Stellst du dir diese Frage einmal bewusst, wirst du bemerken: *„Stimmt!"* Du magst in vielen anderen Bereichen deines Lebens Zeitdruck haben, in deinen persönlichen Angelegenheiten hilft dir Geduld am meisten weiter.

Du willst eine neue Harmonie in deinem persönlichen Leben herstellen: Deine von dir gewünschte Körperoptik und eine Ernährung ohne tierische Produkte, die dich perfekt versorgt. Du willst in ein neues persönliches Sich-die-Waage-halten kommen. In einen Zustand, in dem du dich rundum wohl fühlst.

Mache dir also keinen falschen Druck – übrigens ist genau das Ungeduld. Mache dir keine Sorgen, dass du beim Essen in irgendeiner Weise unterversorgt bist. Du lernst ja nun, was dein Körper braucht. Vertraue dir und deinem Körper ein bisschen mehr.

Dazu gehört auch, dass du dich nicht bestrafst, solltest du einmal beim Essen rückfällig geworden sein oder ein Training ausgelassen haben. Das wäre wiederum nur Druck, den du dir selbst aufbaust. Sieh deinen Rückfall als das an, was er ist: Es war eine Versuchung, der du in diesem Moment nicht widerstehen konntest. Doch heute ist ein neuer Tag. Heute wirst du dieser Versuchung einfach widerstehen. Einmal ist keinmal auf deinem Weg in dein neues Leben. Werde ein Stück entspannter im Umgang mit dir selbst.

## 8. Vegan zu sein heißt, von vielen Zivilisationskrankheiten Abschied zu nehmen.

Eines der ganz großen Argumente für eine rein pflanzliche Ernährung ist, dass man damit vielen Zivilisationskrankheiten ausweichen kann, die heute so vielen Menschen in unseren Breitengraden zu schaffen machen.

Magenbeschwerden durch Stress und falsche Ernährung, Cholesterin, Diabetes, hoher Blutdruck, Herz-Kreislauf-Erkrankungen, Arteriosklerose, um nur einige zu nennen, führen bei vielen Menschen zu gesundheitlichen Einschränkungen, Belastungen und oft sogar zum Tod.

## Zu diesen Krankheitsbildern tragen mehrere Probleme bei:

1. Viele Menschen glauben noch immer, dass tierisches Eiweiß hochwertiger und besser für sie sei. Grund dafür ist oft ein Nicht-Wissen, weil sich diese Menschen gar nicht um das nötige Know-How kümmern. Es mangelt also an Information und das oft genug aus reiner Bequemlichkeit.

2. Ein weiterer Grund ist, dass Fleisch und Fett in unseren Breitengraden nach wie vor so hochgehalten werden, weil einmal gewohnte Ernährungsweisen schwer zu eliminieren sind. Zudem ist Fett ein wichtiger Geschmacksträger. Fleisch ‚schmeckt' übrigens erst durch Fett und Gewürze gut ...

3. Vor nicht allzu langer Zeit war Essen und Trinken bei weitem nicht in einem so großen Überfluss vorhanden, wie das heutzutage der Fall ist. Vor allem Reiche konnten sich Fleisch leisten. Aber auch für Bauern und Handwerker war es wichtig, Produkte zu essen, die einen hohen Sättigungswert und eine lange Magenverweildauer hatten, weil sie körperlich hart arbeiten mussten. Trotzdem war auf ihren Tellern nicht sehr oft Fleisch zu finden, es war einfach zu teuer. Diese Zeiten sind aber vorbei. Es ist an der Zeit, unsere Ernährungsgewohnheiten komplett neu zu überdenken, doch die Macht der Bequemlichkeit und Gewohnheit sorgt weiterhin dafür, dass an diesem alten Denken festgehalten wird, obwohl es nicht nur den Tieren schadet, sondern den Menschen selbst.

4. Dazu kommt, dass wir bei diesem unsagbaren Nahrungsmittel-Angebot den Überblick verloren haben. Viele Menschen haben keinen Sinn für Maß und Ziel. Sie bleiben in ihren gewohnten „Esszuständen" und scheren sich nicht um neue, gesündere Erkenntnisse. Zumindest solange nicht, bis plötzlich eine Krankheit auf ihren Alltagsplan tritt. Aber allzu oft sind nicht einmal dann viele Menschen bereit, ihr Leben umzustellen. Der Hieb mit der Keule ist hier vorprogrammiert, weil sie weiterhin verantwortungsscheu leben.

Bei einer gut geplanten veganen Ernährung erreiche ich eine neue Harmonie für den Körper. In unserer Überflusszeit schaltet man auf diese Weise nicht nur viele Quellen aus, die dick machen. Immer mehr Experten kommen zu dem Schluss, dass pflanzliches Eiweiß besser für den menschlichen Körper ist.

Denn die Umschlagshäufigkeit von pflanzlichen Lebensmitteln im Vergleich zu tierischen Produkten ist einfach schneller. Es lagern sich keine ‚Schlacken' ab, Ballaststoffe sorgen für die Reinigung des Darmes, etc. Es gibt enorm viele Vorteile. Denn intelligentes Essen in Bezug auf Eiweiß heißt auch, dass ich z.B. die biologische Wertigkeit von Eiweißquellen nutze.

Du hast sicher schon von der Übersäuerung des Körpers gehört. Das rührt von einem Zuviel an tierischen Produkten her. Tierisches Eiweiß enthält mehr Schwefel, was ein saures Milieu im Körper verursacht. Hingegen wirken Obst und Gemüse meist basisch. Übrigens: Wer sich dauernd übersäuert, also sich einseitig ernährt, bei dem gleicht der Körper das mit einer Entleerung der Kalziumspeicher aus, was wir als Sportler gar nicht gebrauchen können.

Es gibt wirklich viele handfeste Argumente für eine rein pflanzliche Ernährung. Dein Körper ist dein persönlicher Schatz. Behandle ihn auch so.

Ich empfehle dir, dass du dich einmal pro Jahr einer Gesunden-Untersuchung unterziehst. Nicht deshalb, weil du Angst haben müsstest, dass du als Veganer unterversorgt bist. Im Gegenteil: Es baut dich auf, wenn du vom Arzt bestätigt bekommst, dass in deinem Körper alles in Ordnung ist. Und, falls du dir Sorgen machst, wird das jährliche Begutachten deiner Blutwerte dir die Sicherheit geben, dass dir deine vegane Ernährung guttut. Welche Blutparameter du als Veganer überprüfen lassen solltest, findest du z.B. auf www.vegan.at, denn der B12-Status gehört beobachtet.

## 9. Vegan essen heißt auf jeden Fall, „guten Geschmack" zu essen.

Im Jahre 2003 führte ein gewisser Hr. Pudel eine Studie durch, die in Engelhardt (2005, S. 56) veröffentlicht wurde. In dieser Studie wurden Menschen wie folgt befragt:

**Worauf legen Sie bei Ihrer „Ernährung" besonderen Wert?**

- Guter Geschmack 25%
- Vitaminreich 20%
- Fettarm 15%
- Abwechslung 13%
- Nicht dick werden 12%

**Worauf legen Sie bei Ihrem „Essen" besonderen Wert?**

- Guter Geschmack 48%
- Gutes Aussehen 15%
- Gemütlichkeit 13%
- Bekömmlichkeit 9%
- Satt werden 7%
-

Du siehst, der Geschmack spielt die größte Rolle beim Essen. Der Mensch legt eben hauptsächlich Wert auf die Befriedigung seiner körperlichen Sinne. Was genau macht aber Geschmack aus? Geschmacksträger Nr. 1 ist vor allem Fett. Wer gewohnt ist, fettreich und üppig zu essen, tut sich beim Umstellen auf andere Ernährungsformen oft sehr schwer.

Dazu kommt, dass der Mensch Opfer seiner Gewohnheiten ist. Er will nicht auf etwas verzichten, das er kennt und mag.

Genau diese beiden Punkte sind meist das Hindernis, warum man sich nicht auf eine neue Ernährung einlässt. Darum ist es wichtig, sich sein Ziel immer wieder vor Augen zu führen. Denn alles andere ist wieder nur Gewohnheit: Hat man sich an das neue Essverhalten gewöhnt, ist es kein Problem mehr.

Geschmackvoll essen ist einfach. Es kommt immer auf die Zubereitung an. Wenn man die Bereitschaft mitbringt, sich auf neue Geschmackserlebnisse einzulassen, wird man sie nach einer Phase der Umstellung genießen können. Es ist, als ob man eine neue Beziehung eingeht: Anfangs erinnert man sich gerne an die guten Gewohnheiten mit dem alten Partner. Die nicht so guten hat man vergessen. Doch je mehr Zeit vergeht, desto mehr Vorzüge entdeckt man an der neuen Partnerschaft und möchte diese keinesfalls mehr missen.

## 10. Und noch einmal: Fernseher weg!

Ist dir schon einmal aufgefallen, dass dir der Fernseher enorm viel Zeit stiehlt? Ich bin bereits im Trainingsteil darauf eingegangen und mache es hier noch einmal.

Besonders in Sachen Ernährung ist der Fernseher dein großer Feind. Fernsehen bedeutet eigentlich nichts anderes, als dass du irgendeinem fremden Leben zuschaust. Du gehst in eine passive Beobachtungshaltung und lässt dich, wenn es positiv ist, vielleicht von einem Film inspirieren. Das nicht sehr Positive ist, wenn du dich einfach von der Flimmerkiste berieseln lässt und so einen Teil deiner Lebenszeit totschlägst.

Fernsehen bedeutet die Gefahr, dass du ständig nach irgendwelchen Knabbereien greifst, die du eigentlich gar nicht essen willst. Und es gibt die unzähligen Werbespots, die mit großer psychologischer Präzision viele Wünsche in dir wecken, die du ohne das TV-Gerät gar nicht hättest. Ob die Werbung dabei die Lust in dir auf ein neues Joghurt oder auf verfeinerte Schokowaffeln weckt, ist Nebensache. Fakt ist, dass die Spots dir dieses Verlangen bzw. die Neugier auf ein bestimmtes Produkt regelrecht einpflanzen.

Gerade in deiner Umstellungsphase, wo du ein neues, reicheres Leben beginnen möchtest, ist der Fernseher alles andere als förderlich. Du kannst dem aber ganz einfach entgehen: Schau nicht fern! Zumindest für die Dauer deiner Umstellungszeit.

Können wir beide also einen Kompromiss schließen? Wie wäre es, wenn du deinen Fernseher solange wegräumst, bis du mein Trainingsprogramm absolviert und dich auf vegane Ernährung umgestellt hast? Das wäre dann für mindestens ein halbes Jahr. Kannst du dir das vorstellen? Ich würde mich freuen, wenn du diese sonst mit dem Fernseher vergeudete Zeit dir selbst widmen würdest.

## 11. Informierst du dein Umfeld – ja oder nein?

Es liegt an dir bzw. daran, wie es dir leichter fällt: Informierst du deine Lieben und Kollegen, dass du dich auf eine vegane Ernährung umstellst oder wartest du lieber, bis dir deine Umstellung in Fleisch und Blut übergegangen ist? Jeder Mensch ist in dieser Hinsicht verschieden. Manchen hilft es, dass das Umfeld Bescheid weiß, um die begonnene Sache auch wirklich umzusetzen. Für andere ist es eher hinderlich und erschwerend, wenn z.B. ‚nette Kollegen' dauernd versuchen, einen von der Umstellung in irgendeiner Form abzubringen. Leider ist das nämlich oft der Fall. Jeder will dich so behalten, wie du gerade bist.

Essen ist – auch wenn es uns nicht bewusst ist – ein sehr wichtiger sozialer Aspekt, der mit vielen Traditionen, Erlebnissen und Erfahrungen verbunden ist. Menschen verbinden damit ihre Wurzeln, ihre Familienzugehörigkeit und mehr.

Schon allein deshalb gibt es sie immer noch: Die vielen großen Diskussionen, wenn man als Veganer zu einem Essen kommt, wo Menschen dabei sind, die mit der veganen Lebensweise so gar nichts anfangen können. Sie verstehen einfach nicht, wie du mit liebgewonnenen Traditionen brechen kannst. Krampfhaft versuchen dich manche Menschen wieder auf den Weg zu bringen, denn hier hört die

Toleranz bei vielen auf. Mit alten Essgewohnheiten zu brechen bedeutet für diese Menschen oft einen gesellschaftlichen Fauxpas. Es bedeutet für sie, dass du dich von ihnen abwendest. Es ist für sie eine Trennung – wie in einer Beziehung.
Die Folge können Späße über dich sein oder Ausschlussverfahren bei gemeinsamen Essen. Oder ein dauerndes Versuchen, dich zu überzeugen, dass du unrecht hast. Sie wollen ja selbst nicht umdenken, also ‚musst' du das.

Wappne dich also. Sei dir im Klaren und mache es auch deinem Umfeld klar, dass du mit keinerlei Traditionen brichst. Dir sind deine Lieben nach wie vor wichtig. Du willst nur ein besseres Leben für DICH erreichen. Nur, weil du auf tierische Produkte verzichtest, fällst du nicht aus dem Rahmen. Im Gegenteil: Du schätzt nicht nur deine lieben Menschen, sondern alles Leben auf der Erde.

## 12. Bunkere keine Lebensmittel mehr, die dir nicht guttun.

Was hältst du von einem Menschen, der dich dauernd verleiten will, dass du etwas isst oder trinkst, dass gar nicht auf deinem neuen Speiseplan steht?

Genau, du wirst dir deinen Teil über diesen Menschen denken – und das sicher nicht in positiver Weise. Was ist aber, wenn du selbst dieser Mensch bist? Das bist du nämlich, wenn du bei dir zuhause Lebensmittel eingelagert hast, die eine ständige Versuchung für dich darstellen. Dann bist du dir selbst wieder einmal der größte Feind.

Nehmen wir einmal an, du hattest in deinem alten Leben, in dem du noch Käse gegessen hattest, eine große Vorliebe für Tiefkühl-Pizzas. Die Pizza „Formaggi" mit den vier Käsesorten hatte es dir besonders angetan. Deshalb bist du gewohnt, dass stets eine oder zwei Packungen griffbereit in deinem Gefrierschrank liegen. Apropos: Weißt du eigentlich, wie viele Kalorien bzw. wie viel Fett eine solche Pizza hat? Sie hat über 900 kcal und stolze 48 g Fett! Da hätten wir dann schon fast den Tagesbedarf an Kalorien erreicht, nicht wahr?

Du siehst, alte Gewohnheiten gehören wirklich hinterleuchtet. OK, die Käsepizza fällt weg. Du beginnst ja nun, vegan zu leben. Die Pizza ist schließlich nur als Beispiel für viele Produkte gedacht, die man gerne isst, bei denen man aber noch nie hinterfragt hat, was denn eigentlich so an Nährstoffen und Kilokalorien enthalten ist.

Du machst es dir selbst um vieles leichter, wenn du solcherlei Ernährungsfallen gar nicht zuhause hast und deshalb kaufst du sie einfach nicht mehr. Du wirst dir doch nicht selbst das Leben schwermachen wollen, indem du dir Versuchungen, denen du jetzt entsagen willst, ständig selbst vor die Nase hältst. Es wäre nämlich auch nicht ratsam, dass du deinen bis jetzt heißgeliebten Nougat-Brotaufstrich einfach durch eine vegane Alternative ersetzt. Denn 100 g eines solchen Schoko-Brotaufstrichs haben im Schnitt satte 500 kcal …

## Es geht an die praktische Verwirklichung:

# Deine praktische, dauerhafte Umstellung auf vegan

Mit Hilfe der vorangegangenen mentalen Aspekte hast du dir mittlerweile die Wichtigkeit des Essens und Trinkens für dich und deinen Körper ins Bewusstsein geholt.

Jetzt taucht vielleicht ein neuer Gedanke in dir auf: *„Ich habe so viel falsch gemacht! Wie soll ich es jemals schaffen, dass ich mich wirklich gut vegan ernähre?“* Zumindest zeigt mir meine Erfahrung, dass an dieser Stelle oft diese Sorge auftaucht. Wahrscheinlich machst du dir bereits große Gedanken darüber, wie du dich auf Anhieb perfekt mit allen Nährstoffen, die du brauchst, versorgen kannst. Du willst von Null auf Hundert und damit sofort das ganz perfekte Paket buchen. Schließlich warst du dir bis jetzt vieler Tatsachen nicht bewusst und das willst du schlagartig ändern ...

MOMENT! Ich sage wieder einmal ein lautes „STOPP“! Solcherlei Gedanken und Perfektionsansprüche helfen dir jetzt überhaupt nicht. Im Gegenteil: Sie bremsen dich eher. Wichtig ist für dich zunächst das Erkennen. So lebst du bisher und nach deinen neuen Erkenntnissen und deinem Umdenken wirst du dich jetzt verbessern. Wir gehen das nun – wie beim Training – Schritt für Schritt an.

## 1. Ab morgen: Notiere 10 Tage lang dein Essen und Trinken.

Du wirst jetzt nach und nach immer tiefer in die vegane Welt eintauchen. Doch vorher brauchen wir noch deinen aktuellen Status Quo: Du notierst ab morgen alles, was du isst und trinkst. Dazu gebe ich dir auf der nächsten Seite ein Ernährungsprotokoll als Vorlage. Kopiere dieses Protokoll mehrmals. Schließlich sollst du ganze zehn Tage alles, was du zu dir nimmst, notieren.

An dieser Stelle erwähne ich einen sehr wichtigen Punkt, der mir leider nur allzu oft bei von mir gecoachten Menschen unterkommt: Viele Menschen belügen sich selbst, wenn es um die eigene Ernährung geht! Ich glaube inzwischen, dass das oft unbewusst passiert. Der Satz *„... ich esse ja fast nichts ...“* ist praktisch Standard, wenn es z.B. ums Gewicht reduzieren geht.

Den meisten Leuten ist gar nicht bewusst, was sie den ganzen Tag über alles essen und trinken. Sie glauben wirklich, dass sie nichts essen und trotzdem zunehmen. Solltest auch du zu diesen Menschen gehören, ist das jetzt deine Chance, dass du deiner eigenen Ernährungslüge auf die Spur kommst. Du lügst dich sicher nicht bewusst an und genau deshalb ist es jetzt in den kommenden 10 Tagen enorm wichtig, dass du wirklich alles notierst, was du isst und trinkst. Ohne Bewertung deiner selbst. Ohne Beschönigungen. Schaue einfach der Wahrheit ins Auge.

Das ist der erste wichtige Schritt bei der Veränderung deiner Ernährungsgewohnheiten. Beschimpfe dich auf keinen Fall selbst, wenn du nun viele Dinge erkennst. Nimm diese 10 Tage „eigene Essens-Wahrheit“ einfach als gegeben hin. Anschließend wirst du alles verbessern.

Und bitte: Hab wirklich Geduld mit dir! Es ist jetzt wichtig, dass du noch GAR NICHTS veränderst. Du isst und trinkst wie gewohnt. Wir machen jetzt praktisch dieselbe Bestandsaufnahme, wie wir sie mit deinem Körper vor Trainingsstart gemacht haben. Jetzt brauchen wir deinen aktuellen Lifestyle in Sachen Essen und Trinken.

Du startest an deinem „D-Day", lässt ab deinem persönlichen Startdatum keinen Tag aus und machst jeden Tag gewissenhaft deine Notizen. Das heißt, du hast immer die Blätter und einen Stift bei dir.

Es hilft dir nichts, deine Aufzeichnungen nur ungefähr zu machen und genauso wenig hilft es dir, wenn du abends einträgst, was du so ca. gegessen und getrunken hast. Wir brauchen deinen GENAUEN Status Quo. Besser gesagt: DU brauchst ihn. Als Hilfe für deine Zukunft. Du wirst die Uhrzeiten sehen, wann du isst. Du wirst erkennen, ob du dir Zeit fürs Essen nimmst oder ob du es nebenbei verrichtest. Du wirst sehen, ob du genug und was du trinkst. Du lernst deine Essgewohnheiten kennen. Es ist spannend, sich dabei einmal zu beobachten, glaube mir.

Belüge dich nicht selbst. Bleibe bei der Wahrheit. Und bleibe die nächsten 10 Tage entspannt in deinem bisherigen Leben. Auf diese 10 Tage kommt es wirklich nicht mehr an.

Noch etwas: Es ist nicht nötig, dass du alles auf Gramm und Milliliter genau notierst. Es reicht, wenn du z.B. „1 Glas Wasser" oder „1 Teller Suppe", etc. schreibst. Wichtig ist Uhrzeit, ungefähre Menge und was. Sollte der Platz auf dem Blatt nicht reichen, notiere den Rest auf der Rückseite oder in einem neuen Feld, dass du entsprechend mit Datum und allen nötigen Infos beschreibst.

## Ernährungsprotokoll

**Startdatum:** ____________________

| Wochen-tag | Datum | Uhrzeit | Frühstück | Uhrzeit | 1. Mahlzeit | Uhrzeit | 2. Mahlzeit |
|---|---|---|---|---|---|---|---|
| | | | | | | | |
| | | | | | | | |
| | | | | | | | |
| | | | | | | | |
| | | | | | | | |
| | | | | | | | |
| | | | | | | | |
| | | | | | | | |
| | | Uhrzeit | 3. Mahlzeit | Uhrzeit | 4. Mahlzeit | Uhrzeit | 5. Mahlzeit |
| | | | | | | | |
| | | | | | | | |
| | | | | | | | |
| | | | | | | | |
| | | | | | | | |
| | | | | | | | |
| | | | | | | | |
| | | | | | | | |

| Wochen-tag | Datum | Uhrzeit | Frühstück | Uhrzeit | 1. Mahlzeit | Uhrzeit | 2. Mahlzeit |
|---|---|---|---|---|---|---|---|
| | | | | | | | |
| | | | | | | | |
| | | | | | | | |
| | | | | | | | |
| | | | | | | | |
| | | | | | | | |
| | | | | | | | |
| | | | | | | | |
| | | Uhrzeit | 3. Mahlzeit | Uhrzeit | 4. Mahlzeit | Uhrzeit | 5. Mahlzeit |
| | | | | | | | |
| | | | | | | | |
| | | | | | | | |
| | | | | | | | |
| | | | | | | | |
| | | | | | | | |
| | | | | | | | |
| | | | | | | | |

| Wochen-tag | Datum | Uhrzeit | Frühstück | Uhrzeit | 1. Mahlzeit | Uhrzeit | 2. Mahlzeit |
|---|---|---|---|---|---|---|---|
| | | | | | | | |
| | | | | | | | |
| | | | | | | | |
| | | | | | | | |
| | | | | | | | |
| | | | | | | | |
| | | | | | | | |
| | | | | | | | |
| | | Uhrzeit | 3. Mahlzeit | Uhrzeit | 4. Mahlzeit | Uhrzeit | 5. Mahlzeit |
| | | | | | | | |
| | | | | | | | |
| | | | | | | | |
| | | | | | | | |
| | | | | | | | |
| | | | | | | | |
| | | | | | | | |
| | | | | | | | |

## 2. Welches „Körperziel“ hast du?

Du hast im Sportteil bereits dein Körperziel definiert. Das brauchen wir jetzt ebenfalls aus ernährungstechnischer Sicht: Willst du abnehmen oder zunehmen? Deine Antwort darauf ist der entscheidende Faktor, der die Zusammensetzung deines künftigen Speiseplans bestimmt.

Auch wenn du dein Gewicht einfach halten willst und du vorrangig in deinem sportlichen Leben top werden willst. Du willst in diesem Falle gute Leistungen im Training bzw. bei Wettkämpfen abliefern. Du musst dich also in jedem Fall gut kennenlernen und dazu gehört, dass du deine tägliche Energiebilanz kennst.

## 3. Du errechnest dir deinen Kalorienbedarf.

Während du dich jetzt 10 Tage lang beim Essen und Trinken beobachtest, nützt du die Zeit für Vorbereitungsarbeiten. Im achten Buchabschnitt findest du nähere Infos zum Thema „Energiebilanz berechnen“. Du kannst dir deinen täglichen Kalorienbedarf entweder manuell ausrechnen oder du besorgst dir einen Pulsmesser bzw. Activity-/Fitness-Tracker. Ein solches Hilfsmittel nimmt dir nicht nur viel Zeit beim Kalorienrechnen ab, es unterstützt dich zusätzlich fantastisch in deinen Trainingseinheiten.

Egal, ob du zu- oder abnehmen willst: Es geht immer um die richtige Energiebilanz. Deshalb sollst du deinen Kalorienbedarf kennen. Wenn du z.B. an einem Tag zu viel gegessen hast, kannst du deine Energiebilanz mit einer Trainingseinheit wieder ausgleichen.

Neben dem Kennen deines persönlichen Energiebedarfs, wird dein nächster Schritt sein, dass du dich mit dem Kaloriengehalt der verschiedenen Lebensmittel und Speisen auseinandersetzt. Denn nur auf diese Weise kannst du die für dich richtigen Speisen wählen. Aber nicht nur die Kalorien der Lebensmittel sind wichtig, auch deren Nährstoff-Zusammensetzung.

Du merkst jetzt, du wirst die 10 Tage, in denen du deine herkömmlichen Essgewohnheiten notierst, brauchen, um dir einen groben Überblick über deine künftigen Speisepläne zu verschaffen. Es führt kein Weg daran vorbei, dass du dich mit den Kalorien und dem Nährstoffgehalt der verschiedenen Lebensmittel auseinandersetzt. Denn du hast sicherlich deine eigenen Vorlieben und auf diese wirst du eingehen.

Weißt du, woran die meisten Ernährungsumstellungen scheitern? Genau daran, dass viele Menschen einfach nicht bereit sind, sich das nötige Wissen anzueignen. Sie wollen keine Lernzeit für ihre zukünftige Veränderung investieren. Sie halten sich lieber an vorgefertigte Diätpläne, die irgendjemand erstellt hat.

Doch das ist keine wirkliche Veränderung. Wer sich an solcherlei Ernährungspläne hält, verzichtet oft auch auf die eigenen Vorlieben. Weil in solchen Essensplänen oft Rezepte und Speisen sind, die man gar nicht mag. Das Übernehmen eines Plans von jemand anderem kann also gar nie zu 100% für einen persönlich stimmig sein und deshalb sind diese Ernährungsumstellungen meist im Vorhinein zum Scheitern verurteilt. Denn im Grunde gibt dieser Mensch wieder nur die Verantwortung an das Außen ab und verlangt von dem nachgelebten Plan, dass er ihm seinen persönlichen Erfolg bringt.

DU bist selbst der Gestalter deiner Zukunft! Aus diesem Grund heißt es jetzt für dich, dass du lernst, dass du dir Wissen aneignest. Nimm es einfach in Angriff: Was ist wo drin? Welche Nährstoffe brauche ich und wie komme ich an die? Lege dir am besten eine Rezepte-Mappe an, in der du in einem Bereich die Lebensmittel mit Kalorien- und Nährstoffgehalt notierst, die du gerne magst und die du oft in deine Speisepläne einbauen wirst. So weißt du immer, wo du nachschauen musst, falls du etwas berechnen oder wissen willst. Dieser Teil deiner Mappe wird sich ständig erweitern, wenn du deine Notizen gewissenhaft machst. Du bekommst auf diese Weise deine persönliche Essensmappe, die dir alle Infos liefert, die du brauchst.

Du findest in meinen Büchern Grundinformationen. Damit entwickelst du ein Grundverständnis, das dir hilft, intelligente Essenspläne zu entwerfen. So wirst du deine Ernährung immer weiter optimieren können.

Beginne also gleich mit dem Lernen. Du wirst sehen: Es ist lustig und es ist spannend, Lebensmittel zu erforschen. Ich versichere dir: Je länger du dich eingehend damit beschäftigst, umso mehr Gefühl entwickelst du mit der Zeit, was wo drin ist und was du brauchst. Investiere diese Zeit, sie ist eine der wichtigsten in deinem Leben, glaube mir. So wirst du deine Speisepläne mit der Zeit aus deinem Ärmel schütteln.

Wenn du z.B. einmal überprüfst, wieviel Kalorien Weißbrot im Vergleich zu Roggenbrot hat, wird dir vielleicht ein *„Was?!“* entkommen. Wenn du zusätzlich noch den Nährstoffgehalt der beiden Lebensmittel checkst, wirst du begreifen, warum man auf leere Kalorien eher verzichten soll. Weil im Weißbrot so gut wie gar keine Nährstoffe enthalten sind, außer „schnelle Kohlenhydrate“. Schließlich sollst du deinen Kalorienbedarf mit guten und gesunden Kalorien decken, die dich gut durch deinen Tag bringen und nicht mit Fast Food, das dir so gut wie keine bleibende Energie gibt.

Alles hängt zusammen. Du wirst das im Studium der Fakten über Nährstoffe & Co bemerken. Nichts steht für sich allein, alles arbeitet im Team. Und du bist Teil dieses Teams. Nein, mehr: dein Handeln ist der ausschlaggebende Teil einer gut funktionierenden Teamarbeit in deinem Körper.

Du bist der Jongleur, der die verschiedenen Zutaten liefert und dein Körper macht anschließend das Beste draus. Traue deinem Organismus ruhig eine große Portion Intelligenz zu! Die hat er nämlich ganz bestimmt und das ohne dein willentliches Zutun. Dein Körper weiß sehr genau, was er braucht. Er meldet sich, wenn er Hunger hat. Er baut auf und um mit den Nährstoffen, die er zur Verfügung hat. Er spart, wenn er Überfluss bekommt. Er geht auf Notprogramm, wenn er nichts bekommt.

Darum ist es wichtig, dass du auf die Signale und Zeichen deines Körpers hörst. Er gibt dir immer Bescheid, wann er was braucht. Doch es kann sein, dass du deinen Körper lange Zeit ignoriert hast und jetzt dieses Körper-Zuhören einfach wieder neu lernen musst. Deshalb sind die Richtwerte und Empfehlungen im Theorieteil deine Orientierungshilfe, mit der du wieder lernst, mit deinem Körper im Einklang zu leben.

Durch Versuch und Irrtum bzw. Versuch und Erfolg wirst du deine Körperbedürfnisse immer besser kennenlernen. Du probierst Speisen und Getränke aus, entscheidest, ob du sie magst oder nicht bzw. ob sie dir guttun oder nicht. Genau das ist mein Ziel mit diesem Buch: Du wirst absolut selbstbestimmt im Umgang mit veganem Essen, sodass du im Endeffekt ein perfektes Team mit deinem Körper bildest. Du wirst immer besser spüren und wissen, wann dein Körper was braucht und du nimmst Rücksicht auf seine Wünsche. Du bestrafst dich nicht länger selbst mit nährwertlosem Essen. Denn du bist dir einfach mehr wert geworden!

**Grundsätzlich noch einmal zusammengefasst:**

- Wenn du zunehmen willst, musst du mehr essen, als du täglich an Kalorien brauchst.

- Wenn du abnehmen willst, musst du weniger essen, als du täglich an Kalorien brauchst.

- Um langfristig abzunehmen, bleibe 500 – 1.000 kcal unter deinem Gesamtumsatz. Iss aber nie weniger, als du für deinen Grundumsatz brauchst.

- Du sollst mindestens dreimal pro Tag essen und nicht einmal täglich eine Riesenportion. So ersparst du deinem Organismus wirklich viel Arbeit, die er sonst auf einmal bewältigen muss.

- Hungere niemals! Dein Körper wechselt dann in den Hungermodus. Das heißt, er geht in den Hungerstoffwechsel. Das Ergebnis ist, dass du dich nicht gut fühlst, sondern müde, matt und ausgelaugt. Auch bei deinem Gewicht würde sich nicht viel verändern. Bei solcherart gelebten Essgewohnheiten kommt nach der Diät der allseits bekannte Jo-Jo-Effekt.

- Steuere deinen Kalorienbedarf über zusätzliche Sporteinheiten, wenn du beim Essen einmal über die Stränge geschlagen hast.

## 4. Mache Supermarkt-Ausflüge, um vegane Lebensmittel kennenzulernen.

Zu deiner Lehrzeit in Sachen vegane Ernährung gehören regelmäßige Ausflüge in die Supermärkte deiner Wahl, um die Inhaltsstoffe verschiedener Lebensmittel zu studieren. Du kannst daraus z.B. für eine gewisse Zeit ein wöchentliches Ereignis mit einem Freund machen. Ihr trefft euch z.B. im Supermarkt und geht auf Entdeckungsreise. Mache Fotos oder Notizen von Lebensmitteln, die du später einmal ausprobieren willst und hefte sie in deiner Essensmappe ab. Zusätzlich schulst du dich gleich ein Stück mehr in Sachen Kilokalorien.

Heutzutage findet man bereits ein überaus großes Angebot an veganen Speisen und das in nahezu allen Supermärkten. Falls du vorher mit vegan noch nicht in Berührung gekommen bist, wirst du wahrscheinlich bemerken, dass einige Lebensmittel, die du bisher bereits oft auf deinem Speiseplan hattest, vegan sind.

Aber du musst nicht nur Supermärkte abklappern und dort Stunden verbringen, um vegane Lebensmittel zu suchen und deren Inhaltsstoffe zu studieren. Wir leben zum Glück in Zeiten des Internets und hier findest du heutzutage jede Menge an Informationen. Am Anfang deiner veganen Karriere rate ich dir, dass du dir Know-How von großen Organisationen wie z.B. www.vegan.at holst, weil diese Verbände ihre veröffentlichten Informationen zuvor hieb- und stichfest geprüft haben. Sie sind dir also eine verlässliche Orientierungshilfe. Außerdem kannst du auf diesen Websites jede Menge gute, vegane Rezepte finden.

Stürze dich in das Abenteuer vegan: Im Supermarkt zu stehen und die Inhaltsstoffe der Lebensmittel zu studieren, fördert deine Wahrnehmung. Oft genug wirst du nämlich mit Erschrecken feststellen, dass tierische Zutaten in Produkten enthalten sind, wo du es niemals vermutet hättest. Es ist dein großes Erwachen. Suche dir eine E-Nummernliste aus dem Internet, in der die Nummern übersetzt werden. Viele Lebensmittelproduzenten verwenden für die Herstellung ihrer Produkte Zusatzstoffe und dahinter verstecken sich nur allzu oft auch tierische Zutaten.

Du findest eine solche z.B. auf https://www.swissveg.ch/e-nummern. Dort kannst du dir die Liste im PDF-Format ausdrucken und sie in deine Tasche als ständigen Begleiter stecken, damit du bei deinen Supermarkt-Besuchen gewappnet bist. Oder du machst dich vor den Regalen mit einer entsprechenden App auf deinem Mobiltelefon schlau.

## 5. Suche deine Lieblings-Lebensmittel als vegane Variante.

Dein neues veganes Leben heißt auf keinen Fall Verzicht! Du verzichtest einzig und allein auf alte Gewohnheiten. Es gibt heute nahezu für alle Lebensmittel, die tierischen Ursprungs sind, eine vegane Alternative. Suche im Internet oder im Supermarkt nach den Alternativen, die du in deinem veganen Dasein nicht missen willst.

Ich gehe aber davon aus, dass es sich um gesunde Lebensmittel handelt und nicht nur um z.B. Schoko-Alternativen. Sei außerdem offen für einen neuen Geschmack. Es heißt nicht, dass eine vegane Alternative komplett gleich schmecken muss, wie die Variante tierischen Ursprungs. Es ist wirklich Gewohnheitssache!

Auch deine Geschmackssinne werden sich im Laufe der Zeit verändern. Dazu gebe ich dir ein Beispiel von mir: So gerne ich früher, als ich noch Fleisch aß, bei Grillhendl-Ständen vorbeiging und den Duft liebte, so sehr graut mir heute davor! Meine Sinnwahrnehmung hat sich verändert.

## 6. Wie oft isst du am Tag und wann?

Wenn du zu den Menschen zählst, die alles gerne im Voraus planen, dann überlege dir gleich, wie oft du pro Tag essen wirst. Frühstückst du gerne? Manche Menschen können erst gegen 09:00 oder 10:00 Uhr ihre erste Mahlzeit einnehmen. Machst du am Vormittag oder Nachmittag in deinem Job Pause? Hast du die Möglichkeit, zu Mittag zu essen? Wo? Ist es in einer Kantine oder einem Restaurant? Das sind nur ein paar der Fragen, die du dir stellen sollst. Du selbst weißt, wie dein Alltag von Montag bis Sonntag ausschaut.

Bei einer intelligent geplanten Ernährung spielt es übrigens keine Rolle, wenn du berufsbedingt z.B. erst um 22:00 Uhr abends deine Hauptmahlzeit einnehmen kannst. Es kommt auf die Verteilung über den Tag an.

Meine Empfehlung lautet auf jeden Fall: Du solltest mindestens dreimal am Tag essen. Bodybuilder, die gerade in der Phase des Masse-Aufbaus sind, essen bis zu sechsmal am Tag. Das wäre übrigens für dich eine Idee, wenn du zunehmen willst. In diesem Falle solltest du mindestens fünf Mahlzeiten mit entsprechend hohem Kaloriengehalt pro Tag einplanen.

Auch, wenn du abnehmen willst, sind mehrere kleinere Mahlzeiten pro Tag besser als eine oder zwei große. Wer z.B. nur einmal am Tag isst, belastest seinen Körper ungemein. Er muss plötzlich viel Energie auf einmal in die Verarbeitung der großen Menge an Essen stecken und du wirst dich in diesem Falle höchstwahrscheinlich sehr müde fühlen.

Heutzutage ist es leider keine Selbstverständlichkeit mehr, sich Zeit für Essen und Trinken zu nehmen. Das ist sehr traurig, wenn man bedenkt, dass es dabei um den eigenen Energievorrat geht. Viel zu oft muss das Essen nebenbei passieren, weil so großer Leistungsdruck auf vielen von uns lastet. Doch es gibt bestimmt eine Lösung, wie man sich diese wichtige Essenszeit verschafft. Schau dir dein Leben an und plane dir deine Essenszeiten. Zur realistischen Bestimmung deiner künftigen Essenszeiten gebe ich dir folgende Fragen als Gedankenstützen:

- Hast du Heißhungerattacken? (Übrigens hat das meist mit einem Zuwenig an Nährwert in deinem Essen bzw. einem Zuviel an Zucker zu tun.)
- Wann hast du den größten Hunger? (Wenn möglich, solltest du darauf Rücksicht nehmen.)
- Wie oft isst du und zu welchen Uhrzeiten?
- Nimmst du dir Zeit zum Essen?
- Kochst du selbst?
- Hast du Familie, für die du kochst?
- Greifst du oft zu Fertigprodukten? (Das solltest du in Zukunft vermeiden.)
- Gehst du oft essen?
- Was trinkst du am liebsten? (Verbanne so gut es geht gezuckerte Getränke und stelle dich auf stille Wasser, Mineral, ungezuckerten Tee, etc. um.)
- Trinkst du Alkohol?
- Isst du gerne Süßigkeiten? (Suche dir Alternativen!)
- Isst du gerne salzige Knabbereien? (Suche dir Alternativen!)

## 7. Du planst deinen wöchentlichen Speiseplan an einem stressfreien Tag.

Gerade zu Beginn deiner Umstellung auf eine vegane Ernährung bzw. deine Optimierung empfehle ich dir, dass du dir einen wöchentlichen Speiseplan erstellst. Auch, wenn du nicht gerne planst, ist es meiner Meinung nach besonders in der ersten Zeit wichtig.

Im Prinzip ist es das Gleiche, wie beim Training – hier arbeitest du nach Plan. Beim Trainieren setzt du dir z.B. das Ziel, dass du das Gewicht bei einer bestimmten Übung in zwei Wochen erhöhst, die Wiederholungen veränderst, etc. und du notierst deine Leistungen.

Nehmen wir einmal an, du hattest bis jetzt mit veganem Essen nichts am Hut. Wie sollst du in deine neue Ernährungsweise ohne eine gewisse Planung hineinfinden? Oder nehmen wir an, du bist zwar schon lange vegan, möchtest deine Ernährung aber optimieren. Wie sollst du das ohne einen Fahrplan schaffen? Du eignest dir in deiner veganen Lehrzeit jetzt viel Wissen über die verschiedensten Lebensmittel, deine Kalorienbilanz und über Training an und damit du das erfolgreich umsetzen kannst, hilft es dir in der Praxis, wenn du dich mit deinen neuen Speisen und Lebensmittel intensiv auseinandersetzt.

Es ist ein Ding der Unmöglichkeit, dass du sofort in allen Bereichen perfekt bist und alles weißt. Du sollst eben nicht von Null auf 100, weil das nur in den allerseltensten Fällen klappt. Genau deshalb schlage ich dir vor, dass du deine Ernährung für eine Woche im Voraus planst.

Vor allem sind ja auch deine Kalorien, deine Sporttage sowie deine Nährstoffverteilung zu planen, damit du dein Körperziel so schnell wie möglich erreichst. Das erfordert besonders anfangs erhöhte Aufmerksamkeit und Zeit. Suche dir einen Tag der Woche aus, an dem du Zeit für diese Planung hast. Wie wäre es z.B. mit dem Sonntagnachmittag, den du normalerweise vor dem Fernseher verbracht hättest? Die Planung muss ja nicht für immer und ewig sein. Zumindest zwei oder drei Monate lang soll sie dir helfen, damit du deine Umstellung schneller über die Bühne bringst. Und wer weiß? Vielleicht findest du Gefallen daran und du behältst das Ritual der Wochenplanung bei?

**Die Daten die du brauchst bzw. eine mögliche Vorgehensweise bei der Planung:**

- Dein Kalorienbedarf an Sport- und Nichtsport-Tagen
- Stehen Familienfeste, Geschäftsessen, o.ä. am Terminkalender? Kannst du diese Woche die Uhrzeiten, die du dir grundsätzlich als Essenszeiten vorgenommen hast, einhalten? Sonst bedarf es an diesen speziellen Tagen einer Anpassung.
- Auf welche Gerichte/Lebensmittel hast du diese Woche Lust?
- Passt deine Nährstoff-Verteilung? (Kohlenhydrate, Eiweiß, Vitamine, etc.)
- Nimm das Internet oder ein Kochbuch als Inspiration zu Hilfe, wenn du gerade keine Ideen für Rezepte hast.
- Markiere die Rezepte im Kochbuch z.B. mit einem Post-It, welche du in der kommenden Woche kochen willst bzw. hole dir Rezepte aus dem Internet für deine digitale Essens-Mappe, in der du sie mit Datum speicherst, wann du sie kochen willst.
- Überprüfe im Groben den Kaloriengehalt deiner gewählten Speisen. Passt deine tägliche Kalorienbilanz?
- Lege dir unbedingt diese von mir empfohlene „Essens-Mappe“ an. Diese Essens-Mappe kann ein A4-Ordner sein, in welchem du alles abheftest (dazu findest du auf der nächsten Seite meinen Vorschlag zu einem „Ernährungs-Tagebuch“ – du kannst dir die Seite herauskopieren). Deine Essens-Mappe kann natürlich auch digital sein: du verwaltest das Ganze einfach auf deinem PC. Oder du suchst dir eine App aus dem Internet, die dir hilft, deine Ernährung zu organisieren. Jedenfalls hilft dir die Essens-Mappe, dein Rezept-Arsenal ständig zu erweitern und dadurch wird deine Ernährung immer reicher und bunter. Außerdem verwaltest du hier deine Kalorien sowie Notizen, die dir wichtig sind. So lernst du stets dazu und kannst bei Bedarf in deinem persönlichen Ernährungs-Werk nachschlagen.

## MEIN ERNÄHRUNGS-TAGEBUCH

**Tag, Datum:** ____________________

**Mein heutiger Kcal-Bedarf:** ________________

**Kcal-Verbrauch durch Sport:** ________________

| Uhrzeit | Ort | Lebensmittel | | | Getränk | | |
|---|---|---|---|---|---|---|---|
| | | Anzahl (z.B. 1 Teller) | Was | kcal | Anzahl (z.B. 1 Glas) | Was | kcal |
| | | | | | | | |
| | | | | | | | |
| | | | | | | | |
| | | | | | | | |
| | | | | | | | |
| | | | | | | | |
| | | | | | | | |
| | | | | | | | |
| | | | | | | | |
| | | | | | | | |
| | | | | | | | |
| | | | | | | | |
| | | | | | | | |
| | | | | | | | |
| | | | | | | | |
| | | | | | | | |
| | | | | | | | |
| | | | | | | | |
| | | | | | | | |
| | | | | | | | |
| | | | | | | | |
| | | | | | | | |
| | | | | | | | |
| | | | | | | | |
| | | | | | | | |
| | | | | | | | |
| | | | | | | | |
| | | | | | | | |
| | | | | | | | |
| | | | | | | | |
| | | | | | | | |
| | | | | | | | |
| | | | | | | | |
| | | | | | | | |
| | | | | | | | |
| **SUMMEN:** | | | | | | | |

**Ich fühle mich heute:**

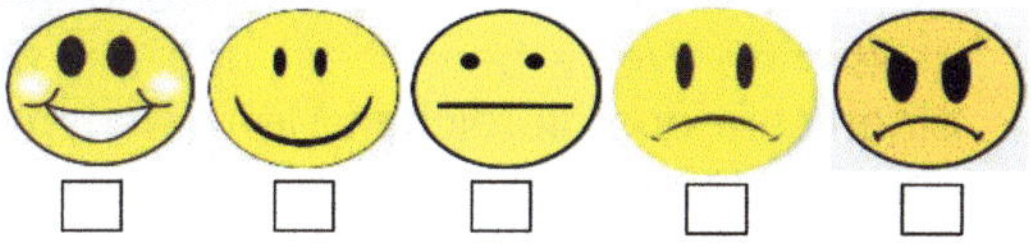

**Notizen zum Tag:**

## 8. Setze dir jede Woche ein neues Ziel in Sachen Ernährung.

Wie gesagt: Alles auf einmal zu verändern ist nahezu ein Ding der Unmöglichkeit. Du würdest dich nur maßlos überfordern und ziemlich schnell deine anfängliche Freude an deiner Umstellung verlieren. Auf der einen Seite willst du dich optimal mit veganen Nährstoffen versorgt wissen, auf der anderen Seite bist du anfangs mit dem Berechnen deiner Kalorienbilanz sowie dem Kaloriengehalt der einzelnen Speisen und Lebensmittel voll eingespannt. Dazu kommt, dass viele Lebensmittel wahrscheinlich neu für dich sein werden.

Deshalb schlage ich vor, dass du dir z.B. jede Woche ein neues Ziel in Sachen Ernährung vornimmst. In den ersten Wochen werden dich vorrangig die Kilokalorien in Anspruch nehmen. Widme ihnen die nötige Zeit. Berechne z.B. die Kalorienbilanz deiner gewählten Speisen für die kommende Woche in den ersten Wochen immer ziemlich genau. Setze dich mit dem Energiegehalt der Lebensmittel intensiv auseinander. Je umfangreicher du das betreibst, desto schneller wirst du gute Kenntnisse über die Kilokalorien der einzelnen Lebensmittel besitzen. Später brauchst du dann nicht mehr so genau zu rechnen, da du den Kaloriengehalt bereits im Kopf hast. In dieser Zeit legst du noch nicht so viel Wert auf die Nährstoffverteilung.

Erst, wenn du sicher mit deiner Energiebilanz umgehen kannst, wendest du dich verstärkt z.B. dem Nährstoffgehalt der Lebensmittel zu. Denn vielleicht hast du dir in den ersten Wochen eher Speisen auf den Wochenplan geholt, die du magst, ohne großartig darüber nachzudenken, welche und wie viele Nährstoffe enthalten sind. Nun änderst du das. Du beginnst deinen Speiseplan für die Woche intelligent zu planen. Du tauchst noch einmal in deinen persönlichen Nährstoff- und Energiebedarf ein, was Kohlenhydrate, Eiweiß & Co angeht, suchst dir dazu Lebensmittel und Gerichte, die du magst und die die nötigen Nährstoffe enthalten. In diese Planung lässt du zusätzlich miteinfließen, wann du was trainierst, denn an diesen Tagen hast du einen erhöhten Kalorienbedarf.

Widme deinem „Richtig-Nährstoffe-verteilen“ wieder die Zeit, die du brauchst, bis du ein Gefühl dafür bekommst. Dann bist du bereit, weiter an deiner optimalen Sporternährung zu arbeiten. Übrigens behandle ich das Thema vegane Sporternährung im zweiten Band „Ausdauer“ intensiver.

Nachdem du nun fit in Sachen Energiebilanz und Nährstoffverteilung geworden bist, könnte dein nächstes Ziel heißen, mehr mit neuen Gerichten und Lebensmitteln zu experimentieren. Nimm dir z.B. vor, dass du jede Woche eine neue Speise ausprobierst, die du noch nicht kennst. So kommt Abwechslung in dein Essensleben. Denn nur allzu oft bleibt man bei Lebensmitteln und Gerichten, die man kennt und mag. So verzichtet man aber auf viele Gerichte und Nahrungsmittel, die man vielleicht auch lieben würde.

Ein nächstes Ziel könnte sein, dass du genauer auf die Wahl deiner Fette achtest. Oder dass du genauer in das Thema „Mikronährstoffe“ eintauchst. Es gibt in Sachen Ernährung immer wieder neue Ziele. Bleibe neugierig, bleibe offen für Neues und sei bereit, stets dazuzulernen. So wird dich dein veganes Leben auf großartige Weise bereichern und aus dir einen sehr energiereichen Menschen machen.

## 9. Halte dich immer an deine Planung.

Du investierst jetzt also viel Zeit in die Planung deines Essens und Trinkens. Nehmen wir jetzt einmal an, ein Freund lädt dich zum Essen ein, du sagst zu, isst etwas anderes, als du geplant hattest und schon hast du damit einen Tag deiner so hart erarbeiteten Planung für null und nichtig erklärt. Was würdest du dir damit selbst mitteilen? Du würdest dir sagen, dass du dich selbst nicht ernst nimmst. Schließlich hältst du dich nicht an die Vereinbarung, die du mit dir getroffen hast.

Dabei ist das mit dir selbst Vereinbarte genauso wichtig, wie etwas, das du z.B. mit deinen Freunden oder deinem Chef ausgemacht hast. Wenn du Termine oder Versprechen mit dir selbst nicht einhältst – und dein Essensplan ist nichts anderes als eine persönliche Vereinbarung mit dir – erteilst du damit deinem Selbstvertrauen eine Absage. Schließlich kannst du dir selbst in gewissem Sinne nicht vertrauen. Du hältst ja nicht ein, was ausgemacht war.

Halte dich also an die Vereinbarungen, die du mit dir selbst triffst. Das ist einer der wichtigsten Punkte auf deinem Weg in dein neues Leben. Dieses Sich-selbst-ernst-nehmen ist übrigens ein Teil deiner Disziplin und Konsequenz.

## 10. Kaufe an einem bestimmten Tag für deinen Wochenplan ein.

Time is money – besonders in unserer heutigen Zeit. Darum mein Vorschlag: Wähle dir einen Wochentag, an dem du Zeit hast, die Lebensmittel für deinen Wochen-Speiseplan einzukaufen. Dieser Einkaufstag findet an einem Tag statt, nachdem du deine aktuelle Wochenplanung gemacht hast. Wenn du z.B. immer sonntags deinen Speiseplan erstellst, wäre es perfekt, wenn du dir gleich am Montag die nötigen Lebensmittel und Zutaten besorgst. Du legst dir einfach bei der Planung gleichzeitig eine Einkaufsliste an, auf der du alles notierst, was du brauchst.

Oft wird man im Supermarkt verleitet, Dinge zu kaufen, die man gar nicht braucht bzw. die nicht am Speiseplan stehen. Hier ein paar Tipps, wie du das ganz leicht vermeiden kannst:

1. Du hast deine Einkaufsliste bei dir und hältst dich strikt an sie.
2. Du gehst nicht hungrig einkaufen, denn auf diese Weise widerstehst du Versuchungen im Supermarkt viel einfacher.
3. Du kaufst nur die Mengen, die du wirklich brauchst. Auch wenn die preiswertere Großpackung dich anlacht. Der Rest, den du nicht brauchst, würde ja doch nur zuhause herumstehen.

Und nebenbei bemerkt: Wenn du so beim Einkaufen vorgehst, sparst du auf jeden Fall Geld.

## 11. 10 Tage Ernährungsprotokoll: Tierische Produkte sind tabu!

Nach den 10 Tagen, in denen du noch deinen herkömmlichen Lebensstil zelebrierst und ihn schriftlich festhältst, kommt der 11. Tag. Und eines ist ab diesem 11. Tag klar: Lebensmittel tierischen Ursprungs sind ab nun natürlich tabu! Schließlich geht es in meinem Buch um vegane Ernährung.

Ab diesem Tag meidest du also alles, was vom Tier stammt. Jeden Inhaltsstoff, jeden Aromastoff, einfach alles. Diesen Überblick hast du dir in den vergangenen 10 Tagen auf jeden Fall gemacht. Der 11. Tag ist spätestens der Tag, an dem dein neues, veganes Leben beginnt.

Eines noch: Es kann sein, dass du in deinen Anfangszeiten etwas isst oder trinkst, wo du im Nachhinein erfährst, dass ein tierischer Inhaltsstoff enthalten war. Bestrafe dich dafür nicht! Bleibe weiter am Ball und schau nach vorne. Ab jetzt weißt du es ja – du hast wieder dazugelernt.

## 12. Verzichte bitte auf Alkohol.

Alkohol hat 7,1 kcal/g. Also ganz schön viele Kilokalorien. Aber nicht nur das. Übermäßiger Alkoholkonsum macht dir spätestens am nächsten Tag ordentlich zu schaffen. Oft ist dieser Tag danach einfach gelaufen. Aber Alkohol bremst dich nicht nur im Kopf, er bremst dich auch extrem im Training: Er beeinflusst deine Leistungsfähigkeit negativ und verlängert deine Regenerationszeiten.

### Wenn man gerne feiert ...

Ja, ich weiß und ich bin voll bei dir: Das Leben gehört gefeiert! Doch muss das mit Alkohol o.ä. sein? Alkohol hat in unserer Gesellschaft nach wie vor einen hohen Stellenwert. Er ist salon- und gesellschaftsfähig. In gewissen Kreisen ist es fast ein Muss, dass man mitfeiert.

Da ich dich nicht kenne, weiß ich nicht, ob du zu den Menschen gehörst, die gerne ab und zu oder auch öfters über die Stränge schlagen. Wenn ja, muss ich dir leider sagen, dass du deinen Körpererfolg um Meilen zurückwirfst. Nicht nur in Sachen Training, auch in Sachen Ernährung. Sei dir bewusst, dass übermäßiger Alkoholkonsum so gar nicht in ein aktives, gesundes und energiereiches Leben gehört. Mir ist klar, dass man einen „Rausch" in jungen Jahren leichter verkraftet. Aber warum braucht man überhaupt Alkohol, um die Schönheit des Lebens zu feiern? Ist es nicht eher eine Sache des Vergessen-Wollens? Oder, dass man sich einer Angst nicht stellen will? Eine Flucht vor irgendetwas?

Das Leben kann man ganz anders feiern. Auf eine vielfältigere und vor allem bewusstere Art und Weise. Durch einen Wald spazieren, sich eine interessante Ausstellung anschauen, mit einer Freundin eine Städtereise unternehmen. Es gibt unzählige Möglichkeiten, die Welt kennenzulernen. Und zwar im absoluten Wachzustand – ohne Nebelschwaden im Verstand. Man muss in keiner Lebenslage vor dem Leben flüchten. Es ist da, um gelebt zu werden. So bewusst wie möglich. Es ist da, um aktiv inhaliert zu werden. Mit allen Sinnen offen die Vielfalt des Lebens betrachten. Genau das macht die Momente intensiv und genau auf die blickt man irgendwann zurück. Lebe dein Leben also so bewusst wie möglich. Ohne jede Droge. Die Droge, die wir alle brauchen heißt „am Leben aktiv teilnehmen".

## 13. Alternativen zu Kalorienfallen.

Es gibt Dinge, die mag man eben. Man weiß selbst, dass sie nicht gut für einen sind, doch man hat einfach hin und wieder Lust darauf. Es gibt für alle Geschmacksvorlieben Alternativen, die gesünder sind und Kilokalorien einsparen, aber ähnlich schmecken. Aus diesem Grund gebe ich dir hier ein paar Ausweich-Möglichkeiten. Wenn deine Vorliebe nicht dabei ist, mache dich selbst auf die Suche nach einer guten Alternative. Du wirst sie finden – davon bin ich überzeugt. Natürlich meine ich vegane Lebensmittel-Alternativen.

| STATT: | ALTERNATIVE: |
|---|---|
| Chips | Salzbrezeln, Salzstangen, Sesambrezeln oder Gemüsesticks |
| Bonbons | Trockenobst |
| Schoko, Schokoriegel | Müsliriegel, Fruchtschnitte, Pancake |
| Gezuckertes Müsli, Cerealien | Haferflocken + Obst |
| Cafe Latte | Filterkaffee |
| Burger | Vollkorn-Sandwich |
| Pommes, frittiert | Pommes aus dem Backrohr |
| Salatdressing m. Joghurt | Essig + Öl od. Dressing mit Zitronensaft + Senf |
| Kekse | Reis-Snacks |
| Torte | Obstkuchen, Apfelstrudel |
| Vanillepudding | Vanillejoghurt |
| Nougat-Brotaufstrich | Marmelade |
| Limonaden | Wasser, ungezuckerter Tee, selbstgemachte Limo aus Obst |

Erst vor kurzem ging ein Bericht durch die Medien, dass Zucker süchtig macht. Zucker ist nicht von Haus aus schädlich für die Gesundheit. Im Gegenteil: Der Körper braucht Zucker, denn Glucose ist einfach der wichtigste Energielieferant und ohne sie wären wir nicht lebensfähig. Es kommt einzig und allein auf die Art des Zuckers an.

Weil Zucker so wichtig ist, enthalten nahezu alle natürlichen Lebensmittel Zucker in den unterschiedlichsten Arten – z.B. Glucose, Fructose, Maltose, etc. Zucker kommt in natürlichen Lebensmitteln niemals isoliert vor – die verschiedenen Zuckerarten werden nach dem Essen vom Körper zu Glucose verarbeitet. In natürlichen Lebensmitteln befindet sich Zucker stets in einem natürlichen Verbund mit unterschiedlichen Begleitstoffen, wie z.B. Vitaminen, Mineralien und Ballaststoffen.

Erst das Zusammenspiel dieser Substanzen ermöglicht die vollständige Verstoffwechselung des Zuckers im Organismus, ohne starke Schwankungen des Blutzuckerspiegels hervorzurufen. Aus diesem Grund sollen Lebensmittel, die vorwiegend aus Einfachzucker bestehen, so oft wie möglich in der Alltags-Ernährung vermieden werden (z.B. Semmeln, Burger, etc.). Wie überall, macht auch hier die Menge das Gift.

## 14. Trinke genug und das Richtige.

Im zweiten Band „Der vegane Topathlet – Ausdauer“ behandle ich das Thema Flüssigkeitshaushalt und Trinken intensiv. Wichtig ist, dass du immer daran denkst: Trinke stets genug und das Richtige – besonders als Sportler. Man sagt, wenn man beim Sport Durst verspürt, ist es schon zu spät. Trinke also regelmäßig. Es gibt Menschen, die praktisch darauf vergessen zu trinken. Vielleicht zählst auch du zu diesen Leuten, deshalb mein Tipp: Trage immer eine Flasche Mineral o.ä. mit dir herum. Oder stelle ein Glas Wasser auf deinen Schreibtisch. Denn Flüssigkeit braucht der Körper wie die Luft zum Atmen – z.B. braucht er sie als Transportmittel. Gib deinem Körper also genug von diesem wichtigen Element.

## 15. Nur das schönste Geschirr ist gut genug für dich.

Wir haben schon über Wertschätzung dir selbst gegenüber gesprochen. Dazu gehört auch, dass du dir diese Wertschätzung nicht nur im Geiste, sondern auch im Außen gibst – z.B. beim Anrichten und Dekorieren deiner Mahlzeiten. Wenn du z.B. oft alleine isst: Hole trotzdem nur das schönste Geschirr und das beste Glas aus deinem Schrank und richte dir dein Essen und Trinken perfekt her. Eine schöne Serviette, eine schöne Tischdecke und gute Musik runden alles zusätzlich ab.

Für mich persönlich gilt: Man muss beim Essen alles genauso anrichten, als ob ein geliebter Mensch zu Besuch kommen würde. Besonders, wenn man alleine isst – schließlich ist ein geliebter Mensch anwesend: Nämlich DU! Dieses Wertschätzungs-Prinzip spielt auch beim Herrichten und Einpacken deiner Jause eine Rolle. Du kannst dir selbst nicht wichtig genug sein – besonders in deiner Transformationszeit.

Jeder von uns braucht eine große Portion Eigenliebe, um in der Welt tagtäglich bestehen zu können. Probiere es aus: Du wirst erstaunt sein, welch gute Gefühle das in dir auslöst. Glaube mir, es tut dir überaus gut, wenn du dich auf so schöne Weise um dich selbst kümmerst.

## 16. Wie wäre es mit einem Schummeltag?

Du hast dir ja ziemlich viel vorgenommen. Du startest im Training voll durch und stellst deine Ernährung um. Das erfordert ein hohes Maß an Lernbereitschaft, Disziplin und Eigenverantwortlichkeit. Ich habe einen Tipp für dich, der dir anfangs höchstwahrscheinlich helfen wird: Baue in deinen wöchentlichen Speiseplan einen sogenannten Schummeltag ein.

Ein Schummeltag, ist ein Tag, an dem du dir nichts an Essen und Trinken verwehrst. Diesen *„Das ist mein Tag“* kannst du dir deshalb leisten, weil du an den übrigen Wochentagen deine Kalorienbilanz entsprechend geplant hast. Natürlich meine ich damit nicht, dass du an diesem Tag tierische Produkte isst – das versteht sich von selbst.

Der Schummeltag erlaubt dir, dass du z.B. Schoko naschst. Dieser Tag ist immer der gleiche Tag der Woche. Vielleicht ist es der Sonntag, der üblicherweise dein ruhiger Tag ist – ohne Sport und dergleichen.

Das Wissen, dass du einmal in der Woche alles essen kannst, worauf du Lust hast, ohne ein schlechtes Gewissen zu bekommen, hilft dir auf lange Sicht, an deinem veganen Ziel anzukommen.

Denn du wirst diesen Schummeltag im Laufe der Zeit immer weniger brauchen. Weil dir die gesunden Gerichte und Lebensmittel immer besser schmecken. Weil die gesunden Speisen und Getränke deine Energiespeicher optimal füllen. Weil du an diesen gesunden Tagen gute Leistungen erbringst. Und das wird für dich wertvoller werden, als dieser eine Schummeltag.

## 17. Bei einem Motivationstief hilft gutes Essen.

Es kann vorkommen, dass dich in Sachen Training zwischendurch ein Motivationstief überkommt. Das ist normal. Jeder Athlet erfährt diesen Zustand ab und zu. In solchen Fällen hilft dir neben „auf Durchzug schalten und Training durchziehen", wenn du dir etwas besonders Gutes kochst. Essen ist schließlich auch Nahrung für die Seele.

Lass es dir an solchen Tief-Tagen in Sachen Essen und Trinken so richtig gut gehen und mache dir nicht zu viele Gedanken. Es sind nur momentane Gedanken, die morgen schon wieder weg sind. Gefühle und Gedanken ändern sich. Es gibt eben die Tage, an denen die Laune gegen Nullpunkt marschiert. Das passiert in den besten Familien. Atme tief durch, verwöhne dich mit gutem, gesundem Essen und Trinken, lies vielleicht ein gutes Buch und denke daran: Morgen ist ein neuer Tag und du wirst ausgeschlafen mit neuer Kraft und guter Laune auf ihn zugehen.

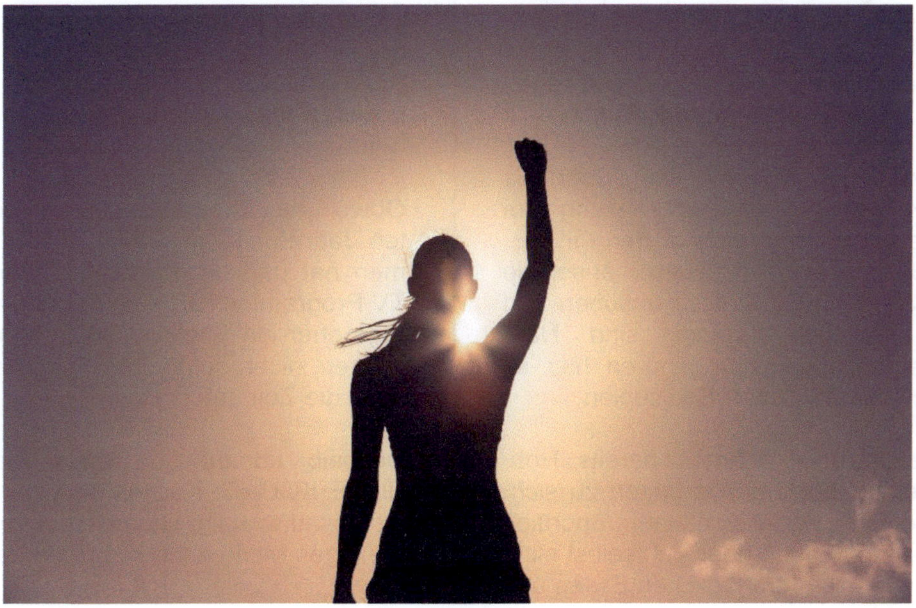

## Sportliche Grenzen auf natürliche Weise sprengen:

# Kochst du eigentlich gerne?

Ich bin eine große Anhängerin der natürlichen Ernährung und bin der Meinung, dass jeder Hobbysportler seinen Nährstoffbedarf mit einer ausgewogenen natürlichen Kost abdecken kann – ohne zusätzlich Nahrungsergänzungsmittel (Supplementierung) nehmen zu müssen. Damit meine ich natürlich eine ausgewogene und natürliche Kost auf veganer Basis.

Zu einer natürlichen Ernährung zähle ich übrigens auch Eiweiß-Shakes. Diese helfen z.B. jungen Männern, sich zusätzlich mit Kilokalorien zu versorgen, um auf ihren hohen Kalorien-Tagesbedarf zu kommen, wenn sie in der Masse-Aufbauphase sind. Wobei es viele gute und tolle Eiweiß-Shake-Rezepte gibt, die auf vollkommen natürlichen Zutaten basieren.

Egal, wie hart und intensiv ein Athlet trainiert und egal, in wie vielen Wettbewerben er sich beweist: Er kann sich mit einem intelligent geplanten Speiseplan perfekt versorgen, sodass er im Bereich seines jeweiligen sportlichen Talents absolute Bestleistungen erbringen und regelmäßig seine Grenzen sprengen kann.

Ich rede übrigens immer vom Sport als Hobby. Hier ist mir eine Abgrenzung zum Hochleistungssport wichtig, denn in diesem Bereich sind Athleten zuhause, die ihren Sport hauptberuflich ausüben und davon finanziell abhängig sind. Nahrungsergänzungsmittel gehören hier sicherlich zum täglichen Speiseplan.

Oft genug aber nehmen bereits Hobbyathleten Supplementierungen zu sich, weil sie es entweder von einem Sportkollegen gehört haben oder sich selbst nicht gut genug mit ihrem täglichen Essen und Trinken auseinandersetzen. Doch gerade als Sportler ist es meiner Meinung nach unerlässlich, dass man sich mit seiner Ernährung eingehend beschäftigt, wenn man gute Leistungen erzielen will.

Genau deshalb stelle ich in meinem Buch keinen fertigen Ernährungsplan vor. Als Sportler ist es wichtig, die volle Eigenverantwortung für sein Ess- und Trinkverhalten zu übernehmen. Ein regelmäßig trainierender Mensch braucht ein Mehr an Kalorien und Nährstoffen. Wenn er diesem Faktor keine Beachtung schenkt, beraubt er sich selbst Teile seiner Grundsubstanz.

Und deshalb kommen wir zum eigentlichen Thema dieses Kapitels – nämlich zum Kochen. Wenn ich mich selbst betrachte, meine Trainingskollegen und alle Mitglieder, die ernsthaft und regelmäßig trainieren, kann man bei uns einen gemeinsamen Nenner erkennen: Entweder wir kochen selbst oder es wird für uns gekocht. Das ist übrigens nicht nur ein veganes Thema. Jeder, der in seinen sportlichen Leistungen weiterkommen bzw. brillieren will, kommt ums Kochen nicht herum.

Obwohl das Thema „Kochen" in den letzten Jahren wieder regen Zulauf bekommen hat und unzählige Kochshows die TV-Programme füllen, ist Kochen heutzutage eher ein Stiefkind. Viele Menschen kochen nicht gerne bzw. nehmen sich nicht die Zeit dafür.

Deshalb kommt nun mein Plädoyer: BITTE KOCHE! Kochen ist alles andere als zeitaufwändig. Du musst ja kein fünfgängiges Menü nach komplizierten Fernseh-Rezepten kochen. Kochen ist wirklich unkompliziert, wenn man sich damit beschäftigt. Es kommt einfach darauf an, was du kochst und natürlich solltest du nicht erst zu kochen beginnen, wenn du bereits großen Hunger hast. In diesem Falle dauert alles zu lang.

Die meisten Leute kochen deshalb nicht, weil sie es nie gelernt haben. Vielleicht waren sie (zu) gut behütet und Mama meisterte stets gewissenhaft die Küche. Vielleicht war es in der Familie nicht üblich, dass gemeinsam gegessen wurde. Es gibt viele verschiedene Gründe, warum man nicht kochen kann. Aber ich sage: JEDER kann kochen und ich meine damit wirklich jeden Menschen! Wie bei allem im Leben, macht auch hier die Übung den Meister. Kochen ist ein Ausprobieren, ein Experimentieren, ein Sich-darauf-einlassen. Du zauberst dir etwas aus einem Kochtopf auf den Tisch. Du verwandelst frische Nahrungsmittel in ein warmes Gericht, das Leib und Seele guttut.

Denn genau diesen besonderen Zweck erfüllt Kochen in meinen Augen. Und doch ist es noch weit mehr: Es ist nicht nur der Umstand, dass du frische Lebensmittel selbst frisch zubereitest und deshalb genau Bescheid weißt, was auf den Tisch kommt.

Wenn du kochst, hebst du automatisch den Stellenwert des Essens, denn du weißt z.B., dass die guten Biokarotten vom Markt auch roh exzellent geschmeckt haben. Du siehst mit eigenen Augen, wie sich die von dir verwendeten Zutaten verändern. Du kannst alles genau so würzen, wie du es am liebsten magst. Du kannst jemanden bekochen und ihm auf diese Weise zeigen, welchen Geschmack du vorziehst.

So viele Dinge sprechen für das Kochen! Wenn du kochst, zeigst du ein großes Stück deines Charakters mit dem, was du dir kochst, was du deinen Freunden und deiner Familie auf den Tisch stellst, wie du den Tisch dekorierst und noch mehr. Ist das nicht großartig?

Übrigens ist Kochen für mich noch etwas anderes: Es ist für mich ein großes Stück Freiheit. Denn, wenn ich selbst koche, lasse ich mir von niemandem (z.B. von keinem Fertiggericht) irgendwelche Zusatzstoffe unterjubeln. Ich selbst bestimme, was in meinen Topf kommt. Ich selbst erfülle mir meine Wünsche, was ich heute essen will. Ich selbst erzähle meinen Freunden den einen oder anderen Trick, wie ein bestimmtes Gericht noch besser wird. Für mich ist Kochen ein wunderschönes tägliches Ritual, für das ich mir immer Zeit nehme. Sollte ich aus irgendeinem Grund einmal keine Zeit haben, bereite ich z.B. mein Essen für zwei Tage im Voraus vor. Alles kein Problem. Alles eine Sache des Wollens und des Organisierens.

Übrigens glaube ich zu wissen, warum heute von vielen Frauen das Nicht-kochen hochgehalten wird. Nicht kochen zu müssen hat für viele Frauen heutzutage mit einem Teil der Emanzipation zu tun.

Mussten ihre Mütter vielleicht noch tagein und tagaus für die warme Küche sorgen, weil sie finanziell von ihren Ehemännern abhängig waren, jubeln die Töchter heute: Sie müssen nicht mehr kochen, weil sie finanziell unabhängig sind. Ich für mich habe dieses Bild vom Kochen revidiert. Auch wenn ich früher dieser Meinung war, bin ich heute eine große Verfechterin des Kochens. Heute sehe ich das Zubereiten von Speisen als emotionalen Reichtum. Mir selbst und meinen Lieben gegenüber. Es ist für mich zu einem Zeichen der Liebe geworden, denn ich selbst und meine Lieben sind mir einfach viel und nur das Beste wert.

Und glaube mir: Jeder hat ein bestimmtes Talent beim Kochen. Es ist ähnlich wie beim Sport. Dem einen liegt Kraft-, dem anderen Ausdauertraining. Beim Kochen liegt dem einen vielleicht mehr das Zubereiten pikanter Speisen und der andere zaubert die umwerfendsten Backkreationen aus dem Backrohr. Es gibt Millionen und Abermillionen Rezepte. Mach dich also auf deinen Weg und entdecke dein persönliches Kochtalent.

Schließlich planst du deine Wochengerichte. Du planst deine Kilokalorien und deinen Nährstoffbedarf. Deshalb wird ein großer Teil deines Körper-Erfolges darauf beruhen, dass du dich entschließt, spätestens jetzt mit dem Kochen zu beginnen. Ich persönlich glaube sogar, dass du dich nur dann dauerhaft auf ein veganes Leben umstellen wirst bzw. dass du nur dann deinen alten Ernährungsgewohnheiten tatsächlich ein für alle Mal „Ciao“ sagen kannst, wenn du dich zum Kochen entschließt.

Hast du diesen Entschluss aber gefasst und du steckst regelmäßig ein bisschen Zeit in die Küchenarbeit, wirst du alles schaffen, was du dir vorgenommen hast. Zudem wirst du dein Leben um ein weiteres wundervolles Ritual bereichern. Vor allem wirst du noch ein Stück freier. Denn Kochen bedeutet ein großes Stück Unabhängigkeit von anderen.

Bemerkst du, wie viele Lebenspunkte Sport und vegane Ernährung berühren, verbinden und miteinschließen? Jedenfalls die Form, die ich dir näherbringen will. Denn ein besseres Leben ist so einfach. Du brauchst nur aktiv zu werden und dich auf deine eigenen Füße zu stellen. Also: Los geht's!

**Ich gebe dir hier ein paar Tipps, wie du von Anfang an fettarm und schonend kochen kannst:**

- Es gibt tolle Dampfgarer. Mit ihnen kannst du Lebensmittel dämpfen, so dass mehr Nährstoffe, mehr Vitamine und ein Mehr an Geschmack im Essen erhalten bleiben.
- Statt Öl nach Gefühl in die Pfanne zu geben, nimm entweder einen Pinsel und bestreiche die Pfanne damit mit Öl oder du nimmst eine Dosierhilfe. Es gibt bereits Sprühflaschen, mit denen du Öl gut und klein portioniert in die Pfanne sprühen kannst.
- Wenn du dir etwas im Öl brätst, lege das Bratgut vor dem Servieren auf ein Stück Küchenrolle. So tupfst du überschüssiges Fett ab.
- Viele Gerichte müssen gar nicht in einer Pfanne mit Öl, sondern können z.B. im Backrohr zubereitet werden. So sparst du jede Menge an Fett.
- Verwende beschichtete Pfannen. Bei ihnen brauchst du deutlich weniger Fett für die Zubereitung.
- Statt cremiger Suppen mit z.B. Soja Cuisine zuzubereiten, kannst du eine mehlige, klein geschnittene Kartoffel in die Suppe geben, um sie cremiger zu machen.
- Wenn du Kilokalorien sparen willst, verwende generell bei Salaten keine cremigen Dressings. Versuche stattdessen eigene und neue Variationen – z.B. ein Dressing mit Zitronensaft, Gemüsebrühe oder Senf. Sei kreativ.
- Wenn du Kuchen bäckst, verwende eine Backform aus Silikon. Diese brauchst du nicht einzufetten.

# Dein Zugang zum Kochen bzw. wie sind deine Lebensumstände?

So individuell jeder Mensch ist, so verschieden sind auch die Lebensumstände jedes einzelnen. Ich beleuchte in diesem Kapitel ein paar weit verbreitete Lebensumstände sowie Einstellungen, die man zum Thema Kochen haben könnte. Mein Ziel dabei ist, dass man Kochen trotzdem in seinen Alltag integriert.

## 1. Du kannst nicht kochen ...

### ... und willst es auch nicht lernen. Kochen braucht deiner Meinung nach einfach zu viel Zeit bzw. ist out!

Warum willst du eigentlich keine Zeit ins Kochen investieren? Stell dir doch einmal vor, wie toll es sich anfühlt, wenn man sich mit großer Vorfreude an den schön gedeckten Tisch setzt, sich auf selbst zubereitetes Essen freut und entspannt den Tag mit der Familie oder mit Freunden Revue passieren lässt.

Ich finde, eine ins Kochen investierte Zeit kann niemals vergeudete Zeit sein. Im Gegenteil: Es bringt einem ein Stück Lebensglück, dass man vielleicht bisher einfach noch gar nie erlebt und erfahren hat. Man bekommt eine neue Achtung für Essen generell, weil man die Arbeit, die das Zubereiten der Speisen gebraucht hat, mehr schätzt.

Selbst zu kochen heißt schließlich nicht, dass ich dauernd etwas Neues und Außergewöhnliches kreieren muss. Kochen hat mit Wertschätzung dem Essen gegenüber, sich selbst gegenüber und seinen Lieben gegenüber zu tun. Genau das ist Kochen.

Meiner Meinung nach ist das *„Ich koche nicht“* eine neue Unart unserer Zeit. Es ist für mich alles andere als cool, wenn jemand nicht kocht. Für mich ist es ein Zeichen der Bequemlichkeit und einer Nicht-Wertschätzung der eigenen Person.

Kochen ist nicht schwer und braucht auch nicht viel Zeit. Es kommt immer auf die Wahl der Gerichte an.

### ... und willst es gerne lernen. Aber wie?

Kochen ist einfach, glaube mir! Du musst nicht genauso gut kochen, wie der Spitzenkoch aus der TV-Show. Und du musst auch nicht ständig ein perfektes Menü auf den Tisch zaubern.

Es gibt unzählige Rezepte. Suche dir einfach welche aus Kochbüchern oder aus dem Internet und probiere sie aus. Wenn du deine Aufmerksamkeit während der Zubereitung dem Kochen widmest, wird auch etwas Gutes dabei herauskommen.

### ... weil für dich gekocht wird.

Ja, dann wird es höchste Zeit für dich, dass du es lernst. Wie ich schon erwähnt habe, gibt es dir ein Gefühl der Freiheit, wenn du selbst kochst. Du musst ja nicht ständig selbst kochen. Aber ich wette, die Person, die zurzeit für dich kocht, weiht dich gerne in ihre Geheimnisse ein und gibt dir Tipps und Tricks. Und auch, wenn diese Person jetzt mit deinen neuen veganen Forderungen selbst ein bisschen überfordert ist, wird sie viel lieber auf deine Wünsche eingehen, wenn du Interesse am Kochen zeigst. Sie wird deine Bemühungen honorieren, wenn du ihr in der Küche unter die Arme greifst.

### ... weil du die meiste Zeit unterwegs bist.

Ich kann nur zu gut verstehen, wenn man gerne in seiner Freizeit unterwegs ist. Ob das mit Freunden, alleine oder beruflich ist. Aber es gibt gewiss auch Tage, an denen du Zeit zum Kochen hättest. Nebenbei bemerkt, spart man mit Selbstkochen Geld, das man später an anderer Stelle gut gebrauchen kann.

Ein Vorschlag: Wie wäre es, wenn du einmal deine Freunde bekochst? Statt auf die Piste zu gehen, könntet ihr euch z.B. bei dir zuhause treffen und gemeinsam ein selbstgemachtes Essen genießen. Daraus könnte eine Art Kochzirkel entstehen, wo abwechselnd einer aus eurer Runde kocht und die anderen damit beglückt. So lernt jeder von euch kochen.

### ... weil du oft auf Geschäftsreisen bist und deshalb oft in Restaurants isst.

Wenn du einen Beruf ausübst, der viele Reisen erfordert bzw. in welchem du oft Geschäftspartner zum Essen ausführst, kannst du das erstens gut in deinen Wochen-Speiseplan einplanen und zweitens kannst du dich bei der Wahl der Restaurants beteiligen. Lasse deine Geschäftspartner wissen, dass du vegan lebst. Ich wette, viele von ihnen werden sich gerne schlau machen, wo es das beste vegane Essen der Stadt gibt, um dir zu zeigen, was die Stadt für dich zu bieten hat.

Umgekehrt kannst du deine Businesspartner mit einem neuen Geschmackserlebnis überraschen, solltest du für die Auswahl der Restaurants zuständig sein. Du zeigst ihnen somit schließlich, dass du Wert auf deine Gesundheit und dein Wohlbefinden legst und sie daran teilhaben lässt. Das kommt auf jeden Fall gut an, glaube mir. Solltest du das eine oder andere Mal in einem Speiselokal landen, wo die vegane Küche noch nicht angekommen ist, gibt es dort sicherlich z.B. Bratkartoffeln, geröstetes Gemüse, Salat, o.ä. für dich.

Ein Tipp, wenn du oft Geschäftsessen hast: Du kannst dir morgens einen selbstkreierten, nährstoffreichen Shake (den du gerne magst) in einem Shaker herrichten, den du während des Tages trinkst. Hier sind z.B. Haferflocken, verfeinert mit dem Obst deiner Wahl (z.B. Banane, Apfel, etc.) immer zu empfehlen. So hast du bis zu deinem geschäftlichen Abendessen garantiert keinen Hunger und versorgst dich bestens mit guten Nährstoffen.

## 2. Du kannst kochen ...

### ... aber du bist Single und du kochst nicht gerne für dich alleine.

Wer sagt, dass du jeden Tag etwas anderes essen musst? Gerade als Single kannst du sehr gut für zwei Tage im Voraus kochen und zwei Tage hintereinander dasselbe essen. Ich kenne einige Bodybuilder, die essen wochenlang ihre Reisgerichte. Wobei ich allerdings für Abwechslung im Essen plädiere.

Du musst auch nicht täglich warm essen. Wenn du an einem Tag keine Lust hast zu kochen, isst du einfach eine kalte Alternative. Deshalb zerbricht die Welt noch lange nicht. Es kann sein, dass du kalten Speisen sowieso eher den Vortritt gibst. Dann wirst du deine Speisepläne dementsprechend planen.

Wichtig ist, dass du deine Vorlieben nicht vergisst. Deine eigenen Bedürfnisse sind schließlich der Tonangeber. Kalte Küche ab und zu tut gut – besonders im Sommer, wenn die Salatzeit vorherrscht und man jede Menge verschiedener Salatvariationen kreieren kann. Oder wie wäre es mit einem selbstgemachten Shake am Abend? Oder leckere Gemüsesticks mit Vollkornbrot? Essen bietet eine unendliche Vielfalt, die erfahren werden will.

### ... aber du musst für deine ganze Familie kochen bzw. dein Partner ist vehement gegen dein veganes Dasein.

Wenn du für deine Familie kochst, hältst du schon das Zepter in der Hand. Überrasche deine Familie mit neuen Gerichten. Ich wette, sie sind begeistert, weil sie deine Gerichte sowieso lieben. Oder du probierst mit ihnen gemeinsam neue Gerichte aus. Wenn du z.B. bis jetzt immer alleine für das Kochen zuständig warst, wäre deine Umstellung jetzt eine perfekte Gelegenheit, deine Familie mehr in das Kochleben zu integrieren.

Du kannst ihnen neue Lebensmittel zeigen und ihnen viel über die wertvollen Inhaltsstoffe erzählen, während deine Lieben dir helfen, das Gemüse zu schneiden. Oder du lässt deine Kinder bzw. deinen Partner neue Rezepte aussuchen, die du kochst. Inspiriert euch gegenseitig, auch was das Würzen und Kombinieren der Lebensmittel angeht. Das ist eine neue, spannende und sicher auch lustige Reise, in der euer Familienzusammenhalt um ein Vielfaches gefördert wird. Familienpflege auf höchstem Niveau.
Aber auch, wenn sich z.B. dein Partner vehement gegen dein neues Leben wehren sollte: Werde dir bewusst, dass du selbst bestimmst, was du isst. Bleibe dir immer treu. Zwar sind in einer Partnerschaft oft Kompromisse zu schließen, doch nur solche, die beiden Teilen ihre Selbstbestimmung lassen. Du selbst gibst den Ton an, was deine Ernährung betrifft. Du kannst deine Umstellung deinem Partner auch auf geschicktere Weise schmackhaft machen: Ihr könntet z.B. gemeinsam Energieriegel für die kommende Woche gemeinsam backen. Ich wette, dein Partner wird diese Riegel mit großem Stolz seinen Freunden bzw. seinen Arbeitskollegen zeigen. So wird er bald ganz anders über dein veganes Dasein denken. Nämlich, dass euch deine Veränderung näher zueinander gebracht hat.

**… aber Kochen, Kalorienzählen & Co ist dir zu zeitaufwändig. Schließlich gibt es jede Menge zu tun.**

Dieses Argument lasse ich nicht mehr gelten. Schließlich hast du dir selbst Ziele in Sachen Training und veganer Ernährung gesetzt. Du willst viel verändern. Dazu gehört eben auch, dass du Zeit in gewisse Vorbereitungsarbeiten investierst.

Eine Idee wäre, dass du deinen morgendlichen Elan dazu verwendest, für den Tag vorzukochen. Während du dir z.B. Porridge für das Frühstück herrichtest, schnipselst du inzwischen die Zutaten für dein Mittagessen.

Ein weiterer Vorschlag ist, dass du Gerichte kochst, die sich über mehrere Tage halten. Du musst nicht jeden Tag etwas Neues kochen. Oder du kochst z.B. einen großen Topf Kartoffeln und so hast du für die nächsten 2-3 Tage einen Vorrat, aus dem du z.B. an einem Tag Bratkartoffeln, am anderen Kartoffeln mit Spinat und zu guter Letzt einen Kartoffelsalat mit Getreidelaibchen zubereitest. Übrigens: Wenn du Kartoffeln bzw. anderes Gemüse vor dem Kochen klein schneidest, dauert das Garen kürzere Zeit.

Oder du kochst eine größere Menge einer Speise und frierst die Hälfte ein. So hast du das nächste Mal schneller eine Mahlzeit parat. Du nimmst das Gefrorene einfach am Vorabend aus dem Gefrierschrank, stellst es in den Kühlschrank und brauchst es am Abend nur noch aufzuwärmen. Auch Salatdressings kannst du sehr gut in größeren Mengen zubereiten und einen Teil davon im Kühlschrank griffbereit für den nächsten Salat aufbewahren.

Oder du schneidest deine Gemüsesticks für das Abendessen, während du mittags die Hauptmahlzeit kochst. Koche so, dass alles ineinandergreift. Frühstück und Mittagessen oder Abendessen und nächster Tag Mittagessen. Sei in deiner Tagesorganisation einfach kreativ. Plane dir vielleicht anfangs deine Kochtermine wie deine Trainingstermine ein. Deine Aufmerksamkeit auf das Kochen und deinen Energiebedarf zu lenken ist niemals verlorene Zeit.

Bitte verwende keine Fertigsalate, die bereits klein geschnitten sind. Es bedeutet wirklich nur minimalen Aufwand, Blattsalat zu zerkleinern und Tomaten oder Paprika zu schneiden. In Fertigsalaten wurden in Tests oft Keime entdeckt. Das fällt weg, wenn du deinen Kopfsalat selbst wäschst und zerkleinerst.

Übrigens: Hast du dich schon einmal gefragt, wie viel Zeit du in Supermärkten und Restaurants verbringst, während du auf dein Essen wartest? Diese Zeit könntest du bereits zum Kochen verwenden.

Und zu guter Letzt: Kochen ist überaus sexy. Gewürze stimulieren nicht nur das Immunsystem, sie regen auch die Sinne an …

# Vergleich: Tierische vs. pflanzliche Lebensmittel

Ich halte diese Liste relativ kurz, da jeder Mensch verschiedene Vorlieben hat. Vielleicht magst du vegane Aufschnittwurst gerne und zwar genau die XY von der Firma XY. So wäre jede Empfehlung von mir in gewissem Sinne ‚falsch'. Deine Lieblingsprodukte wirst du selbst vergleichen.

Der folgende grundsätzliche Überblick über den Nährstoffgehalt „vegan vs. tierisch" soll dir zeigen, dass man vegane Lebensmittel nicht 1:1 mit tierischen vergleichen kann, was die Nährstoffdichte anbelangt.

## 1. Milch

**Vergleichsprodukte:**

Pflanzliche Variante: Alpro Sojadrink Original mit Calcium
Tierische Variante: Schärdinger Vollmilch 3,5% sowie fettarme Variante

**Nährwertangaben**

| pro 100 ml | pflanzlich | tierisch 3,5% | tierisch, fettarm |
|---|---|---|---|
| kcal | 39 kcal | 64 kcal | 46 kcal |
| KH | 2,5 g | 4,8 g | 4,8 g |
| davon Zucker | 2,5 g | 4,8 g | 48 g |
| Ballaststoffe | 0,5 g | k.A. | k.A. |
| Fett | 1,8 g | 3,5 g | 1,5 g |
| davon gesättigte Fettsäuren | 0,3 g | 2,3 g | 1,0 g |
| einfach ungesättigte FS | 0,4 g | k.A. | k.A. |
| mehrfach ungesättigte FS | 1,1 g | k.A. | k.A. |
| Eiweiß | 3,0 g | 3,3 g | 3,4 g |
| Salz | 0,11 g | 0,13 g | 0,13 g |

**Resümee:**

Die pflanzliche Milch hat am wenigsten Kilokalorien und sticht durch ihren geringen Fettgehalt hervor. Tierische Milch enthält Spuren von Ballaststoffen. In Bezug auf den Eiweißgehalt kann die pflanzliche Variante sehr gut mit der tierischen mithalten.

## 2. Joghurt

**Vergleichsprodukte:**
Pflanzliche Variante: Alpro Soja Natur
Tierische Variante: Schärdinger Naturjoghurt 3,5% sowie 1%

**Nährwertangaben**

| pro 100 g | pflanzlich | tierisch 1% | tierisch 3,5% |
|---|---|---|---|
| kcal | 50 kcal | 39 kcal | 63 kcal |
| KH | 2,1 g | 4,1 g | 3,9 |
| davon Zucker | 2,1 g | 4,1 g | 3,9 |
| Ballaststoffe | 1,0 g | k.A. | k.A. |
| Fett | 2,3 g | 1,0 g | 3,5 g |
| davon gesättigte Fettsäuren | 0,4 g | 0,7 g | 2,3 g |
| einfach ungesättigte FS | 0,5 g | k.A. | k.A. |
| mehrfach ungesättigte FS | 1,4 g | k.A. | k.A. |
| Eiweiß | 4,0 g | 3,4 g | 3,3 g |
| Salz | 0,25 g | 0,13 g | 0,13 g |

**Resümee:**
Die pflanzliche Variante besticht durch ihren hohen Eiweißgehalt und kann auch mit ungesättigten Fettsäuren auftrumpfen. Pflanzliches Jogurt ist somit eine perfekte Eiweißquelle für Kraftsportler. Zusätzlich hält sich der Kaloriengehalt in Grenzen.

## 3. Tierische Butter vs. Pflanzliche Margarine

**Vergleichsprodukte:**
Pflanzliche Variante: Alsana Biomargarine
Tierische Variante: Schärdinger Österreichische Teebutter

**Nährwertangaben**

| pro 100 g | pflanzlich | tierisch |
|---|---|---|
| kcal | 706,90 kcal | 743,00 kcal |
| KH | 0,2 g | 0,6 g |
| davon Zucker | k.A. | 0,6 g |
| Fett | 80,0 g | 82,0 g |
| davon gesättigte Fettsäuren | 41,0 g | 53,0 g |
| Eiweiß | 0,0 g | 0,7 g |
| Salz | k.A. | 0,03 g |

**Resümee:**
Wie man sieht, sind bei diesem Vergleich keine gravierenden Unterschiede zu bemerken.

## 4. Topfen:

**Vergleichsprodukte:**
Pflanzliche Variante 1: Hiel Qvark, Bio
Pflanzliche Variante 2: Alpro Quarkalternative Natur
Tierische Variante: Schärdinger Topfen 20% sowie 40%

**Nährwertangaben**

| pro 100 g | pflanzlich Var.1 | pflanzlich Var.2 | tierisch 20% | tierisch 40% |
|---|---|---|---|---|
| kcal | 191 kcal | 71 kcal | 102 kcal | 147 kcal |
| KH | 4,3 g | 2,5 g | 3,7 g | 3,2 g |
| davon Zucker | 0,8 g | 2,5 g | 3,7 g | 3,2 g |
| Fett | 19,0 g | 3,6 g | 4,4 g | 10,0 g |
| davon gesättigte Fettsäuren | 12,2 g | 0,6 g | 2,8 g | 6,4 g |
| Eiweiß | 1,9 g | 6,2 g | 12,0 g | 11,0 g |
| Salz | 0,5 g | 0,36 g | 0,1 g | 0,1 g |

**Resümee:**
Beim Eiweißgehalt können die pflanzlichen Varianten nicht mit den tierischen mithalten, obwohl Alpro bereits einen hohen Eiweißanteil vorzeigen kann. Außerdem besticht Alpro mit dem geringen Kalorien- und Fettgehalt. Auch von der Firma Provamel gibt es ein ähnliches Produkt wie von Alpro. Um den pflanzlichen Topfen „aufzupimpen", kann man Leinsamen o.ä. eiweißreiche Samen, Sprossen, etc. hinzufügen. So genießt man als Veganer nicht nur den Geschmack von Topfen, sondern erhält durch die Beigabe von entsprechenden Lebensmitteln einen Eiweiß-Booster der Extraklasse.

# Zutaten für vegane Eiweiß-/Milch-Shakes, selbstgemacht

So kann Süßes auch gesund werden. Man kann die Shakes natürlich auch pikant mit Gewürzen abschmecken. Mögliche Zutaten für Shakes:

| Basis | Obst | Flocken, Samen, etc. | Süßungsmittel, Gewürze |
|---|---|---|---|
| Mandelmilch | Banane | Leinsamen | Zucker |
| Sojamilch | Orange | Quinoa gepoppt | Stevia |
| Reismilch | Apfel | Haferflocken | Agavensirup |
| Hafermilch | Kiwi | Müsli | Löwenzahnsirup |
| Orangensaft | Erdbeeren | Sprossen aller Art | Marmelade |
| Marillensaft | Heidelbeeren | Kleie | Rosinen |
| Pfirsichsaft | Himbeeren | Hafermark | Ahornsirup |
| Wasser | Stachelbeeren | Getreide jeder Art (gedünsteter Buchweizen, Dinkel, etc.) | Erdnussbutter |
| Sojajoghurt | Zitrone | Nüsse | Vanille |
| Kakao | Mango | Mandeln | Kardamon |
| Kaffee | Avocado | 1-2 EL gutes Öl | Zimt |
| Mineralwasser | Dattel | Chiasamen | Minze |
| Kokosmilch | Feige | Kürbiskerne | Fruchtsirup |
| Fruchtsäfte aller Art | Gojibeeren | Pinienkerne | |
| | Pfirsich | Sesam | |
| | Nektarine | | |
| | Birne | | |
| | Trauben | | |
| | Kirsche | | |
| | Pflaume | | |
| | Zwetschke | | |
| | Brombeere | | |
| | Ananas | | |
| | Holunder | | |
| | Sanddorn | | |
| | Kastanie | | |
| | Grapefruit | | |
| | Acerola | | |
| | Limette | | |
| | Acaibeeren | | |
| | Granatapfel | | |
| | Papaya | | |
| | Melone | | |

# Rezepttipps mit eiweißreichen Lebensmitteln

Im Folgenden liste ich dir Rezepttipps zur Anregung auf. Die dazugehörigen Rezepte findest du sicherlich im Internet oder in Kochbüchern. Du bestimmst selbst, wieviel Kalorien du mit dem jeweiligen Rezept bzw. mit der jeweiligen Menge zu dir nimmst.

| Tofu | Bohnen, Linsen ... | Pilze aller Art | Algen |
|---|---|---|---|
| angebratener, gewürzter Räuchertofu auf Blatt-Tomaten-Salat | Kräuteraufstrich mit Erbsen, Bohnen, Tofu und Bärlauchpesto | Kohlrouladen mit Kartoffel-Champignon-Füllung | Algen-Räuchertofu-Aufstrich |
| Gebackener Tofu | Bohnen-Mais-Chilli | Zucchini-Champignon-Pfanne | Algen-Paella |
| Tofusuppe | Weiße Bohnen mit Olivenöl und Knoblauch | Champignon-Spargel-Sauce mit Reis | Spagetti mit Karotten und Algen |
| Kartoffelgulasch mit geräuchertem Tofu | Scharfer Bohnen-Sprossensalat auf mexikanische Art | Kartoffel-Champignon-Vaschiertes-Auflauf | Gemüsepfanne mit Algen und Reis |
| Tofu-Eiscreme | Gebratene grüne Bohnen mit Erbsenmus | angebratene Champignons mit Zwiebel, Kräutern + Parmesanersatz | Fischiger Algen-Aufstrich |
| Pilzrisotto mit geräuchertem Tofu | Kartoffel-Bohnen-Salat | gebratene Champignons mit grünen Bohnen + Reis | |
| Tofubratlinge | Kürbis-Bohnen-Suppe | Champignon-Cremesuppe | |
| Misosuppe mit Tofu | Bratlinge aus Bohnen | Semmelknödel mit Champignonsauce | |
| Wokpfanne mit Gemüse, Tofu und Sprossen | Gebackene Süßkartoffeln gefüllt mit Bohnen-Mango-Salsa | Champignon-Mandelcreme mit Nudeln | |
| Tofu mit gerösteten Nüssen | Wraps mit Bohnen-Kichererbsen-Ragout | Champignon-Gulasch | |
| Tofu mit Spinat und Sesam | Weiße Bohnen-Creme | Kartoffel-Bohnen-Champignon-Pfanne | |
| Tofu-Pizzateig | Bohnen-Gemüse-Bulgur | Nudelauflauf mit Bohnen und Champignons | |

| Tofu | Bohnen, Linsen ... | Pilze aller Art | Algen |
|---|---|---|---|
| Tofu-Schnitzel | Pfannkuchen rote Bohnen | Kartoffel-Pilz-Suppe | |
| Tofu-Aufstrich | Brokkoli-Bohnen-Nudel-Auflauf | Champignon-Aufstrich | |
| Tomaten-Tofu-Spieße | Bohnen-Brownies | Geschnetzeltes von Tofu mit Champignons | |
| Gegrillter Tofu | Wildreis an zweierlei Bohnen | Champignon-Spinat-Pfanne | |
| Viele Dessert-Möglichkeiten mit Seidentofu | Pikanter Bohnenstrudel | Champignons mit Erdnuss-Avocados-Cremefüllung | |
| Tofu-Cevapcici | Bohnen-Eintopf mit Kroketten | Gnocchi mit Champignons + Paprika in Bärlauchsauce | |
| Marinierter Tofu | Chilli-Bohnenaufstrich | Champignons mit Nussmus | |
| Tofu-Speise (wie Eierspeise) mit Kurkuma gewürzt | Weißer Bohnensalat | Hirse-Rucola-Salat mit Tomaten, Oliven und Champignons | |
| Tofu-Nudelsalat | Bohnen-Gemüsepfanne | Panierte Steinpilze | |
| | Linsensalat | Champignons mit veganem Parmesan paniert mit Nudeln und Tomatensauce | |
| | Linsensuppe mit Sellerie | Champignons vom Grill | |
| | Linsencurry | Quinoasalat mit Champignons, Paprika und Avocado | |
| | Linsenpüree | Hirselaibchen mit Champignonsauce | |
| | Linsen-Blätterteigtaschen | Bulgur in Champignon-Lupinen-Sauce | |
| | Linsen-Pizza | Gemüsepfanne mit Weißkraut und Champignons | |
| | Linsensalat mit Pilzen und Karotten | Salbei-Champignons | |
| | Spaghetti mit Linsensauce | Champignon-Möhren auf Senfsauce | |
| | Linsenküchlein | Kichererbsensuppe mit Champignons und grünen Bohnen | |
| | Rahmlinsen | | |
| | Linsen-Kohlrouladen | | |

Wir sind nun am Ende des ersten Bandes „Der vegane Topathlet – KRAFT“ angelangt. Ich hoffe, du kannst meine Tipps gut in die Praxis umsetzen und ich hoffe, dass du deinem Training treu bleibst.

Wenn du Fragen hast, kannst du mich jederzeit gerne auf Facebook oder über die Homepage www.train-vegan.at kontaktieren.

Wir „sehen“ uns dann im zweiten Band wieder, wo der Hauptschwerpunkt beim Thema Ausdauer liegt. Dort wartet dann auch der zweite Teil meines Trainingsprogramms auf dich.

Glaube mir: Man kann nie genug Kraft haben – das gilt für das Körperliche genauso wie für das Mentale. Bleibe deinem nun eingeschlagenen Weg treu! Lass dich nicht von anderem Menschen oder Umständen abbringen. Vollbringe deine persönliche Transformation.

Genauso wirst du alles in deinem Leben erreichen, das du dir vorgenommen hast. Und damit meine ich nicht nur deine Körperoptik. Es gilt, durchzuhalten. Auch, wenn es zwischendurch schwierige Wegstrecken geben sollte.

**DENKE IMMER DARAN:**
**ALLES IST MÖGLICH!**
**DU MUSST ES NUR WOLLEN …**

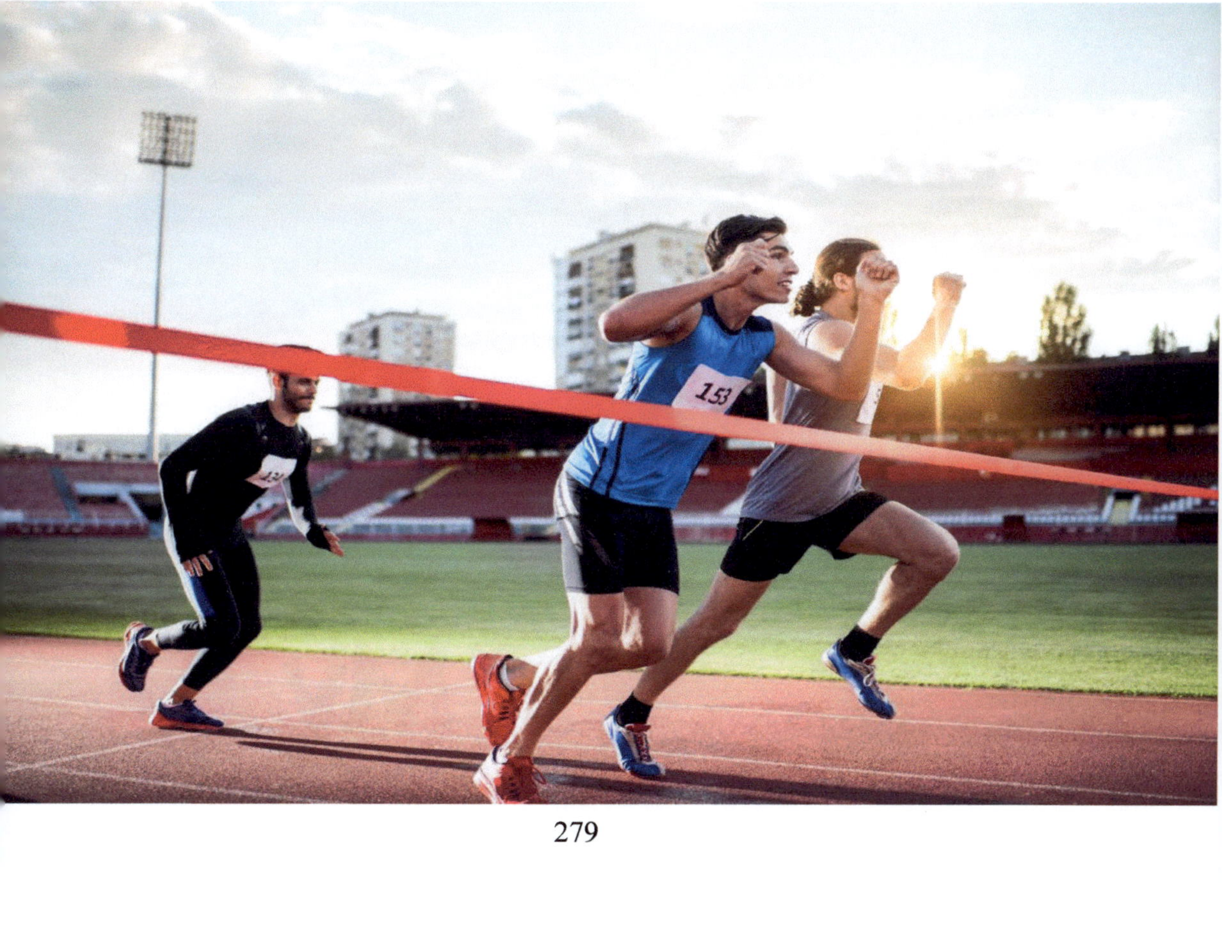

# Meine Pancakes für vegane Topathleten

Ey LIKE IT VEGAN

*Alpenkräuter Pancake*

*Vollkorn-Leinsaat Pancake*

*Pancake Light*

*Amaranth Pancake*

*Buchweizen Pancake*

*Citro Pancake*

* * *

*Eyerspeise*

MyEy®

## Vorwort von Chris Geiser, dem Erfinder von MyEy

"Traditionelle Spezialitäten auf gesunder pflanzlicher Basis anbieten, denn nicht der Verzicht auf leckere Speisen ist das Ziel, sondern den gesunden pflanzlichen Varianten den Vorzug zu geben" – das ist meine Devise. Für dieses Buch habe ich auf Anregung von Petra sechs verschiedene Pancake-Rezepturen erarbeitet – drei pikante und drei süße sowie zusätzlich eine vegane Eierspeise.

Frisch zubereitete, pflanzliche Gerichte bestechen durch ihre Vielfalt an Vitaminen und Spurenelementen und versorgen uns perfekt mit Kalzium und Kalium – egal, ob es sich um herzhafte Vollkorn-Leinsaat Pancakes, bodenständige Alpen-Pancakes mit Wildkräutern oder süße Zitronen-Pancakes mit geflämmter Baiserhaube handelt."

## Guten Appetit

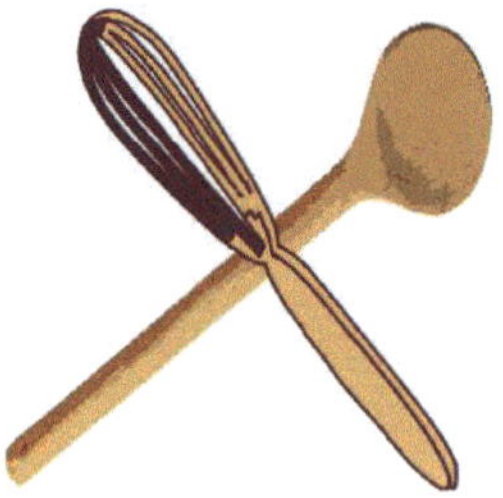

## Das Pflanzen-Ei

*(Lat. In vegetabili ovum)*

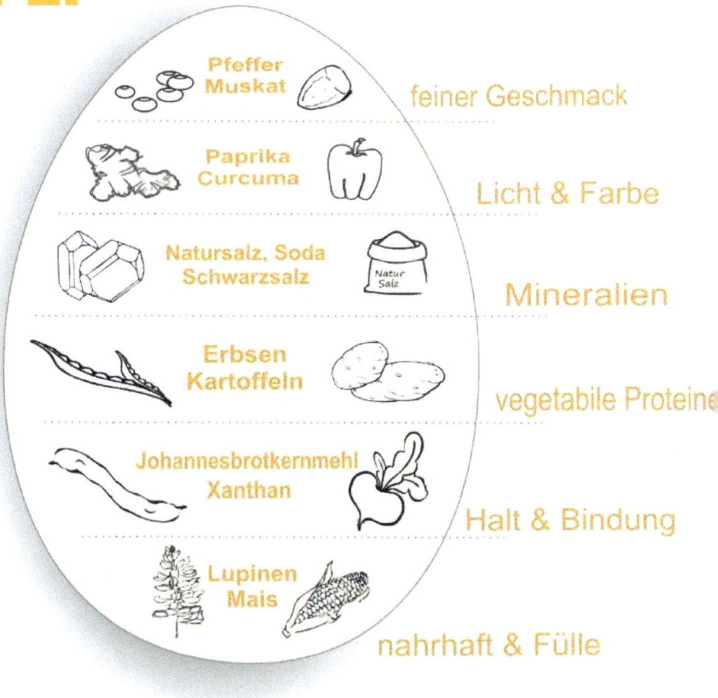

## Veganes Ei?

Warum MyEy? Ein echtes pflanzliches Ei hat im Vergleich zu einem tierischen Ei enorme Vorteile. Es enthält weder Cholesterin noch tierisches Fett und auch die von Tieren möglicherweise übertragbaren Krankheiten spielen keine Rolle.

Die biologische Wertigkeit von kombinierten pflanzlichen Proteinen übertrifft sogar die des tierischen Eies. MyEy ist zudem einfach anzurühren – man hat so in wenigen Augenblicken stets ein frisches Ei zur Hand.

Heutzutage gibt es bereits eine Vielzahl an hochwertigen Pflanzendrinks und schmackhaften, veganen Bio-Fleischprodukten. Mit MyEy gibt es nun auch einen vollwertigen pflanzlichen Ei-Ersatz.

Durch seine weltweite Einzigartigkeit wurde mein Unternehmen „MyEy“ als „richtungsweisendes und vorbildliches Unternehmen“ mit seinen ‚fortschrittlichen Produkten für einen ethischen Lebensstil‘ bereits im Jahre 2014 mit dem Peta Progress Award ausgezeichnet.

Tauche nun ein in die Vielfalt der pflanzlichen Natur und lass dir die vitale Pflanzenkost schmecken.

## über Chris Geiser

Der Konditormeister und Bäcker Chris Geiser gilt als einer der Pioniere der modernen veganen Küche. Seine Erfahrungen sammelte er an Bord diverser Kreuzfahrtschiffe, auf denen er als Chef-Patissier internationale Gäste mit seinen Kreationen verwöhnte.

Bereits 1999, seiner Zeit längst voraus, eröffnete er die erste vegane Vollwertkonditorei. Er wird heute vielfach für Messen und Events gebucht und berät große Unternehmen zum Thema Nachhaltigkeit im Bereich der Gemeinschaftsverpflegung.

Als veganer Produktentwickler ist der Tiroler der Erfinder vom echten Pflanzen-Ei MyEy.

**www.MyEy.info**

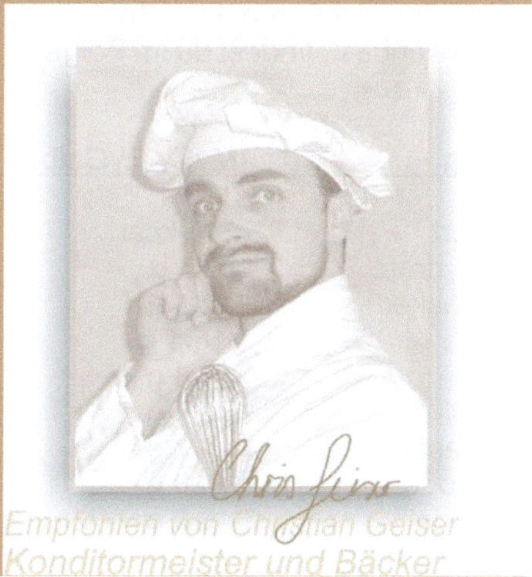

# MyEy – Was ist drin?

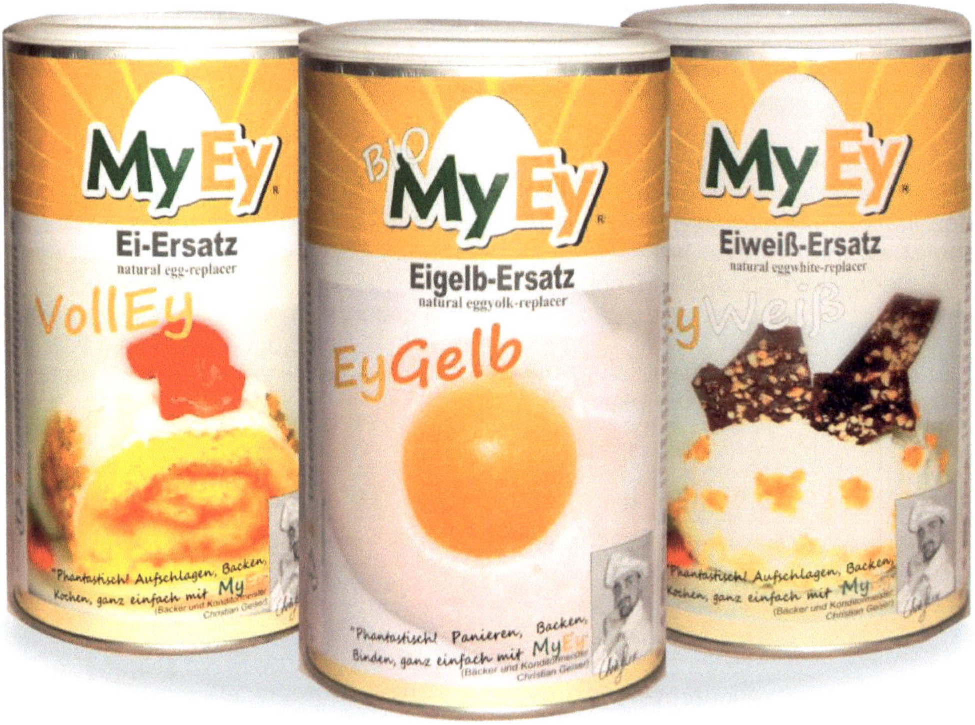


Damit du die Kalorien deiner Speisen richtig berechnen kannst, wenn du ein Produkt von MyEy verwendest, findest du im Folgenden die Nährwertangaben der MyEy Produktpalette:

| Pro 100 g | MyEy EyGelb | MyEy EyWeiß | MyEy VollEy |
|---|---|---|---|
| Brennwert | 341 kcal | 341 kcal | 356 kcal |
| Kohlenhydrate | 68,3 g | 65,4 g | 67,5 g |
| davon Zucker | 2,5 g | 0,6 g | 1,2 g |
| Eiweiß | 10,5 g | 19,1 g | 19,5 g |
| Natrium | 2,8 g | 1,2 g | 2,1 g |
| Fett | 2,4 g | 0,1 g | 0,3 g |
| davon gesättigte FS | 0,7 g | 0,0 g | 0,0 g |
| Ballaststoffe | 0,8 g | 0,0 g | 0,7 g |
| Cholesterin | 0,0 g | 0,0 g | 0,0 g |

# Alpenkräuter Pancake *(pikant)*

## mit Soja-Frischkäse und Cashew-Creme

✓ vegan

Rezept für ca. 1-2 Personen

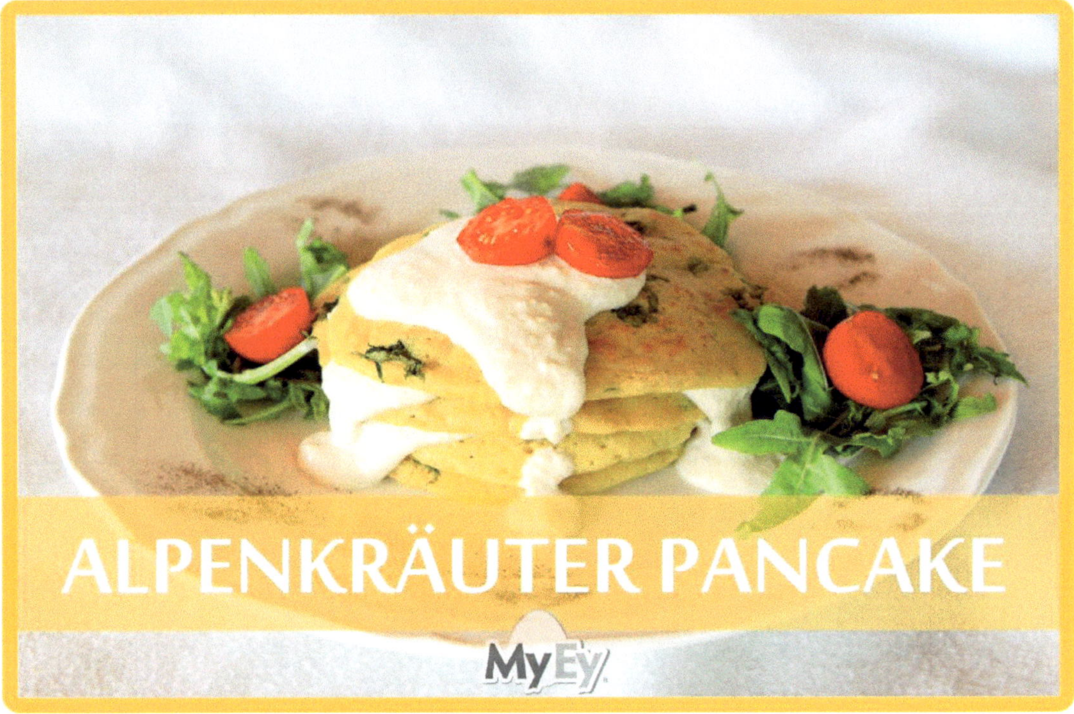


**Zutaten Teig:**

| | |
|---|---|
| 90 g | Mehl |
| 5 g | MyEy EyGelb |
| 3 g | Weinsteinbackpulver |
| 125 g | Pflanzenmilch |
| 10 g | Olivenöl |
| 5 g | MyEy EyWeiß |
| 25 g | Wasser |
| 1 Prise | Salz |
| 1 EL | Balsamicoessig |

Wildkräuter (Brennessel, Brunnenkresse, Rucola, etc.)

**Zutaten Creme:**

| | |
|---|---|
| 50 g | Soja-Joghurt |
| 50 g | Cashewkerne (eingeweicht) |
| 1 EL | Hefeflocken |
| 1 Prise | Salz |
| 1 EL | Zitronensaft |

nach Belieben: Brennessel, Tomaten

Das Mehl, MyEy EyGelb und Backpulver in einer Schüssel mit Pflanzenmilch und Öl zu einem Teig verrühren. Das MyEy Eyweiß mit Wasser und einer Prise Salz in einem hohen, schlanken, sauberen Gefäß mit dem Handmixer zu einem luftigen Eyweißschaum aufschlagen. Den Eyweißschaum zum angerührten Teig geben, einen Esslöffel Balsamicoessig dazugeben und kurz untermengen. In eine beschichtete, vorgeheizte Pfanne kreisrunde Pancakes portionieren, zudecken und beidseitig goldbraun backen.

*Creme:* Cashewkerne über Nacht im Wasser einweichen, spülen, zusammen mit Joghurt, Salz, Hefeflocken und Zitronensaft mit dem Mixer fein pürieren und abschmecken. Die Pancakes schichtenweise mit der Creme einstreichen und zusammensetzen. Mit Gartenkräuter und Tomaten garnieren und warm servieren.

# Vollkorn-Leinsaat Pancake *(pikant)*

## mit Sauerkraut-Tomaten-Konfit

✓ vegan, sojafrei

Rezept für ca. 1-2 Personen

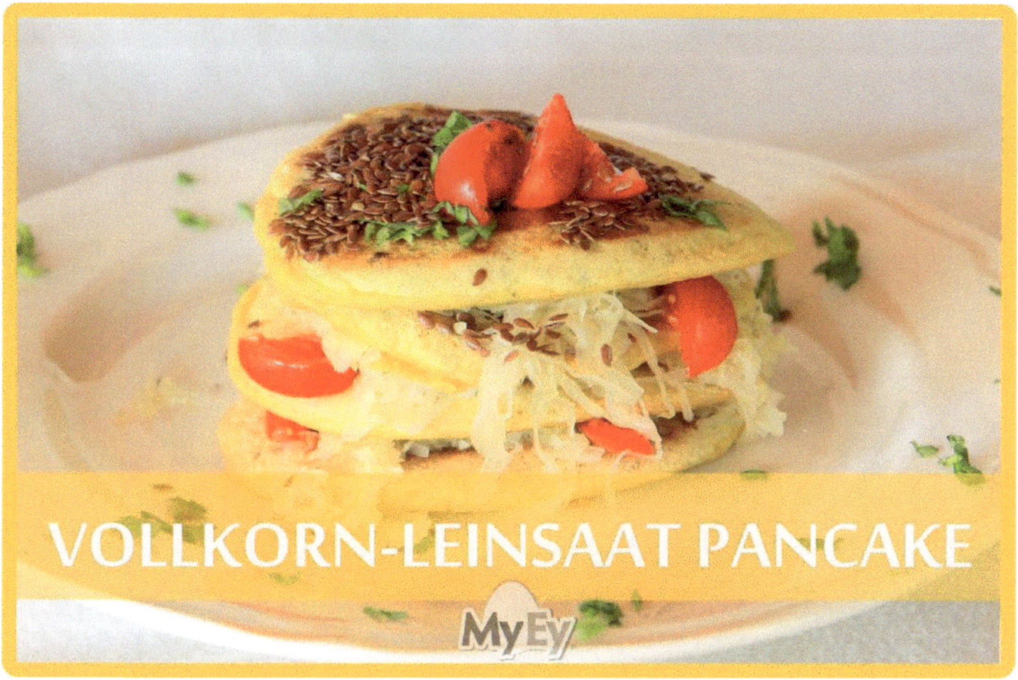


**Zutaten Teig:**

| | |
|---|---|
| 85 g | Mehl |
| 5 g | MyEy EyGelb |
| 3 g | Weinsteinbackpulver |
| 7 g | Leinsaat (Leinsamen) |
| 1 Prise | Kräutersalz |
| 125 g | Pflanzenmilch |
| 10 g | Öl |
| 5 g | MyEy EyWeiß |
| 25 g | Wasser |
| 1 Prise | Salz, 1 EL Apfelessig |

**Zutaten Fülle:**

| | |
|---|---|
| 100 g | Sauerkraut |
| 1 Stk. | Zwiebel |
| 2 Stk. | Tomaten |
| 1 TL | MyEy EyWeiß |
| 1 Prise | Salz |

nach Belieben: Cherry-Tomaten, Leinsaat, (geschrotet), Kräuter

Das Mehl, MyEy EyGelb, Leinsaat, Backpulver und Kräutersalz in einer Schüssel mit Pflanzenmilch und Öl zu einem Teig verrühren. Das MyEy Eyweiß mit Wasser und einer Prise Salz in einem hohen, schlanken, sauberen Gefäß mit dem Handmixer zu einem luftigen Eyweißschaum aufschlagen. Den Eyweißschaum zum angerührten Teig geben, einen Esslöffel Apfelessig dazugeben und kurz untermengen. In eine beschichtete, vorgeheizte Pfanne kreisrunde Pancakes portionieren, zudecken und beidseitig goldbraun backen.

*Fülle:* Zwiebel schälen, würfeln und in einer beschichteten Pfanne glasig anrösten. Sauerkraut auspressen, grob schneiden und in der Pfanne mitanschwitzen. Sauerkrautsaft mit den würfelig geschnittenen Tomaten und dem MyEy EyWeiß anrühren, in die Pfanne geben und leicht eindicken lassen. Die Pancakes mit der Fülle einstreichen und schichtenweise zusammensetzen. Mit geschrotetem Leinsamen, Tomaten und Kräuter garnieren und warm servieren.

# Pancake Light *(pikant)*

## mit Sonnenblumen-Wildkräutersauce

✓ vegan, sojafrei

Rezept für ca. 1-2 Personen

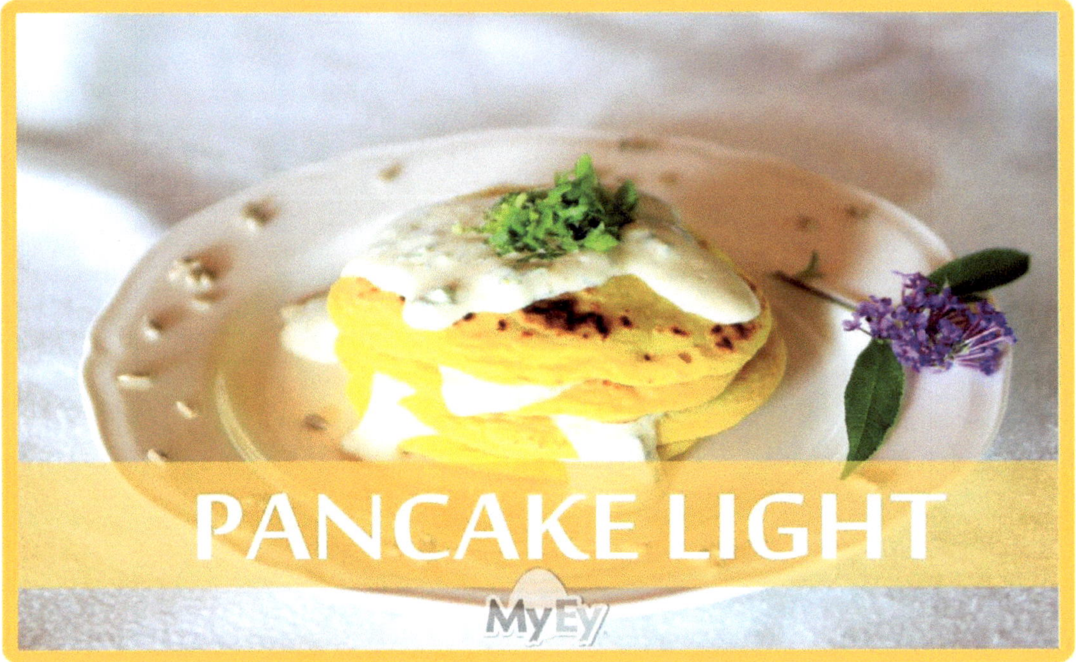


**Zutaten Teig:**

| | |
|---|---|
| 90 g | Mehl |
| 7 g | MyEy VollEy |
| 3 g | Weinsteinbackpulver |
| 125 g | Pflanzenmilch |
| 10 g | Öl |
| 7 g | MyEy VollEy |
| 25 g | Wasser |
| 2 g | Meersalz 1 EL Balsamicoessig |

**Zutaten Sauce:**

| | |
|---|---|
| 90 g | Sonnenblumenkerne (eingeweicht) |
| 50 ml | Pflanzenmilch |
| 1 Prise | Pfeffer |
| 1 Prise | Kräutersalz |
| ½ Bund | Wildkräuter |
| 2 EL | Sonnenblumenkerne geröstet |

Das Mehl, 7 g MyEy VollEy und Backpulver in einer Schüssel mit Pflanzenmilch und Öl zu einem Teig verrühren. Das restliche MyEy VollEy mit Wasser und einer Prise Salz in einem hohen, schlanken, sauberen Gefäß mit dem Handmixer zu einem luftigen Eyschaum aufschlagen. Den Eyschaum zum angerührten Teig geben, einen Esslöffel Balsamicoessig dazugeben und kurz untermengen. In eine beschichtete, vorgeheizte Pfanne kreisrunde Pancakes portionieren, zudecken und beidseitig goldbraun backen.

*Sauce:* Die eingeweichten Sonnenblumenkerne mit Pflanzenmilch zu einer sämigen Masse mixen und mit Kräutersalz und Pfeffer abschmecken. In einer Pfanne die Sonnenblumenkerne rösten. Die Pancakes schichtenweise mit der Creme einstreichen und zusammensetzen. Ein paar Wildkräuter dazu und mit gerösteten Sonnenblumenkernen dekorieren.

# Amaranth Pancake *(süß)*

## mit gebrannter Banane und Feige

✓ vegan, sojafrei

Rezept für ca. 1-2 Personen

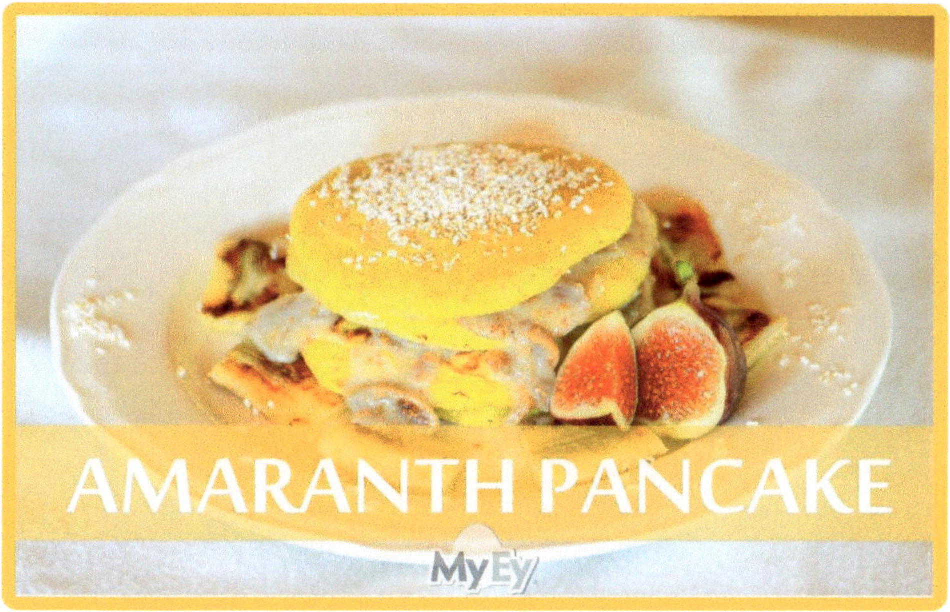


**Zutaten Teig:**

| | |
|---|---|
| 90 g | Mehl |
| 7 g | MyEy VollEy |
| ½ Stk. | Banane |
| 3 g | Weinsteinbackpulver |
| 2 g | Vanillezucker |
| ½ Stk. | Abrieb einer Zitrone |
| 125 g | Pflanzenmilch |
| 10 g | Öl |
| 7 g | MyEy VollEy |
| 25 g | Wasser, 1 Prise Meersalz |
| 1 EL | Zitronensaft, 5 g Amaranth, gepoppt |

**Zutaten Creme:**

| | |
|---|---|
| 75 g | Wasser |
| 9 g | MyEy EyWeiß |
| 3 Stk. | Feigen, getrocknet |
| ½ Stk. | Banane |
| 150 g | Orangensaft |
| 1 Stk. | Feige, frisch |

nach Belieben: 10 g Amaranth, gepoppt

Das Mehl, 7 g MyEy VollEy, Amaranth, Vanillezucker, Zitronenschalen und Backpulver in einer Schüssel mit der zerdrückten Banane, Pflanzenmilch und Öl zu einem Teig verrühren. Das restliche MyEy VollEy mit Wasser und einer Prise Salz in einem hohen, schlanken, sauberen Gefäß mit dem Handmixer zu einem luftigen Eyschaum aufschlagen. Den Eyschaum zum angerührten Teig geben, einen EL Zitronensaft dazugeben und kurz untermengen. In eine beschichtete, vorgeheizte Pfanne kreisrunde Pancakes portionieren, zudecken und beidseitig goldbraun backen.

*Creme:* Wasser mit MyEy EyWeiß anrühren, mit den feingeschnittenen, getrockneten Feigen in einem Topf zu einer Creme abziehen. Die Pancakes schichtenweise mit der Creme einstreichen und zusammensetzen. Banane schälen, längs halbieren, vierteln, beidseitig in beschichteter Pfanne scharf anbraten und mit Orangensaft ablöschen. Mit gepopptem Amaranth bestreuen und mit frischer Feige servieren. Tipp: Das Gericht ist mit einer milden natürlichen Fruchtsüße. Für süßere Naschkatzen eignet sich sehr gut Ahorn- oder Agavensirup.

# Buchweizen Pancake *(süß)*

## mit Dattelfülle und Kokosflocken. Ohne Zucker.

✓ vegan, soja-/gluten-/zuckerfrei Rezept für ca. 1-2 Personen

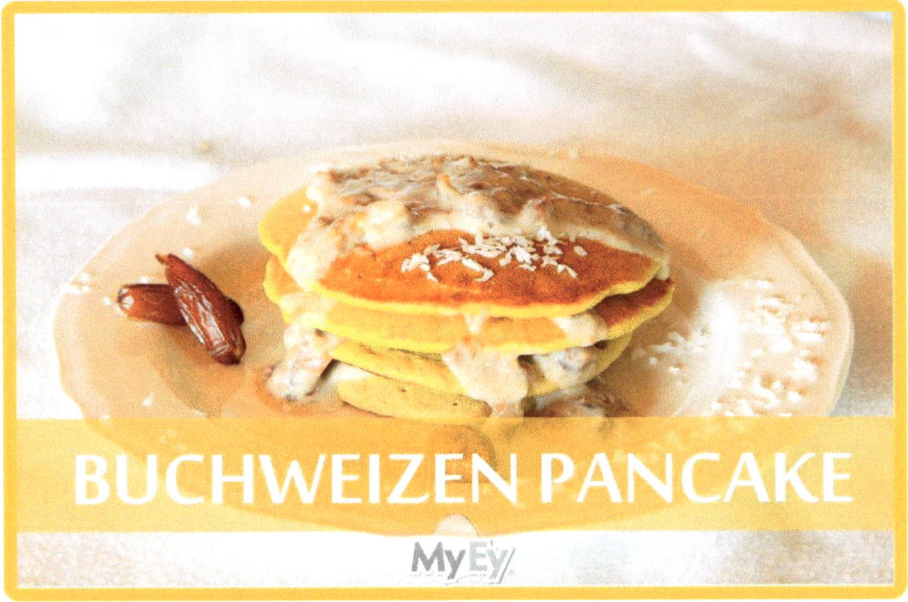


**Zutaten Teig:**

| | |
|---|---|
| 90 g | Buchweizenmehl |
| 5 g | MyEy EyGelb |
| ½ Stk. | Banane, klein |
| 3 g | Weinsteinbackpulver |
| 1 Prise | Zimt |
| ½ Stk. | Abrieb einer Zitrone |
| 125 g | Pflanzenmilch |
| 10 g | Öl |
| 5 g | MyEy EyWeiß |
| 25 g | Wasser, |
| 1 Prise | Salz, 1 EL Zitronensaft |

**Zutaten Fülle:**

| | |
|---|---|
| 75 g | Wasser |
| 9 g | MyEy EyWeiß |
| 6 Stk. | Datteln |
| 5 g | Kokosflocken |

nach Belieben: Datteln, geröstete Kokosflocken

Das Mehl, MyEy EyGelb, Zitronenschalen, Zucker, Vanillezucker und Backpulver in einer Schüssel mit Pflanzenmilch und Öl zu einem Teig verrühren. Das MyEy EyWeiß mit Wasser und einer Prise Salz in einem hohen, schlanken, sauberen Gefäß mit dem Handmixer zu einem luftigen Eyweißschaum aufschlagen. Den Eyweißschaum zum angerührten Teig geben, einen EL Zitronensaft dazugeben und kurz untermengen. In eine beschichtete, vorgeheizte Pfanne kreisrunde Pancakes portionieren, zudecken und beidseitig goldbraun backen.

*Creme:* Wasser mit MyEy EyWeiß, Zucker, Zitronenschalen und Zitronensaft anrühren und in einem Topf zu einer Creme abziehen. Anschließend schichtenweise mit der Creme einstreichen und zusammensetzen. Das MyEy Eyweiß mit Wasser, Zucker und Vanillezucker in einem hohen, schlanken, sauberen Gefäß mit dem Handmixer zu einem luftigen Eyweißschaum aufschlagen. Mit einem Löffel den Eyweißschaum auf den obersten Pancake aufstreichen und kleine Häufchen bilden. Mit Puderzucker bestreuen und im kräftig vorgeheizten Ofen (230-240°C) bei Oberhitze (oder mit Bunsenbrenner) nur kurz (bis die Spitzen angebräunt sind) abflämmen.

# Citro Pancake *(süß)*

## mit geflämmter Baiserhaube

✓ vegan, sojafrei

Rezept für ca. 1-2 Personen

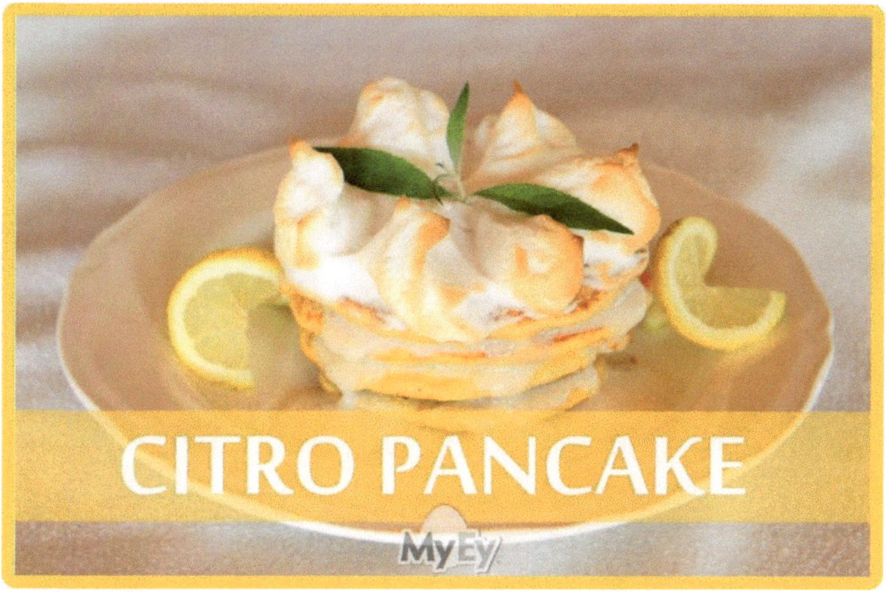


**Zutaten Teig:**

| | |
|---|---|
| 90 g | Mehl |
| 5 g | MyEy EyGelb |
| 10 g | Zucker |
| 3 g | Weinsteinbackpulver |
| 2 g | Vanillezucker |
| ½ Stk. | Abrieb einer Zitrone |
| 125 g | Pflanzenmilch |
| 10 g | Öl |
| 5 g | MyEy EyWeiß |
| 25 g | Wasser, |
| 1 Prise | Salz + Zitronensaft |

**Zutaten Creme:**

| | |
|---|---|
| 83 g | Wasser |
| 9 g | MyEy EyWeiß |
| 15 g | Zucker |
| ½ Stk. | Abrieb einer Zitrone |
| 1 EL | Zitronensaft |

Baiserhaube:

| | |
|---|---|
| 7 g | MyEy EyWeiß |
| 35 g | Wasser |
| 15 g | Zucker + 3 g Vanillezucker |
| | Puderzucker zum Bestreuen |

Das Mehl, MyEy EyGelb, Zitronenschalen, Zucker, Vanillezucker und Backpulver in einer Schüssel mit Pflanzenmilch und Öl zu einem Teig verrühren. Das MyEy EyWeiß mit Wasser und einer Prise Salz in einem hohen, schlanken, sauberen Gefäß mit dem Handmixer zu einem luftigen Eyweißschaum aufschlagen. Den Eyweißschaum zum angerührten Teig geben, einen EL Zitronensaft dazugeben und kurz untermengen. In eine beschichtete, vorgeheizte Pfanne kreisrunde Pancakes portionieren, zudecken und beidseitig goldbraun backen.

*Creme:* Wasser mit MyEy EyWeiß, Zucker, Zitronenschalen und Zitronensaft anrühren und in einem Topf zu einer Creme abziehen. Anschließend schichtenweise mit der Creme einstreichen und zusammensetzen. Das MyEy Eyweiß mit Wasser, Zucker und Vanillezucker in einem hohen, schlanken, sauberen Gefäß mit dem Handmixer zu einem luftigen Eyweißschaum aufschlagen. Mit einem Löffel den Eyweißschaum auf den obersten Pancake aufstreichen und kleine Häufchen bilden. Mit Puderzucker bestreuen und im kräftig vorgeheizten Ofen (230-240°C) bei Oberhitze (oder mit Bunsenbrenner) nur kurz (bis die Spitzen angebräunt sind) abflämmen.

# Eyerspeise

## Rustikal und Urig

vegan, sojafrei

Rezept für ca. 1-2 Personen

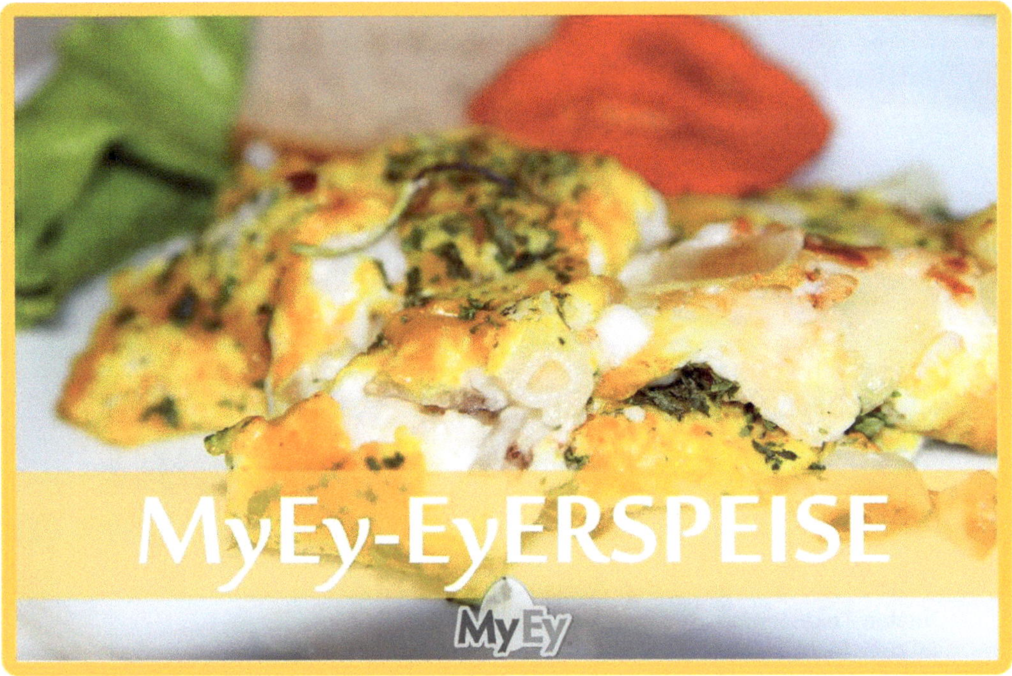


**Zutaten:**

| | |
|---|---|
| 2 Stk. | Zwiebel, mittelgroß |
| 2 Stk. | Tomaten, mittelgroß |
| 1 EL | Rapsöl |
| 40 g | MyEy EyWeiß |
| 10 g | MyEy EyGelb |
| 250 g | Wasser |
| ½ Bd. | Schnittlauch |
| 1 Pack. | MyEy Eyerwürze |

Zwiebeln würfelig schneiden, in einer beschichteten Pfanne mit dem Rapsöl goldgelb anbraten. Tomaten schneiden und dazugeben.

40 g MyEy EyWeiß mit 200 g Wasser mit 1 EL Öl klümpchenfrei anrühren (am besten mit dem Schneebesen), über die Zwiebeln und Tomaten in die Pfanne gießen. Bei mittlerer Hitze, zugedeckt, anziehen lassen (ca. 7-8 min). 10 g MyEy EyGelb mit 50 g Wasser klümpchenfrei anrühren und über MyEy EyWeiß in die Pfanne gießen (mit dem Kochlöffel leicht einstechen für die gelb-weiße Marmorierung).
Evtl. noch kurz ziehen lassen und unmittelbar vor dem Servieren mit frischem Schnittlauch dekorieren. Die Eyerspeise mit der MyEy Eyerwürze würzen und noch warm genießen. Guten Appetit!

## Zur Autorin:

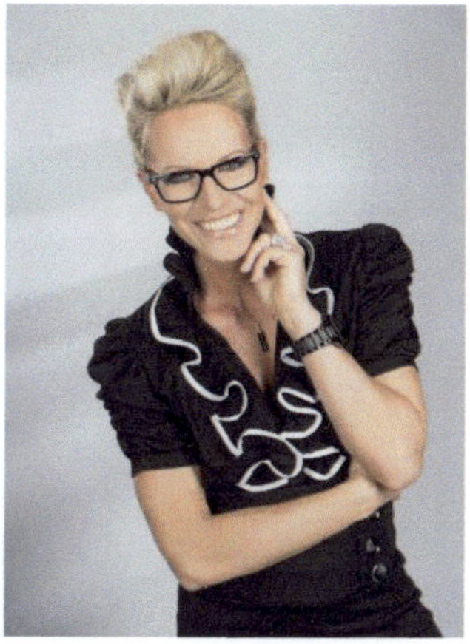

Petra Kulmer, geboren im September 1971, war von Kindesbeinen an von allem fasziniert, was sie an ihre körperlichen Leistungsgrenzen brachte. Ob Radtouren, Schwimmen oder Laufen: Alles musste ‚extrem' sein und sie ans physische Limit bringen. Im Jahr 1992 entdeckte sie ihre Liebe zum Fitness- und Kraftsport im Studio. So begann ihre Karriere als Trainerin und Coach. Unzählige Aus- und Weiterbildungen in den Bereichen Group Fitness, Fitness, Personal Training, Mentaltraining, Leistungsdiagnostik und Ernährung machen sie mittlerweile zu einem der „Fitness-Urgesteine" Österreichs. Sie entwickelte gemeinsam mit Experten und Kollegen das hochintensive Trainingssystem „Cross Sports" und ist Mit-Organisatorin des Hardcore-Fitness-Events „Man of Steel". Seit 2013 betreibt sie ein eigenes Fitnessstudio.

Seit mehr als 13 Jahren lebt sie vegan. In dieser Zeit setzte sie sich jahrelang aktiv für Tierrechte ein, wofür sie u.a. im Jahre 2010 gemeinsam mit Ihrem damaligen Mann Nik vom österreichischen Bundesministerium für Gesundheit den Tierschutzpreis überreicht bekam. Als selbst aktive Athletin in Sachen Kraft- und High Intensity-Training konnte sie neben dem Coachen von Menschen selbst viel Erfahrung im Bereich vegane Sporternährung sammeln. „Alles ist möglich und alles beginnt im Kopf!" So lautet ihr Credo. Jeder Mensch kann sein bestes Ich aus sich herausholen.

Autorin: Petra Kulmer
MyEy-Infos und Pancake-Rezepte: Chris Geiser
Korrektur: Peter Guttner, Britta Schmitt
Umschlaggestaltung, Illustration: Buchschmiede
Fotografie: Dominic Schober, istockphoto
Models: Anna Scheiber, Martin Formeier

Verlag: Buchschmiede von Dataform Media GmbH, Wien
ISBN: 978-3-99070-155-3 (Paperback)
ISBN: 978-3-99070-156-0 (Hardcover)
ISBN: 978-3-99070-157-7 (e-Book)

Printed in Austria